Lesenswert

vor der Arbeit

als Pflegehelfer/in

in der Abteilung

für

Infektionskrankheiten

MARTIN STERLING

Inhaltsverzeichnis

Einführung   17

- **Die Bedeutung der Pflegekraft bei der**   18
  Pflege von infektiösen Patienten

  ◦ Die zentrale Rolle der   18
    Pflegekräfte in der Pflegekette

  ◦ Die Entwicklung des Berufs des   20
    Pflegehelfers im Zusammenhang
    mit Infektionskrankheiten

- **Ziele dieses Buches**   23

  ◦ Angehende Pflegekräfte   23
    ermutigen und informieren

  ◦ Einen realistischen Einblick in   26
    den Alltag in einer Abteilung für
    Infektionskrankheiten bieten

  ◦ Entwicklung spezifischer   30
    Fähigkeiten für diesen
    medizinischen Bereich

Kapitel 1: Die besondere Rolle und   35
Verantwortung der
Krankenpflegehelferin bei
Infektionskrankheiten

- **Definition und allgemeiner Rahmen der Rolle des Pflegehelfers** — 36

    ◦ Betrieb der Abteilung für Infektionskrankheiten — 36

    ◦ Zusammenarbeit mit dem medizinischen und paramedizinischen Team — 39

- **Spezifische technische Fähigkeiten** — 42

    ◦ Krankenhaushygiene: Händewaschen, Standard- und spezifische Vorsichtsmaßnahmen — 42

    ◦ Verwaltung der persönlichen Schutzausrüstung (PSA) — 46

    ◦ Patientenüberwachung: Vitalzeichen und Frühwarnung bei Veränderungen — 49

- **Beziehungskompetenzen** — 52

    ◦ Empathie und Begleitung von Patienten — 52

    ◦ Unterstützung von Familien im Zusammenhang mit einer ansteckenden Krankheit — 56

- **Entwicklung der Verantwortlichkeiten im Zusammenhang mit einer Pandemie** — 59

    ◦ Anpassung an Gesundheitskrisen (Beispiel: COVID-19, Ebola) — 59

    ◦ Umgang mit Stress und Unsicherheit — 63

Kapitel 2: Hygiene und Vorsichtsmaßnahmen in einer infektiösen Umgebung

Kapitel 2: Hygiene und Vorsichtsmaßnahmen in einer infektiösen Umgebung ... 67

- **Grundlagen der Krankenhaushygiene in der Infektionsabteilung** ... 68

  - Handhygiene und ihre verschiedenen Methoden ... 68

  - Saubere und kontaminierte Bereiche: Patienten- und Personalkreisläufe ... 71

- **Die verschiedenen Arten von Vorsichtsmaßnahmen** ... 7

  - Standard- und zusätzliche Vorsichtsmaßnahmen (Kontakt, Tröpfchen, Luft) ... 75

  - Einführung von Protokollen: An- und Auskleiden in isolierten Zimmern ... 79

- **Dekontamination und Entsorgung von infektiösem Abfall** ... 83

  - Mülltrennung: DASRI (Déchets d'Activités de Soins à Risques Infectieux - Abfälle von Pflegetätigkeiten mit Infektionsrisiken) ... 83

  - Desinfektion von medizinischem Material (Betten, Oberflächen) ... 88

- **Exposition und Risikovermeidung** ... 92

∘ Protokoll bei versehentlicher   92
Exposition (Stich, Schnitt)

∘ Impfüberwachung von   97
Pflegekräften

Kapitel 3: Die Nachbereitung der   103
technischen Pflege

• **Versorgung der primären Bedürfnisse**   104
des Patienten

  ∘ Unterstützung bei der   104
Körperpflege im Zusammenhang
mit besonderen

  ∘ Ernährung und   108
Flüssigkeitszufuhr: Hilfe bei der
Nahrungsaufnahme unter
hygienischen

• **Umgang mit infektiösen Symptomen**   113

  ∘ Beobachtung und Weitergabe von   113
Anzeichen einer Sepsis, Fieber,
Schmerzen

  ∘ Versorgung von infektiösen   118
Wunden und Hautläsionen
(Abszesse, Dekubitus)

• **Überwachung und Verwaltung von**   122
Infusionen und medizinischen Geräten

  ∘ Halten von Kathetern und   122
Harnkathetern

  ∘ Verwaltung von Infusionspumpen   127
und Überwachung der Parameter

Kapitel 4: Umgang mit Stress und Emotionen in einer infektiösen Abteilung   133

- **Die emotionale Belastung der Arbeit in einem infektiösen Umfeld**   134

    ◦ Angst vor Ansteckung für sich selbst und seine Angehörigen   134

    ◦ Trauer und Verlust vor dem Hintergrund von Krankheiten mit hoher Sterblichkeitsrate   138

Kapitel 5: Herausforderungen und Entwicklungen im Beruf des Pflegehelfers für Infektionskrankheiten   143

- **Neue Infektionsbedrohungen und ihre Auswirkungen auf das Geschäft**   144

    ◦ Pandemien, neu auftretende Krankheiten und Antibiotikaresistenz   144

    ◦ Herausforderungen durch die Globalisierung von Krankheiten   149

- **Fortbildungen und berufliche Entwicklung**   154

    ◦ Bedeutung der Weiterbildung, um sich an medizinische Entwicklungen anzupassen   154

    ◦ Zertifizierungen und Spezialisierungen in Infektionskrankheiten   159

- **Die Zukunft des Berufs vor dem Hintergrund des technologischen Fortschritts**   164

  ◦ Die Integration neuer Technologien in die Pflege (Telemedizin, Robotik)   164

  ◦ Die Auswirkungen von künstlicher Intelligenz auf die Infektionsüberwachung   169

Kapitel 6: Die Besonderheiten der verschiedenen Infektionskrankheiten   175

- **Überblick über die wichtigsten Infektionskrankheiten**   176

  ◦ Bakterielle Infektionen: Tuberkulose, Meningitis, Staphylokokken   176

  ◦ Virusinfektionen: HIV, Hepatitis, Grippe, Herpes, COVID-19   179

  ◦ Pilz- und Parasiteninfektionen: Candidose, Malaria   184

- **Anpassung der Pflege an die jeweilige Pathologie**   188

  ◦ Verschiedene Vorsichtsmaßnahmen und Protokolle je nach   188

  ◦ Überwachung der spezifischen Symptome jeder Infektion   193

- **Der klinische Verlauf von schweren Infektionen**   198

  - Komplikationen erkennen: Sepsis, septischer Schock, Multiorganversagen   198

  - Die Rolle der Pflegekraft bei der Prävention von nosokomialen Infektionen   202

Kapitel 7: Der Umgang mit Epidemien und Pandemien in Krankenhäusern   209

- **Die wichtigsten Grundsätze für den Umgang mit einer Epidemie**   210

  - Organisation und Anpassung der Gesundheitsversorgung in Zeiten einer Gesundheitskrise   210

  - Einrichtung dedizierter Teams und Anpassung der Protokolle in Notfällen   215

- **Lehren aus den jüngsten Ausbrüchen**   220

  - Erfahrungen mit H1N1, Ebola, SARS, MERS und COVID-19   220

  - Rückblick auf bewährte Praktiken und notwendige Verbesserungen   225

- **Die Steuerung der Patientenströme im Falle einer Pandemie**   230

  - Die Bedeutung der Isolierung von Verdachtsfällen und bestätigten Fällen   230

○ Die Rolle der Pflegekraft bei der 235
Eindämmung der Ausbreitung
innerhalb des Krankenhauses

Kapitel 8: Innovation und Forschung 241
im Bereich Infektionskrankheiten

• **Die Bedeutung der Forschung für die** 242
Entwicklung der Pflege

○ Neueste Entdeckungen in der 242
Infektiologie und ihre
Auswirkungen auf die

• **Neue Ansätze zur Prävention und** 248
Behandlung von Infektionen

○ Impfungen: Rolle der Pflegekräfte 248
bei der Förderung und Aufklärung

○ Einsatz neuer Antibiotika und 253
antiviraler Mittel: Was Sie wissen
sollten

• **Die Integration digitaler Technologien** 258
in die Infektionspflege

○ Einsatz digitaler Tools zur 258
Überwachung von Infektionen

○ Die Rolle der Telemedizin bei der 264
Nachsorge von infektiösen
Patienten zu Hause

Kapitel 9: Die Prävention nosokomialer 271
Infektionen und die Schlüsselrolle der
Pflegekräfte

• **Definition und Herausforderungen von** 272
nosokomialen Infektionen

◦ Aktuelle Statistiken und Ursachen   272
von im Krankenhaus erworbenen
Infektionen

◦ Resistente Mikroorganismen :   277
MRSA, C. difficile usw.

• **Alltägliche Praktiken zur**   283
Verringerung nosokomialer

◦ Reinigung und Desinfektion von   283
Oberflächen und medizinischen
Materialien

◦ Techniken für den Umgang mit   289
Isolierzimmern und
Risikopatienten

Kapitel 10: Die Erfahrungen von   295
Patienten und Familien: Menschliche
Perspektiven

• **Das Erleben von Patienten in längerer**   296
Isolation

◦ Die psychologischen Folgen der   296
Isolation in einem Zimmer

◦ Strategien zur Aufrechterhaltung   301
der sozialen und emotionalen
Bindung von Patienten

• **Die Rolle der Familien im**   306
Heilungsprozess

◦ Die Bedeutung der familiären   306
Unterstützung bei der Betreuung
von Patienten

◦ Wie die Pflegekraft den Austausch 312
und die Besuche erleichtern kann

• **Die Erfahrung der pflegenden** 318
Angehörigen bei der häuslichen
Betreuung

◦ Erzieherische Rolle der 318
Pflegekraft bei der Weitergabe der
Pflege an Angehörige

◦ Vorbereitung auf die Entlassung 324
infektiöser Patienten aus dem
Krankenhaus

Schlussfolgerung 331

• **Überlegungen zum Engagement des** 332
Pflegeberufs

◦ Die Bedeutung von Berufung und 332
Dienstbereitschaft

◦ Die kontinuierliche 337
Weiterentwicklung der Rolle in
einer sich ständig verändernden
medizinischen Welt

◦ Tipps, um in diesem wichtigen 343
Beruf motiviert und engagiert
zu bleiben

« In der Abteilung für Infektionskrankheiten ist der Pflegehelfer weit mehr als nur ein Ausführender technischer Pflegemaßnahmen. Er ist ein wachsamer Wächter, eine beruhigende Präsenz angesichts der Angst vor Ansteckendem und eine Stütze bei der Betreuung von Patienten, die oft isoliert und verletzlich sind. Seine Rolle, die sich an der Grenze zwischen Fachwissen und Menschlichkeit bewegt, ist entscheidend, um sowohl die Sicherheit der Pflege als auch die Würde der Kranken zu gewährleisten. »

Einführung

- **Die Bedeutung der Pflegekraft bei der Pflege von infektiösen Patienten**
  - ∘ Die zentrale Rolle der Pflegekräfte in der Pflegekette

Die Rolle der Pflegehilfskräfte in der Pflegekette, insbesondere in einer so komplexen und sensiblen Abteilung wie der für Infektionskrankheiten, ist von grundlegender Bedeutung und untrennbar mit dem reibungslosen Funktionieren des Pflegeteams verbunden. Die Pflegekraft beschränkt sich nicht auf eine Reihe von technischen Aufgaben oder vorgefertigten Routinen; sie verkörpert eine echte Schnittstelle zwischen dem Patienten, dem medizinischen Team und manchmal sogar den Familien. Er steht im Mittelpunkt der Pflege und sorgt für eine wichtige menschliche Verbindung in einem Umfeld, in dem Krankheit und Ansteckungsgefahr zu Isolation und Angst führen können.

Die erste Aufgabe des Krankenpflegers besteht in der direkten Pflege der Patienten, einer Pflege, die Fachkenntnis und Nähe miteinander verbindet. Sie ist oft die erste Person, die mit dem Patienten in Kontakt tritt und sich um seine Grundbedürfnisse wie Waschen, Hydrierung oder Ernährung kümmert - Handlungen, die in einer Infektionsabteilung aufgrund der strengen Vorsichtsmaßnahmen, die eingehalten werden müssen, eine noch kritischere Dimension annehmen. Jeder Handgriff des Pflegehelfers muss mit Strenge und Aufmerksamkeit verbunden sein, denn die Sicherheit der Patienten und des Personals hängt von der perfekten Beherrschung der Hygiene- und Schutzprotokolle ab. Er weiß, wie sehr ein einfaches Versehen oder ein Bedienungsfehler die Gesundheit des Patienten gefährden oder zu einer Kreuzkontamination innerhalb des Krankenhauses führen kann.

Neben dem technischen Aspekt ist die Rolle des Pflegehelfers aber auch zutiefst beziehungsorientiert. In der Abteilung für Infektionskrankheiten, in der die Patienten aufgrund von Vorsichtsmaßnahmen oft isoliert sind, wird der Pflegehelfer manchmal zum wichtigsten menschlichen Kontaktpunkt. Er spielt eine Schlüsselrolle beim Zuhören, bei der Begleitung und bei der psychologischen Unterstützung. Viele Patienten, die von ihren Angehörigen abgeschnitten sind, wenden sich an ihn, um ein offenes Ohr zu finden, um angesichts der Angst vor dem Verlauf ihrer Krankheit beruhigt zu werden oder auch um Erklärungen für die Pflege zu erhalten, die sie erhalten. Die Pflegekraft muss daher ein hohes Maß an Einfühlungsvermögen an den Tag legen und gleichzeitig ihre emotionale Beteiligung ausbalancieren können, um ihre eigene geistige Gesundheit in einem oftmals belastenden Umfeld zu bewahren.

Als wichtiges Glied im Pflegeteam sorgt der Pflegehelfer auch für eine reibungslose Informationsübermittlung zwischen den verschiedenen an der Pflege beteiligten Personen. Er ist derjenige, der durch seine Nähe zum Patienten entscheidende Details über die Entwicklung des Gesundheitszustands bemerkt: eine subtile Veränderung der Vitalzeichen, ein ungewöhnliches Verhalten oder anhaltende Schmerzen. Oft sind es diese kleinen Beobachtungen, die, wenn sie schnell und effizient an Pflegepersonal und Ärzte weitergeleitet werden, schwerwiegende Komplikationen verhindern oder eine schnelle Anpassung der Behandlung ermöglichen können. Seine Wachsamkeit, seine Beobachtungsgabe und sein ständiges Engagement machen ihn zu einem Schlüsselakteur bei der Überwachung und Sicherheit von infektiösen Patienten.

Darüber hinaus beteiligt sich der Krankenpflegehelfer aktiv an der therapeutischen Erziehung der Patienten und ihrer Familien. Im Zusammenhang mit Infektionskrankheiten, bei denen die Vorbeugung und die Einhaltung von Hygieneregeln von entscheidender Bedeutung sind, übernimmt er die Rolle eines Erziehers, indem er erklärt, wie man sich verhalten muss, um das Risiko einer Übertragung zu verringern. Ob es darum geht, einem Patienten beizubringen, sich die Hände richtig zu desinfizieren, eine Maske zu tragen oder die Maßnahmen zur Distanzierung von seinen Angehörigen einzuhalten - die Pflegekraft wird zu einem echten Botschafter der Prävention. Dieser oft unterschätzte Erziehungsauftrag ist jedoch von entscheidender Bedeutung, um eine kontinuierliche Pflege zu gewährleisten und Reinfektionen oder die Ausbreitung von Krankheiten außerhalb des Krankenhauses zu verhindern.

In Krisensituationen, wie bei Pandemien oder epidemischen Ausbrüchen, nimmt die Rolle des Krankenpflegehelfers eine noch heroischere Dimension an. Angesichts des Zustroms von Patienten, des Mangels an Ressourcen oder der erhöhten physischen und psychischen Belastung muss er eine außergewöhnliche Anpassungsfähigkeit unter Beweis stellen. Er führt nicht nur die Grundpflege weiterhin mit der gleichen Gründlichkeit durch, sondern muss auch mit Stress, Unsicherheit und manchmal sogar mit der Angst vor Infektionen umgehen, während er gleichzeitig eine Stütze für die Patienten und seine Kollegen bleibt.

So ist die Rolle des Pflegehelfers in der Versorgungskette für Infektionskrankheiten einfach unumgänglich. Durch seine Hingabe, seine technischen Fähigkeiten, seine Menschlichkeit und seine Koordinationsfähigkeit trägt er aktiv zur Verbesserung des Gesundheitszustands der Patienten und zur Sicherheit des gesamten Krankenhauses bei. Seine Position an der Schnittstelle von Pflege, menschlicher Bindung und Prävention macht ihn zu einem unverzichtbaren Akteur, dessen Bedeutung weit über die bloße Ausführung von Aufgaben hinausgeht.

○ Die Entwicklung des Berufs des Pflegehelfers im Zusammenhang mit Infektionskrankheiten

Die Entwicklung des Berufs des Pflegehelfers im Zusammenhang mit Infektionskrankheiten ist Teil einer Dynamik, in der medizinische Anforderungen und Gesundheitskrisen das Wesen der Pflege grundlegend verändert haben. Historisch gesehen wurde der Krankenpflegehelfer immer als Akteur an vorderster Front in den Krankenhausabteilungen betrachtet, der für die Grundpflege und die Betreuung der Patienten zuständig war. Im Zusammenhang mit Infektionskrankheiten hat sich seine Rolle jedoch erheblich gewandelt, sowohl in Bezug auf seine Verantwortlichkeiten und Kompetenzen als auch auf die Herausforderungen, denen er sich stellen muss.

Der medizinische Fortschritt und die Entdeckungen auf dem Gebiet der Infektiologie haben den Aufgabenbereich der Pflegekraft erweitert und erfordern ein größeres Fachwissen im Umgang mit ansteckenden Krankheiten. Früher konzentrierte sich die Pflegekraft auf die hygienische Pflege und die Unterstützung des Pflegepersonals, heute ist sie ein wichtiges Bindeglied bei der Umsetzung strenger Hygieneprotokolle und wird zum Experten für den Umgang mit persönlicher Schutzausrüstung (PSA) und die Vermeidung von Kreuzkontaminationen. Die Beherrschung dieser Techniken ist mit dem Auftreten neuer Krankheitserreger und behandlungsresistenter Stämme von entscheidender Bedeutung geworden. Krankenpflegehelfer müssen in der Lage sein, ihre Praktiken ständig an die sich schnell ändernden Protokolle anzupassen, sei es das Ankleiden in steriler Umgebung, die Beachtung von Risikobereichen oder der Umgang mit medizinischen Abfällen.

Das Auftreten neuer oder wieder aufkommender Krankheiten wie HIV in den 1980er Jahren oder in jüngerer Zeit SARS, Ebola und vor allem die COVID-19-Pandemie haben die Praktiken und Vorstellungen rund um den Beruf des Pflegehelfers erschüttert. Diese weltweiten Gesundheitskrisen haben die Bedeutung der Prävention hervorgehoben, und der Krankenpflegehelfer ist zu einem Hauptakteur geworden, der Patienten, ihre Familien und sogar seine Kollegen für die Bedeutung von Barrieregesten sensibilisiert. Während die erzieherische Rolle früher nur ein Nebenaspekt war, steht sie heute im Mittelpunkt der Aufgabe des Pflegers in der Infektionsabteilung. Es geht nicht nur darum, die Maßnahmen anzuwenden, sondern sie auch zu erklären und bei den Patienten zu fördern, um ihre Sicherheit zu gewährleisten und Übertragungen sowohl innerhalb als auch außerhalb des Krankenhauses zu verhindern.

Die Entwicklung des Berufes zeigte sich auch in der Erweiterung der technischen Kompetenzen. Aufgrund der strengen Vorsichtsmaßnahmen in infektiösen Umgebungen wird dem Krankenpflegehelfer immer mehr Verantwortung bei der klinischen Überwachung von Patienten übertragen. Er ist der Erste, der bei einem infektiösen Patienten frühe Anzeichen einer Verschlechterung erkennt, wie z. B. anhaltendes Fieber, Bewusstseinsstörungen oder Atembeschwerden. Seine Fähigkeit, diese Anzeichen schnell an das Pflegepersonal und die Ärzte zu melden, ist entscheidend, um eine Verschlechterung des Zustands des Patienten zu verhindern. Die Aus- und Weiterbildung von Krankenpflegehelfern hat sich daher weiterentwickelt und spezielle Module über Infektionskrankheiten, zu beobachtende Symptome und den Umgang mit Patienten in Isolationshaft umfasst. Heutzutage muss ein Pflegehelfer in einer Infektionsabteilung über umfassende Kenntnisse der verschiedenen Krankheiten und ihrer klinischen Erscheinungsformen verfügen, um proaktiv reagieren zu können.

Gleichzeitig hat die zunehmende Bedeutung der Medizintechnik auch die Entwicklung des Berufsbildes beeinflusst. Die Einführung neuer Überwachungs- und Behandlungsgeräte hat den Umgang mit infektiösen Patienten verändert. Der Krankenpflegehelfer ist nun im Umgang mit Geräten zur Überwachung von Vitalparametern wie Sauerstoffsättigungsmonitoren oder Infusionspumpen geschult. Er ist aktiv an der kontinuierlichen Überwachung von Patienten unter Intensivtherapie beteiligt, was eine enge Abstimmung mit dem Pflege- und Ärzteteam erfordert.

Die Entwicklung des Berufs des Pflegehelfers war auch durch die zunehmende Anerkennung seiner Rolle innerhalb des multidisziplinären Teams geprägt. Wurde seine Arbeit früher häufig als Assistenz wahrgenommen, so wird er heute als zentrales Element der Gesamtbetreuung des Patienten gesehen. In Abteilungen für Infektionskrankheiten, in denen die Arbeitsbelastung hoch und die Gefahr der Ausbreitung ständig gegeben ist, ist der Pflegehelfer ein unverzichtbarer Mitarbeiter, der eine zentrale Rolle zwischen den verschiedenen Gesundheitsfachkräften spielt. Seine regelmäßige Interaktion mit Hygienefachkräften, Infektionsschutzteams und Ärzten, die auf Infektionen spezialisiert sind, zeugt von seiner Beteiligung an einem integrierten Pflegeansatz.

Die COVID-19-Pandemie war zweifellos der markanteste Wendepunkt der letzten Jahre. Sie offenbarte das Ausmaß des Mutes und der Widerstandsfähigkeit von Pflegekräften angesichts einer beispiellosen globalen Gesundheitskrise. Die Pflegehelfer mussten nicht nur eine enorme Arbeitsbelastung bewältigen, sondern auch die Angst vor einer Infektion für sich selbst und ihre Angehörigen überwinden. In dieser Zeit wurde deutlich, dass dringend mehr Schulungen, Ressourcen und psychologische Unterstützung für Pflegekräfte benötigt wurden, da viele von ihnen unter Stress und Burnout litten. Als Reaktion darauf entstanden Initiativen zur Verbesserung der Arbeitsbedingungen, zur Gewährleistung eines vorrangigen Zugangs zu Schutzausrüstungen und zur Bereitstellung von mentalen Unterstützungsangeboten für Pflegekräfte.

- **Ziele dieses Buches**
  - Angehende Pflegekräfte ermutigen und informieren

Die Ermutigung und Information zukünftiger Pflegehilfskräfte, insbesondere derjenigen, die sich für die Abteilung für Infektionskrankheiten entscheiden, ist ein wesentlicher Schritt, um sie auf die Realität eines anspruchsvollen, aber zutiefst befriedigenden Berufs vorzubereiten. Diese Rolle, die oft verkannt oder unterschätzt wird, ist jedoch einer der Grundpfeiler des Gesundheitssystems. Es ist entscheidend, den zukünftigen Pflegekräften zu zeigen, wie viel ihr Engagement im Alltag bewirken kann.

Zunächst einmal ist es wichtig, daran zu erinnern, dass der Beruf des Krankenpflegehelfers weit über die bloße Ausführung technischer Aufgaben hinausgeht. Es handelt sich in erster Linie um einen Beruf, der auf menschlichen Kontakten beruht und in dem die Begleitung von Patienten, die oft verletzlich und isoliert sind, eine zentrale Dimension einnimmt. In einer Abteilung für Infektionskrankheiten wird diese Aufgabe der Begleitung noch entscheidender, da die Patienten mit spezifischen Ängsten konfrontiert sind: Angst vor Ansteckung, Isolation und manchmal auch Angst vor dem Unbekannten, was den Verlauf ihrer Krankheit betrifft. Die Pflegekraft ist oft die Person, die durch ihre regelmäßige und wohlwollende Anwesenheit eine vertrauensvolle Beziehung zu diesen Patienten aufbaut. Es ist zu einem großen Teil sein Verdienst, dass sich der Patient trotz der Einschränkungen eines strengen medizinischen Umfelds umgeben, angehört und unterstützt fühlt. Angehende Pflegehelferinnen und Pflegehelfer dazu zu ermutigen, diese Beziehungsdimension ihrer Arbeit wahrzunehmen, bedeutet, sie einzuladen, den menschlichen Aspekt zu entdecken, der ihrem Beruf seinen ganzen Sinn verleiht.

Darüber hinaus ist es von entscheidender Bedeutung, zukünftige Pflegehilfskräfte über die ständige Weiterentwicklung des Berufs und die Notwendigkeit einer ständigen Fortbildung zu informieren. Der Bereich der Infektionskrankheiten ist besonders dynamisch und wird durch das Auftreten neuer Krankheitsbilder, Resistenzen gegen Behandlungen und wissenschaftliche Fortschritte geprägt. Pflegehilfskräfte müssen daher bereit sein, sich regelmäßig fortzubilden, um bei den Pflegeprotokollen und -techniken auf dem neuesten Stand zu bleiben. Es geht nicht nur darum, sich zu Beginn der beruflichen Laufbahn Wissen anzueignen, sondern zu verstehen, dass das Lernen während der gesamten beruflichen Laufbahn fortgesetzt wird. Darüber hinaus erfordert die Behandlung von Infektionskrankheiten spezifische Fachkenntnisse in Bezug auf Hygiene und Sicherheit - Fähigkeiten, die jeder Pfleger rigoros beherrschen muss. Die Schüler über diesen Aspekt zu informieren, ist von grundlegender Bedeutung, da es sich um einen Beruf handelt, in dem das Vergessen oder die Vernachlässigung eines Verfahrens schwerwiegende Folgen haben kann, sowohl für die Patienten als auch für die Pflegekollegen selbst.

Eine der größten Herausforderungen des Berufs liegt in seiner technischen Dimension, insbesondere in infektiösen Umgebungen. Jeden Tag muss der Krankenpflegehelfer komplexe Aufgaben bewältigen, wie z. B. das Anziehen von Schutzkleidung, die strikte Einhaltung von Hygieneprotokollen oder den Umgang mit Patienten in strenger Isolation. Diese Arbeit erfordert ein hohes Maß an Sorgfalt und ständiger Aufmerksamkeit. Zukünftige Pflegekräfte müssen daher darauf vorbereitet werden, eine ausgeprägte Beobachtungsgabe und Organisationsfähigkeit zu entwickeln. Pflegekräfte über diese speziellen Praktiken zu informieren und sie darin zu schulen bedeutet nicht nur, ihnen technische Handgriffe beizubringen; es bedeutet, ihnen die Bedeutung der Sicherheit zu vermitteln - für sie selbst, für ihre Kollegen und für die Patienten. Ein gut ausgebildeter und über Infektionsrisiken informierter Pfleger ist ein Hauptakteur bei der Prävention und Eindämmung von nosokomialen Infektionen, die auch heute noch eine große Herausforderung für Krankenhäuser darstellen.

Darüber hinaus haben die jüngsten Entwicklungen bei Gesundheitskrisen, insbesondere die COVID-19-Pandemie, deutlich gemacht, wie belastbar Pflegekräfte sein müssen. Angehende Pflegekräfte zu ermutigen, diese Herausforderungen als Lernmöglichkeiten zu betrachten, ist von entscheidender Bedeutung. Sie müssen verstehen, dass ihre Rolle selbst in Situationen mit starkem Stress unverzichtbar ist. Jeder Handgriff, den sie tun, jede Interaktion mit dem Patienten trägt nicht nur zur individuellen Heilung bei, sondern auch zum Schutz der Gesellschaft als Ganzes. Sie müssen sich der kollektiven Wirkung ihrer Arbeit bewusst sein, insbesondere im Zusammenhang mit einer Epidemie oder Pandemie, wo die wirksame Behandlung jedes einzelnen Patienten die Ausbreitung des Virus einschränkt und Leben schützt.

Darüber hinaus bedeutet die Förderung zukünftiger Krankenpflegehelfer auch, sie für die emotionale Dimension ihres Berufs zu sensibilisieren. In einer Abteilung für Infektionskrankheiten zu arbeiten bedeutet, täglich mit Patienten zu tun zu haben, die schwer krank sein können und manchmal am Lebensende stehen. Es ist ein Umfeld, in dem man mit menschlicher Not in vielen Formen konfrontiert werden kann, und das kann emotional anstrengend sein. Pflegehilfskräfte müssen darauf vorbereitet sein, mit ihren eigenen Emotionen umzugehen und ein Gleichgewicht zu finden zwischen dem Einfühlungsvermögen, das sie benötigen, um die Patienten gut zu begleiten, und der Distanz, die sie brauchen, um sich selbst emotional zu schützen. Sie müssen auch wissen, dass sie in diesem Prozess nicht allein sind und dass es Ressourcen gibt, die sie unterstützen können, z. B. Teamarbeit oder psychologische Unterstützungsangebote.

Schließlich ist es von entscheidender Bedeutung, angehende Pflegekräfte zu ermutigen, ihren Beruf als Berufung zu sehen. Es handelt sich nicht um einen einfachen Beruf, sondern um ein Engagement im Dienste anderer. Die Arbeit in einer Abteilung für Infektionskrankheiten kann eine schwierige Entscheidung sein, denn sie erfordert Mut, Ausdauer und ein hohes Maß an Anpassungsfähigkeit. Es ist jedoch auch ein Bereich, in dem man einen tiefgreifenden Unterschied im Leben der Patienten machen kann. Pflegekräfte stehen im Mittelpunkt des Pflegeerlebnisses; sie sind keine bloßen Ausführenden, sondern Schlüsselfiguren für das körperliche und geistige Wohlbefinden der Patienten. Ihr Beitrag, auch wenn er manchmal unauffällig ist, ist wesentlich und oft tiefgreifend prägend für die Menschen, die sie betreuen.

∘   Einen realistischen Einblick in den Alltag in einer Abteilung für Infektionskrankheiten bieten

Ein realistischer Einblick in den Alltag auf einer Station für Infektionskrankheiten bedeutet, in eine komplexe und anspruchsvolle Welt einzutauchen, in der die Pflegekräfte, die oft an vorderster Front stehen, mit zahlreichen Einschränkungen jonglieren und gleichzeitig ein hohes Maß an Sorgfalt und Menschlichkeit aufrechterhalten müssen. Dieser Dienst, der aufgrund der Art der behandelten Krankheiten besonders ist, erfordert einen intensiven Rhythmus und eine ständige Wachsamkeit, wodurch die Arbeit sowohl anregend als auch körperlich und emotional anstrengend ist.

Der Alltag auf der Station für Infektionskrankheiten beginnt lange vor dem Betreten der Patientenzimmer. Von dem Moment an, in dem die Pflegekraft die Station betritt, muss sie sich mit den spezifischen Hygieneregeln und den geltenden Protokollen vertraut machen, die je nach behandelter Krankheit unterschiedlich sind. Das Tragen von persönlicher Schutzausrüstung (PSA) wie Masken, Handschuhen, Kitteln und Visieren wird zur unverzichtbaren Routine. Jeder Handgriff, so harmlos er auch erscheinen mag, ist kalkuliert, um das Risiko einer Ansteckung zu minimieren. Diese sich wiederholenden Handlungen, wie das ständige Händewaschen oder die gründliche Desinfektion von Oberflächen, sind die erste Schutzbarriere nicht nur für die Patienten, sondern auch für die Pfleger selbst und das gesamte Krankenhauspersonal.

Der erste Kontakt mit Patienten ist oft ein entscheidender Moment. Jeden Tag bereitet sich der Krankenpflegehelfer auf die Begegnung mit Patienten vor, deren Erkrankungen schwerwiegend und manchmal unbekannt sein können. Patienten in der Abteilung für Infektionskrankheiten werden häufig in geschlossenen Räumen isoliert, um die Ausbreitung von Krankheiten einzudämmen. Diese Isolation schafft eine besondere Atmosphäre, in der die Pflegekraft nicht nur technische Pflege leisten muss, sondern auch eine wesentliche Rolle als menschliches Bindeglied spielt. Der Patient, der oft von seinen Angehörigen abgeschnitten ist, sieht im Pflegehelfer eine der wenigen Personen, mit denen er täglich interagieren kann. Dies ist ein wertvoller Kontakt, der dem Pflegehelfer jedoch ein hohes Maß an Einfühlungsvermögen und Beziehungsgeschick abverlangt. Er muss in der Lage sein, die Ängste der Patienten zu lindern, und gleichzeitig auf klinische Anzeichen achten, die möglicherweise ein medizinisches Eingreifen erfordern.

Jede alltägliche Aufgabe, selbst die einfachsten, erhält in der Abteilung für Infektionskrankheiten eine neue Dimension. Einem Patienten bei der Körperpflege zu helfen, ihm Essen zu bringen oder ihn beim Aufstehen zu begleiten, sind Handlungen, die besondere Aufmerksamkeit erfordern. Der Pflegehelfer muss sich an strenge Protokolle halten, um eine Ansteckung seiner selbst oder anderer Patienten zu vermeiden. Er muss auch genau auf Anzeichen für den Verlauf der Infektion achten: Das Auftreten von Fieber, anhaltender Husten oder abnormale Müdigkeit sind alles Signale, die in einem infektiösen Umfeld den Auftakt zu einer schweren Komplikation bilden können. Diese oft unsichtbare Überwachungsarbeit ist jedoch für die Früherkennung klinischer Verschlechterungen von grundlegender Bedeutung.

Der Alltag eines Krankenpflegehelfers für Infektionskrankheiten beschränkt sich nicht auf die physische Betreuung von Patienten. Er umfasst auch eine wichtige Dokumentationsarbeit und die Kommunikation mit dem medizinischen Team. Jede Beobachtung, jedes Symptom, das festgestellt wird, muss notiert und rigoros an die Krankenpfleger und Ärzte weitergeleitet werden, um die Pflege anzupassen. Es handelt sich um eine Teamarbeit, bei der die Koordination von entscheidender Bedeutung ist. Denn die schnelle Übermittlung dieser Informationen kann in manchen Fällen lebensrettend sein. Dies erfordert von der Pflegekraft eine erhöhte Beobachtungsfähigkeit und eine große Genauigkeit bei der Weitergabe von Informationen.

Die Krankheitsbilder, die in der Abteilung für Infektionskrankheiten behandelt werden, sind sehr unterschiedlich. Sie reichen von chronischen Krankheiten wie HIV über akute Infektionen wie Tuberkulose bis hin zu aufkommenden oder wieder auftauchenden Viren wie COVID-19. Jede Pathologie bringt ihre eigenen spezifischen Herausforderungen mit sich. Beispielsweise erfordert der Umgang mit einem Patienten, der an einer hochansteckenden Krankheit leidet, die strikte Anwendung von Isolationsmaßnahmen, während andere Infektionen möglicherweise eine erhöhte Wachsamkeit in Bezug auf die Nebenwirkungen der Behandlung erfordern. Die Pflegekraft muss also ständig anpassungsfähig sein, von einer Situation in die andere wechseln können und dabei hohe Standards in Bezug auf Pflege und Sicherheit einhalten.

Auf einer Station für Infektionskrankheiten zu arbeiten bedeutet auch, mit emotional belastenden Situationen konfrontiert zu werden. Es ist nicht ungewöhnlich, dass der Krankenpflegehelfer Patienten am Lebensende begleiten muss. Die Komplexität dieser Momente wird durch die infektiöse Natur der Krankheit verstärkt, die oftmals Besuchseinschränkungen für die Angehörigen mit sich bringt. Der Pflegehelfer wird dann zu einer der letzten Stützen des Patienten, eine Präsenz, die die Einsamkeit dieser letzten Momente mildert. In diesen heiklen Momenten muss der Pfleger ein Gleichgewicht zwischen der emotionalen Unterstützung des Patienten und dem Umgang mit seinen eigenen Emotionen finden - keine leichte Aufgabe, wenn Leid und Krankheit allgegenwärtig sind.

Schließlich muss unbedingt betont werden, dass der Alltag auf einer Station für Infektionskrankheiten auch von einer ständigen Wachsamkeit gegenüber sich selbst geprägt ist. Der Pfleger muss ständig auf seine eigene Gesundheit achten, nicht nur, indem er Sicherheitsprotokolle einhält, um Ansteckungen zu vermeiden, sondern auch, indem er darauf achtet, nicht von Erschöpfung übermannt zu werden. Der Arbeitsrhythmus kann intensiv sein, insbesondere bei Epidemien mit massivem Patientenansturm, und die angesammelte Müdigkeit kann sich auf die Qualität der Pflege auswirken. Krankenpflegehelfer müssen daher lernen, mit Stress und Müdigkeit umzugehen und gleichzeitig mit vollem Einsatz bei der Arbeit zu bleiben.

∘ Entwicklung spezifischer Fähigkeiten für diesen medizinischen Bereich

Die Entwicklung spezifischer Kompetenzen im Bereich der Infektionskrankheiten ist für Pflegehilfskräfte, die in diesem so besonderen medizinischen Umfeld tätig sind, von entscheidender Bedeutung. Dieser Dienst erfordert Fachwissen und Vorbereitung, die weit über die Grundpflege hinausgehen, da er strenge technische Anforderungen mit ständiger Wachsamkeit und Anpassungsfähigkeit angesichts der raschen Entwicklung von Infektionen und Pflegeprotokollen verbindet.

Eine der grundlegenden Fähigkeiten in diesem Bereich ist die Beherrschung von Maßnahmen zur Hygiene und Infektionsprävention. Infektionskrankheiten sind nämlich per definitionem hochgradig übertragbar, und eine der wichtigsten Aufgaben der Krankenpflegehilfe besteht darin, nicht nur den Schutz der Patienten zu gewährleisten, sondern auch die Ausbreitung von Infektionen innerhalb des Krankenhauses zu verhindern. Dazu gehört auch die gründliche Kenntnis von Standard- und spezifischen Vorsichtsmaßnahmen, sei es die Händehygiene, das Tragen von persönlicher Schutzausrüstung (PSA) oder der Umgang mit kontaminierten medizinischen Abfällen. Jeder Handgriff muss mit äußerster Sorgfalt ausgeführt werden. Beispielsweise kann schon das bloße Ausziehen eines Handschuhpaars ohne korrekte Vorgehensweise ausreichen, um einen Krankheitserreger auf Oberflächen oder auf andere Patienten zu verteilen. Die Genauigkeit bei der Anwendung dieser Maßnahmen ist eine wesentliche Fähigkeit, die sich durch Ausbildung und Erfahrung entwickelt.

Über die Hygienemaßnahmen hinaus erfordert die Arbeit auf einer Infektionsstation die Fähigkeit, die Patienten proaktiv zu beobachten und zu überwachen. Infektionskrankheiten, seien es Viren, Bakterien oder Pilze, können zu einer raschen Verschlechterung des Gesundheitszustands der Patienten führen. Die Pflegekraft muss in der Lage sein, subtile Anzeichen einer Komplikation zu erkennen, wie das Auftreten neuer Symptome oder eine Veränderung der Vitalwerte. Diese Fähigkeiten in der klinischen Überwachung sind lebenswichtig in einer Umgebung, in der ein schnelles Eingreifen oft den Unterschied zwischen einer schnellen Genesung und dem Auftreten schwerwiegender Komplikationen wie Sepsis ausmachen kann. Die Ausbildung in der Erkennung der spezifischen Symptome jeder Infektionskrankheit, gekoppelt mit der Fähigkeit, die Entwicklung des Zustands des Patienten zu analysieren, ermöglicht es dem Krankenpflegehelfer, eine Schlüsselrolle bei der Früherkennung von Komplikationen zu spielen.

In der Abteilung für Infektionskrankheiten müssen Krankenpflegehelfer/innen auch technische Fähigkeiten im Zusammenhang mit der Verwendung und Verwaltung hochentwickelter medizinischer Geräte entwickeln. Die Pflege von Patienten kann die Überwachung von Geräten wie Infusionspumpen, Sonden oder Kathetern umfassen, die eine präzise Handhabung und ständige Überwachung erfordern. Darüber hinaus muss die Pflegekraft im Rahmen der Betreuung von Patienten in Isolationshaft häufig unter der Aufsicht von Pflegekräften und Ärzten an der Bedienung von Geräten zur nichtinvasiven Beatmung oder Überwachung mitarbeiten. Diese technische Kompetenz, die den Umgang mit medizinischen Hilfsmitteln und eine strenge Beobachtung der klinischen Zeichen miteinander verbindet, wird mit der Zeit immer stärker und erfordert eine ständige Weiterbildung, um mit der Entwicklung der Geräte Schritt halten zu können.

Kommunikation ist eine weitere Schlüsselkompetenz, die es in diesem Bereich zu entwickeln gilt. In einer Abteilung für Infektionskrankheiten zu arbeiten bedeutet, mit oft ängstlichen Patienten zu interagieren, die aufgrund von Schutzmaßnahmen möglicherweise von ihren Familien isoliert sind. Der Krankenpflegehelfer steht dann an vorderster Front, um eine menschliche Beziehung zu diesen Patienten aufzubauen, sie zu beruhigen und ihnen die nötige psychologische Unterstützung zu geben. Dies erfordert nicht nur ein hohes Maß an Einfühlungsvermögen, sondern auch die Fähigkeit, die Sprache an das Verständnisniveau des jeweiligen Patienten anzupassen.

Komplexe Konzepte wie die Gründe für die Isolation oder die Behandlungsschritte zu erklären und gleichzeitig ein offenes Ohr für die Ängste und Fragen der Patienten zu haben, ist eine unverzichtbare Fähigkeit. Darüber hinaus muss der Pflegehelfer oft in der Lage sein, mit den Familien zu kommunizieren, manchmal auch aus der Ferne, um sie über den Gesundheitszustand ihres Angehörigen zu informieren und ihre Fragen zu beantworten, wobei er sich an die strengen Regeln der Vertraulichkeit halten muss.

In einem Umfeld, in dem Gesundheitskrisen unerwartet auftreten können, wie es bei der COVID-19-Pandemie der Fall war, muss die Pflegekraft außerdem ein hohes Maß an Anpassungsfähigkeit und ein effektives Stressmanagement entwickeln. Die Fähigkeit, unter Druck zu arbeiten und gleichzeitig hohe Pflegestandards einzuhalten, ist eine wesentliche Kompetenz in diesem Bereich. Zeiten der Arbeitsüberlastung, Ansteckungsgefahr und emotional schwierige Situationen, wie die Betreuung von Patienten am Lebensende, sind Realitäten, die eine besondere Belastbarkeit erfordern. Mit Stress umgehen zu können, in potenziell kritischen Situationen ruhig zu bleiben und im Team zu arbeiten, um schnelle und effektive Lösungen zu finden, sind Fähigkeiten, die durch Erfahrung und Fortbildungen im Krisenmanagement gestärkt werden.

Darüber hinaus ist eine oft vernachlässigte, aber dennoch wichtige Fähigkeit der Selbstschutz. In einer Abteilung für Infektionskrankheiten ist der Pfleger selbst potenziell gefährlichen Krankheitserregern ausgesetzt. Er muss daher die Handgriffe beherrschen, die ihn persönlich schützen und gleichzeitig weiterhin eine qualitativ hochwertige Pflege leisten. Ständige Wachsamkeit, die Kenntnis der Verfahren im Falle einer unbeabsichtigten Exposition und die Überwachung des eigenen Gesundheitszustands sind integrale Bestandteile dieses Berufs. Dieses Selbstbewusstsein zu entwickeln und gleichzeitig auf die Bedürfnisse der Patienten fokussiert zu bleiben, ist eine wertvolle Fähigkeit, die ein Gleichgewicht zwischen Professionalität und Selbsterhaltung erfordert.

Schließlich ist die Weiterbildung eine unverzichtbare Komponente bei der Entwicklung von Kompetenzen im Bereich der Infektionskrankheiten. Dieser Bereich entwickelt sich ständig weiter, mit dem Auftreten neuer Krankheitserreger, neuen Antibiotikaresistenzen und Fortschritten bei den Behandlungs- und Präventionstechniken. Die Krankenpflegehelferin muss in der Lage sein, sich an diese Entwicklungen anzupassen, was eine regelmäßige Fortbildung erfordert. Die Teilnahme an Workshops und Zertifikatslehrgängen sowie das Informieren über die neuesten medizinischen Forschungen und Protokolle sind entscheidend für die Aufrechterhaltung eines hohen Kompetenzniveaus. Es ist diese Bereitschaft, ständig zu lernen, die es dem Pflegehelfer ermöglicht, in einem sich ständig wandelnden medizinischen Bereich leistungsfähig und auf dem neuesten Stand zu bleiben.

Kapitel 1

Die besondere Rolle und Verantwortung der Pflegekraft bei Infektionskrankheiten

- **Definition und allgemeiner Rahmen der Rolle des Pflegehelfers**
  - ◦ Betrieb der Abteilung für Infektionskrankheiten

Der Betrieb der Abteilung für Infektionskrankheiten beruht auf einer sorgfältigen Organisation, einer genauen Koordination der Pflege und der strikten Anwendung spezieller Protokolle, die sowohl die Patienten als auch das Pflegepersonal und die Krankenhausgemeinschaft schützen sollen. Diese Abteilung, die sich mit potenziell ansteckenden und oft schweren Krankheiten befasst, erfordert eine besondere Struktur und Arbeitsweise, die an die Art der behandelten Krankheiten und die Risiken ihrer Übertragung angepasst ist.

Sobald man die Abteilung betritt, ist eines der ersten auffälligen Merkmale die strikte Steuerung der Verkehrsströme. Die Abteilung für Infektionskrankheiten ist so organisiert, dass der Kontakt zwischen ansteckenden Patienten und dem Rest des Krankenhauses eingeschränkt wird. Dies beinhaltet spezielle Isolationsbereiche und genau festgelegte Wege für Personal, Patienten und Besucher. Oberste Priorität hat die Vermeidung von Kreuzkontaminationen. Jedes Detail zählt: von den Fluren, die für ansteckende Patienten reserviert sind, über speziell für ihren Transport vorgesehene Aufzüge bis hin zu Zimmern, die mit Unterdrucksystemen ausgestattet sind, die verhindern, dass sich Krankheitserreger nach außen ausbreiten.

Diese Isolierzimmer sind für den Betrieb der Station von zentraler Bedeutung. Sie ermöglichen die Behandlung von Patienten mit übertragbaren Krankheiten, ohne andere Patienten oder das Personal unnötigen Risiken auszusetzen. Die Zimmer sind mit speziellen Belüftungssystemen ausgestattet, die den Luftstrom kontrollieren und so das Risiko einer Übertragung durch die Luft verringern. Das Betreten und Verlassen dieser Zimmer ist streng geregelt: Vor jedem Betreten müssen sich die Pflegekräfte mit persönlicher Schutzausrüstung (PSA) ausstatten, die in der Regel aus Kitteln, Handschuhen, Masken und manchmal sogar aus Schutzbrillen oder Visieren besteht, je nach Art der behandelten Infektion. Die Art und Weise, wie diese Ausrüstungen angelegt und abgelegt werden, ist ein strenger Prozess, da der kleinste Fehler zu einer Ansteckung führen kann.

Der Alltag des Pflegepersonals in dieser Abteilung wird von äußerst strengen Hygieneprotokollen bestimmt. Das Händewaschen, das in Krankenhäusern bereits eine allgemeingültige Regel ist, wird hier zu einem echten Ritual. Nach jedem Kontakt mit einem Patienten oder einem potenziell kontaminierten Gegenstand werden die Hände gewaschen oder desinfiziert. Diese Vorsichtsmaßnahmen beschränken sich nicht auf den direkten Kontakt mit Kranken, sondern betreffen auch die Entsorgung von infektiösem Abfall, die Desinfektion von medizinischem Material und den Umgang mit Bettwäsche oder Kleidung, die von den Patienten getragen wird. Jede Handlung auf der Station wird minutiös in Protokollen festgehalten, da jeder noch so banale Schritt der Pflege Auswirkungen auf die Gesundheitssicherheit haben kann.

Die Abteilung für Infektionskrankheiten arbeitet ebenfalls nach dem Prinzip der ständigen Wachsamkeit. Patienten mit schweren oder lebensbedrohlichen Infektionen müssen engmaschig überwacht werden. Jeder Pfleger, jede Krankenschwester und jeder Arzt achtet ständig auf Anzeichen, die auf eine Verschlechterung des Gesundheitszustands des Patienten hindeuten könnten, wie z. B. ein plötzlicher Temperaturanstieg, Atembeschwerden oder Verhaltensänderungen. Diese Wachsamkeit wird durch den Einsatz von medizinischen Überwachungstechnologien wie Vitalzeichenmonitoren, die kontinuierlich Parameter wie Herzfrequenz, Sauerstoffsättigung oder Blutdruck messen, noch verstärkt. Die Organisation der Station ist daher so ausgelegt, dass in Notfällen schnell reagiert werden kann, wobei ein multidisziplinäres Team stets einsatzbereit ist.

Die Zusammenarbeit zwischen den verschiedenen Mitgliedern des Pflegeteams ist ein weiterer Grundpfeiler für das reibungslose Funktionieren dieser Abteilung. Pfleger, Krankenpfleger, Arzt, Apotheker und Krankenhaushygieniker arbeiten koordiniert zusammen, um die Sicherheit und das Wohlbefinden der Patienten zu gewährleisten. Jedes Teammitglied hat eine bestimmte Rolle, aber die Kommunikation zwischen ihnen ist entscheidend für eine reibungslose Versorgung. Beispielsweise kann die Pflegekraft durch den regelmäßigen Kontakt mit dem Patienten auf besorgniserregende Symptome oder Verhaltensweisen hinweisen, die einer weniger häufigen Beobachtung entgehen könnten. Diese Informationen werden dann an die Krankenschwester oder den Arzt weitergeleitet, die die Behandlung anpassen oder gegebenenfalls zusätzliche Untersuchungen durchführen können. Diese auf Vertrauen und Kommunikation basierende Teamarbeit ist umso entscheidender, als die Schnelligkeit des Eingreifens manchmal über den Ausgang einer Krankheit entscheiden kann.

Die Abteilung für Infektionskrankheiten ist auch ein Ort, an dem Fortbildungen unerlässlich sind. Infektionskrankheiten entwickeln sich weiter, neue Krankheitserreger treten auf und die Resistenzen gegen herkömmliche Behandlungsmethoden wie Antibiotika nehmen zu. Dies erfordert eine regelmäßige Aktualisierung der Kenntnisse und Fähigkeiten des Pflegepersonals. Krankenpflegehelfer, Krankenschwestern und Ärzte nehmen daher an regelmäßigen Schulungen zu neuen Infektionen, neuen Behandlungsprotokollen und Methoden zur Vermeidung von nosokomialen Infektionen teil. Das Krankenhaus organisiert interne Fortbildungsveranstaltungen, die oft von Fachleuten für Krankenhaushygiene oder Infektiologen geleitet werden, um die Teams über die neuesten medizinischen Empfehlungen und Erkenntnisse auf dem Laufenden zu halten.

Schließlich ist die Abteilung für Infektionskrankheiten auch ein Ort, an dem der psychologische Aspekt der Pflege eine besondere Bedeutung hat. Patienten, die in eine solche Abteilung aufgenommen werden, sind häufig mit Ansteckungsängsten und der Ungewissheit über den Verlauf ihrer Krankheit konfrontiert. Sie können für längere Zeit von ihren Angehörigen isoliert sein, was ihr Gefühl der Einsamkeit und Verletzlichkeit verstärken kann. Das Pflegepersonal, insbesondere die Pfleger, spielt eine entscheidende Rolle bei der psychologischen Unterstützung der

Patienten. Ein offenes Ohr zu haben, den Patienten über die Behandlung zu beruhigen und eine menschliche Verbindung in einer isolierten Umgebung aufrechtzuerhalten, sind Verantwortlichkeiten, die zur Verbesserung des emotionalen und psychologischen Zustands der Patienten und damit indirekt auch zu ihrer Genesung beitragen.

     ○   Zusammenarbeit mit dem medizinischen und paramedizinischen Team

Die Zusammenarbeit zwischen der Pflegekraft und dem medizinischen und paramedizinischen Team ist für den reibungslosen Betrieb der Abteilung für Infektionskrankheiten von zentraler Bedeutung. Diese Teamarbeit ist unerlässlich, um eine optimale Betreuung der Patienten zu gewährleisten, indem sie gleichzeitig die Kontinuität der Pflege, die Gesundheitssicherheit und die Einhaltung der spezifischen Protokolle dieser Abteilung sicherstellt. Die Zusammenarbeit beruht auf ständiger Kommunikation, strenger Koordination und einer klar definierten Aufgabenverteilung, lässt aber auch Raum für gegenseitige Hilfe und sich ergänzende Kompetenzen.

Der Krankenpflegehelfer nimmt in diesem multidisziplinären Team eine einzigartige Position ein. Da er den Patienten täglich nahe ist, spielt er eine Schlüsselrolle bei der Beobachtung der klinischen Zeichen, der Durchführung der Grundpflege und der emotionalen Unterstützung. Seine Rolle geht jedoch darüber hinaus: Er ist eine unverzichtbare Verbindung zwischen den Patienten und dem übrigen medizinischen Team, und seine Arbeit trägt zum reibungslosen Ablauf der gesamten Versorgung bei. Wenn er beispielsweise subtile Veränderungen im Gesundheitszustand eines Patienten beobachtet - einen Fieberanstieg, eine veränderte Atmung, eine plötzliche Müdigkeit -, informiert er sofort die Krankenschwester oder den Arzt. Diese manchmal scheinbar harmlosen Informationen können die ersten Anzeichen einer Komplikation oder einer Verschlimmerung der Infektion sein, die ein schnelles Eingreifen des medizinischen Teams erfordern. Es ist diese tägliche Wachsamkeit der

Pflegekraft, die es oft ermöglicht, Krisen vorwegzunehmen und ernste Situationen zu verhindern.

Diese Zusammenarbeit beruht daher auf einer effektiven Kommunikation. Mündliche und schriftliche Übermittlungen sind von grundlegender Bedeutung, um die Kontinuität der Pflege zu gewährleisten und jedem Teammitglied die für die Pflege des Patienten erforderlichen Informationen zur Verfügung zu stellen. Jeden Tag werden an mehreren Schlüsselpunkten des Tages - in der Regel beim Dienstwechsel oder am Ende einer Pflegeperiode - Übergabebesprechungen abgehalten. Die Pflegekraft teilt in direkter Verbindung mit dem Pflegepersonal ihre Beobachtungen über den Zustand der Patienten mit, beschreibt die durchgeführte Pflege, die festgestellten Entwicklungen und informiert über eventuelle Bedenken. Diese Besprechungen bieten die Gelegenheit, eine Bestandsaufnahme zu machen, welche Anpassungen vorzunehmen sind, welche Behandlungen anzupassen oder welche Pflege zu intensivieren ist. Diese Koordination gewährleistet, dass alle Mitglieder des Pflegeteams auf derselben Wellenlänge sind und dass jedes Detail berücksichtigt wird, um die Pflege des Patienten zu optimieren.

Die Rolle der Pflegekraft in diesem Team erstreckt sich auch auf technischere Aufgaben in Zusammenarbeit mit den Pflegekräften. Bei komplexen Pflegemaßnahmen, die eine besondere Überwachung erfordern - sei es das Management einer Infusion, die Versorgung einer infizierten Wunde oder die Verabreichung bestimmter Behandlungen unter strenger Aufsicht - unterstützt die Pflegekraft beispielsweise häufig die Pflegekraft bei der Durchführung dieser Pflegemaßnahmen. Diese Zusammenarbeit ist von entscheidender Bedeutung, um zu gewährleisten, dass jede Pflege unter den besten Bedingungen für Sicherheit und Wirksamkeit durchgeführt wird. Darüber hinaus trägt die Pflegekraft zur Einrichtung und Aufrechterhaltung der Patientenisolierung bei, indem sie überprüft, ob die persönliche Schutzausrüstung (PSA) ordnungsgemäß verwendet wird, ob die Zimmer gemäß den Protokollen desinfiziert werden und ob der Patientenkreislauf eingehalten wird. Diese gemeinsame Arbeit trägt dazu bei, die Sicherheit der Pflege zu erhöhen und nosokomiale Infektionen zu verhindern.

Die Interaktion des Pflegehelfers mit dem medizinischen Team geht über die technische Pflege und Routineaufgaben hinaus. Bei der täglichen Arztvisite spielt er eine entscheidende Rolle, indem er wertvolle Informationen über den psychologischen und physischen Zustand des Patienten liefert. Häufig hatte der Pflegehelfer mehr Zeit, sich mit dem Patienten auszutauschen, und kann subtile Details über seine Stimmung, sein Wohlbefinden oder seinen Appetit berichten - Dinge, die auf den ersten Blick zwar nebensächlich sind, aber die Diagnose und die Therapieentscheidungen des Arztes beeinflussen. Darüber hinaus kann die Pflegekraft auch als Bindeglied zwischen Arzt und Patient fungieren, indem sie medizinische Anweisungen verständlicher erklärt oder Fragen des Patienten zur bevorstehenden Behandlung beantwortet.

Auch in der Abteilung für Infektionskrankheiten ist die Zusammenarbeit zwischen dem Pflegehelfer und dem Hygieneteam von entscheidender Bedeutung. Die Hygienefachkräfte sind Experten für Infektionsprävention und arbeiten eng mit den Pflegehelfern zusammen, um sicherzustellen, dass die Hygieneprotokolle genau eingehalten werden. Ob es um die Entsorgung von infektiösem Abfall, die Dekontaminierung medizinischer Geräte oder die Isolierung von Patienten geht, Pflegehelfer und Hygienefachkräfte tragen eine gemeinsame Verantwortung für die Prävention von Krankenhausausbrüchen. Diese Zusammenarbeit wird häufig durch kontinuierliche Schulungen, regelmäßige Audits und einen ständigen Austausch über verbesserungswürdige Praktiken gestärkt.

In Zeiten von Gesundheitskrisen oder Patientenströmen, wie während der COVID-19-Pandemie, wird die Koordination zwischen Pflegehelfer, Krankenschwester, Arzt und anderen Teammitgliedern noch entscheidender. Die Pflegekraft, die mit intensivierten Arbeitsbedingungen konfrontiert ist, muss sich verstärkt darum bemühen, einen reibungslosen Ablauf der Pflege und der Kommunikation mit ihren Kollegen aufrechtzuerhalten. Dies bedeutet, unter Druck zu arbeiten und gleichzeitig organisiert zu bleiben und auf jedes noch so kleine Detail zu achten. Die Solidarität zwischen den Teammitgliedern ist dann entscheidend: Jeder muss sich auf den anderen verlassen können, um Notfallsituationen zu bewältigen, Stress zu bewältigen und selbst in den schwierigsten Momenten eine qualitativ hochwertige Pflege zu leisten.

Diese Zusammenarbeit beschränkt sich nicht nur auf das Pflegeteam. Die Pflegekraft arbeitet auch mit anderen Angehörigen der Gesundheitsberufe wie Physiotherapeuten, Ernährungsberatern oder Psychologen zusammen, um eine umfassende Betreuung des Patienten zu gewährleisten. Beispielsweise kann die Pflegekraft im Rahmen der Rehabilitation nach einer schweren Infektion den Physiotherapeuten bei der Mobilisierung bettlägeriger Patienten unterstützen. Er achtet auch darauf, dass die Diätempfehlungen der Ernährungswissenschaftler eingehalten werden, indem er dem Patienten hilft, sich entsprechend den Empfehlungen zu ernähren. Diese multidisziplinäre Zusammenarbeit gewährleistet, dass jeder Aspekt des Wohlbefindens des Patienten berücksichtigt wird.

- **Spezifische technische Fähigkeiten**
  - Krankenhaushygiene: Händewaschen, Standard- und spezifische Vorsichtsmaßnahmen

Die Krankenhaushygiene, insbesondere das Händewaschen und die Anwendung von Standard- und spezifischen Vorsichtsmaßnahmen, ist ein grundlegender Pfeiler für das Funktionieren jedes Gesundheitsdienstes, erst recht im Zusammenhang mit Infektionskrankheiten. Diese Maßnahmen sind keine bloßen Formalitäten, sondern lebenswichtige Praktiken, die nicht nur die Sicherheit der Patienten, sondern auch die des Pflegepersonals und des gesamten Krankenhauses bestimmen. In einer Abteilung für Infektionskrankheiten, in der die Übertragung von Krankheitserregern schwerwiegende oder sogar tödliche Folgen haben kann, ist die Krankenhaushygiene ein zentrales Anliegen. Strenge und Disziplin bei diesen Handgriffen sind entscheidend, um die Ausbreitung von Infektionen zu verhindern.

Händewaschen ist eine der einfachsten, aber auch wirksamsten Hygienemaßnahmen zur Vermeidung von Infektionen. In Krankenhäusern und noch mehr in infektiösen Abteilungen geht es nicht nur darum, sich zu Beginn oder am Ende des Dienstes die Hände zu waschen, sondern dies vor und nach jeder Interaktion mit einem Patienten, nach dem Berühren potenziell kontaminierter Oberflächen oder vor und nach dem Tragen von Handschuhen zu tun. Das Händewaschen kann auf zwei Arten erfolgen: mit Wasser und Seife oder durch Einreiben mit einer hydroalkoholischen Lösung. Die Technik ist entscheidend: Das Waschen sollte mit Wasser und Seife mindestens 40-60 Sekunden dauern, die hydroalkoholische Einreibung 20-30 Sekunden, wobei darauf zu achten ist, dass jeder Bereich der Hand - Handflächen, Handrücken, zwischen den Fingern, Daumen und Handgelenke - gründlich gereinigt wird. Diese Handlung mag zwar repetitiv erscheinen, ist aber die erste Barriere gegen die Übertragung von Krankheitserregern wie Bakterien, Viren und Pilzen. In infektiösen Umgebungen müssen Pflegekräfte diese Praxis in ihre tägliche Routine integrieren und sie in jedem Schlüsselmoment wiederholen, um zu verhindern, dass Mikroben zwischen Patienten verbreitet werden oder sie sich selbst anstecken.

Standardvorkehrungen sind alle grundlegenden Hygienemaßnahmen, die routinemäßig bei allen Patienten unabhängig von ihrem Zustand angewendet werden sollten, da jeder Mensch potenziell Träger einer nicht diagnostizierten Infektion sein kann. Diese Vorsichtsmaßnahmen sollen die Übertragung von Infektionen durch Körperflüssigkeiten wie Blut, Speichel, Atemwegssekrete oder Exkremente verhindern. Sie umfassen das Händewaschen, die Verwendung von Handschuhen, Masken und Schutzbrillen, falls erforderlich, sowie die ordnungsgemäße Entsorgung von verschmutztem Material und medizinischen Abfällen. Beispielsweise muss die Pflegekraft nach der Durchführung einer Pflegemaßnahme wie der Wundreinigung oder der Mundpflege systematisch die Hände waschen, die Handschuhe ausziehen und in speziellen Behältern entsorgen und anschließend den Pflegebereich desinfizieren, um das Risiko einer weiteren Kontamination zu vermeiden.

Diese Standardvorkehrungen werden manchmal von spezifischen Vorsichtsmaßnahmen begleitet, die auch als zusätzliche Vorsichtsmaßnahmen bezeichnet werden und die hinzukommen, wenn bekannt ist, dass ein Patient Träger einer Infektion ist, die durch Kontakt, Tröpfcheninfektion oder über die Luft übertragen werden kann. Jede Art von Infektion erfordert zusätzliche Protokolle, die genau befolgt werden müssen, um andere Patienten, das Pflegepersonal und Besucher zu schützen.

Die **"Kontakt"-Vorsichtsmaßnahmen** gelten z. B. für Patienten mit Krankheiten, die durch direkten oder indirekten Kontakt übertragen werden können, wie Infektionen mit **Clostridium difficile** oder multiresistenten Bakterien wie **MRSA**(Methicillin-resistenter Staphylococcus aureus). In diesen Fällen müssen die Pflegekräfte Handschuhe und einen Kittel tragen, bevor sie das Zimmer des Patienten betreten, und sicherstellen, dass alle verwendeten Gegenstände ausschließlich für diesen Patienten bestimmt sind. Darüber hinaus müssen wiederverwendbare Ausrüstungsgegenstände vor der weiteren Verwendung systematisch desinfiziert werden.

Die **Vorsichtsmaßnahmen** **"Tröpfchen"** beziehen sich auf Infektionen, die durch Tröpfcheninfektion der Atemwege übertragen werden, wie z. B. Grippe oder bestimmte Formen der Meningitis. In diesen Fällen müssen die Pflegekräfte chirurgische Masken tragen, wenn sie sich dem Patienten auf weniger als einen Meter nähern, zusätzlich zu Handschuhen und manchmal auch zu einer Schutzbrille, wenn Spritzer möglich sind, z. B. bei invasiven Behandlungen oder beim Umgang mit dem Husten des Patienten. Die Maske schützt das Pflegepersonal vor kleinen Tröpfchen, die der Patient beim Sprechen, Husten oder Niesen ausstoßen kann.

Die "luftbezogenen" Vorsichtsmaßnahmen gelten für besonders ansteckende Krankheiten wie Tuberkulose oder Windpocken, die sich durch feine Schwebeteilchen in der Luft verbreiten. In solchen Fällen wird der Patient in ein Isolationszimmer mit Unterdruck gebracht, das verhindert, dass die kontaminierte Luft in die Flure entweicht. Das Pflegepersonal hingegen muss eine Maske des Typs FFP2 oder FFP3 tragen, die einen erhöhten Schutz gegen luftgetragene Partikel bietet. Diese Art der Vorsichtsmaßnahme ist aufwändiger, da sie eine strenge Kontrolle der Ein- und Ausgänge des Zimmers sowie eine erhöhte Wachsamkeit bei der Handhabung der Schutzausrüstung erfordert.

Der Umgang mit der persönlichen Schutzausrüstung (PSA) spielt bei diesen besonderen Vorsichtsmaßnahmen eine entscheidende Rolle. Das An- und Auskleiden muss nach einem bestimmten Verfahren erfolgen, um eine Kontamination zu vermeiden. Wenn eine Pflegekraft beispielsweise das Zimmer eines isolierten Patienten verlässt, muss sie zuerst ihre Handschuhe und dann ihren Kittel ausziehen, bevor sie sich die Hände wäscht oder eine hydroalkoholische Lösung verwendet. Die Handschuhe und der Kittel werden dann in speziellen Abfalleimern für infektiöse Abfälle (DASRI) entsorgt. Wenn eine Maske oder eine Brille verwendet wurde, wird diese zuletzt nach Verlassen des Risikobereichs abgelegt. Diese sorgfältig orchestrierte Abfolge ist entscheidend, um zu verhindern, dass das Pflegepersonal bei der Entsorgung der PSA seine Hände oder seine Kleidung kontaminiert.

Neben diesen technischen Handgriffen beinhaltet die Krankenhaushygiene in der Abteilung für Infektionskrankheiten ein ständiges Bewusstsein für die Ansteckungsrisiken. Jede Handlung, jede Pflege muss mit besonderer Sorgfalt durchgeführt werden. Die Pflegekräfte müssen ständig ihre eigene Sicherheit im Auge behalten und gleichzeitig gefährdete Patienten schützen. Dies erfordert eine absolute Strenge bei der Anwendung der Protokolle, da selbst ein kleiner Fehler oder eine Nachlässigkeit schwerwiegende Folgen haben kann.

○ Verwaltung der persönlichen Schutzausrüstung (PSA)

Die Verwaltung der persönlichen Schutzausrüstung (PSA) ist ein grundlegender Aspekt der Arbeit in Krankenhäusern, insbesondere in Abteilungen für Infektionskrankheiten, wo die Verhinderung der Übertragung von Krankheitserregern von entscheidender Bedeutung ist. Die PSA, zu der Handschuhe, Masken, Kittel, Schutzbrillen und manchmal auch Visiere gehören, sind nicht einfach nur Zubehör. Sie stellen die wichtigste physische Barriere zwischen der Pflegekraft und potenziell gefährlichen Mikroorganismen dar. Ihr sorgfältiges Management, sowohl bei der Verwendung als auch bei der Entsorgung, ist entscheidend für den Schutz des Pflegepersonals, der Patienten und des gesamten Krankenhauses.

Die Rolle der PSA besteht darin, das Risiko einer Kreuzkontamination, d. h. der Übertragung von Krankheitserregern zwischen Patienten oder zwischen Pflegekräften und Kranken, so weit wie möglich zu reduzieren. In infektiösen Umgebungen muss diese Ausrüstung systematisch, nach strengen Protokollen und angepasst an die jeweilige klinische Situation verwendet werden. Denn jede Art von Infektionskrankheit erfordert spezifische Vorsichtsmaßnahmen und damit eine Verwendung der PSA, die je nach Infektiosität der behandelten Infektion variieren kann.

Die Verwaltung der PSA beginnt bereits, bevor Sie das Zimmer eines Patienten betreten. Die Pflegekraft muss, ebenso wie der Rest des medizinischen Teams, je nach den empfohlenen Vorsichtsmaßnahmen die entsprechende Ausrüstung anlegen. Wenn der Patient in der "Kontakt"-Isolation ist, sind Handschuhe und ein Kittel unerlässlich. Bei einer durch Tröpfcheninfektion der Atemwege übertragenen Krankheit kommt zu den Handschuhen und dem Kittel eine chirurgische Maske hinzu. Bei "luftübertragenen" Vorsichtsmaßnahmen, wie bei Tuberkulosepatienten, ist eine FFP2- oder FFP3-Maske vorgeschrieben, die feine Partikel aus der Luft filtert. Jede Ausrüstung muss sorgfältig angepasst werden, um einen maximalen Schutz zu gewährleisten. Beispielsweise muss die Maske perfekt am Gesicht anliegen, damit keine kontaminierte Luft eindringt, während die Handschuhe die Handgelenke bedecken und keine Lücke zwischen der Haut und dem Kittel lassen dürfen.

Einer der kritischsten Aspekte im Umgang mit PSA ist die Abfolge der Schritte beim Anlegen und vor allem beim Ablegen der PSA. Diese Schritte sind äußerst wichtig, da das Kontaminationsrisiko beim Ablegen der PSA oft am höchsten ist. Nach Abschluss der Pflege eines isolierten Patienten muss der Pfleger ein genaues Protokoll befolgen, um sich zu entkleiden, ohne die Haut oder die Kleidung des Patienten zu kontaminieren. Das Ausziehen beginnt in der Regel mit den Handschuhen, die oft der am stärksten kontaminierte Teil sind. Sie müssen ausgezogen werden, ohne die Haut zu berühren, indem sie auf den Kopf gestellt und sofort in speziellen Abfalleimern für infektiöse Abfälle (DASRI) entsorgt werden. Anschließend wird der Kittel vorsichtig ausgezogen, wobei der Kontakt mit der potenziell kontaminierten Außenseite vermieden werden muss. Falls eine Schutzbrille oder ein Visier getragen wurde, wird diese/dieses zuletzt abgenommen, sodass das Gesicht nicht mit den Händen berührt wird.

Nach dem Ablegen der PSA ist das Händewaschen ein unumgänglicher Schritt, um jedes Restrisiko auszuschließen. Dieses Waschen sollte entweder mit Wasser und Seife oder mit einer hydroalkoholischen Lösung erfolgen, wobei geeignete Reibungstechniken zu befolgen sind, um eine vollständige Dekontamination zu gewährleisten. Dieses Ritual des Händewaschens wird oft mehrmals am Tag und zwischen jeder Interaktion mit einem Patienten wiederholt, um eine konstante Schutzbarriere zu gewährleisten.

Die richtige Verwendung von PSA geht über das bloße Tragen hinaus: Es geht auch darum, ihre Verfügbarkeit und Erneuerung zu gewährleisten. In Abteilungen für Infektionskrankheiten, in denen der Zustrom von Patienten groß sein kann, wie bei

Pandemien oder Epidemien, ist es von entscheidender Bedeutung, sicherzustellen, dass jeder Pfleger sofortigen und regelmäßigen Zugang zu der erforderlichen PSA hat. Dies setzt ein genaues Logistikmanagement voraus, da ein Mangel oder eine unzureichende Ausstattung nicht nur das Personal, sondern auch alle Patienten gefährden kann. Die PSA muss an bestimmten Orten gelagert werden, die leicht zugänglich, aber immer vor Kontamination geschützt sind. Darüber hinaus sollten die Teams darauf hingewiesen werden, wie wichtig es ist, Engpässe oder Versorgungsprobleme schnell zu melden.

Die Pflege und Verwaltung von wiederverwendbarer PSA, wie z. B. Schutzbrillen, ist ebenfalls von größter Bedeutung. Im Gegensatz zu Handschuhen, Masken oder Kitteln, die nur einmal verwendet werden können, müssen einige Ausrüstungsgegenstände nach jedem Gebrauch desinfiziert werden. Beispielsweise müssen Schutzbrillen oder Visiere mit geeigneten Desinfektionslösungen gereinigt werden, bevor sie wieder verwendet werden. Dieser Dekontaminationsschritt mag zwar einfach erscheinen, ist aber entscheidend, um zu verhindern, dass eine noch kontaminierte Ausrüstung wiederverwendet wird, was die Schutzwirkung der PSA aufheben und den Pfleger unnötigen Risiken aussetzen könnte.

Es ist auch wichtig zu beachten, dass die korrekte Verwendung von PSA nicht nur auf das Pflegepersonal beschränkt ist. Auch Besucher, sofern sie dazu befugt sind, müssen mit PSA ausgestattet werden, wenn sie mit isolierten Patienten in Kontakt kommen. Sie sollten vom Personal frühzeitig über die Verwendung dieser Ausrüstung informiert und geschult werden, um sicherzustellen, dass sie die gleichen Sicherheitsprotokolle befolgen.

Die Rolle des Pflegers bei der Verwaltung der PSA ist daher zentral. Er muss sicherstellen, dass sie ordnungsgemäß verwendet werden, dass sie korrekt angelegt werden und dass sie gemäß den geltenden Protokollen entsorgt oder gereinigt werden. Über die Anwendung dieser technischen Handgriffe hinaus ist er jedoch auch dafür verantwortlich, die anderen Teammitglieder und manchmal auch die Patienten selbst für die Bedeutung dieser Maßnahmen zu sensibilisieren. Im Zusammenhang mit Infektionskrankheiten, bei denen Krankheitserreger schnell übertragen werden und zu schweren Komplikationen führen können, ist die Verwaltung der PSA ein Akt ständiger Wachsamkeit.

∘ Patientenüberwachung: Vitalzeichen und Frühwarnung bei Veränderungen

Die Überwachung von Patienten auf der Station für Infektionskrankheiten ist ein zentraler Aspekt der Arbeit von Krankenpflegehelfern. Sie spielen eine Schlüsselrolle bei der Beobachtung und Überwachung der Vitalzeichen und sind gleichzeitig dafür verantwortlich, das medizinische Team bei Veränderungen schnell zu alarmieren. In einer Umgebung, in der sich die behandelten Krankheiten schnell und manchmal auf unvorhersehbare Weise entwickeln können, ist die ständige Wachsamkeit der Pflegekraft von entscheidender Bedeutung, um Komplikationen vorzubeugen und eine angemessene Pflege zu gewährleisten.

Die Überwachung der Vitalzeichen ist eine der wichtigsten täglichen Aufgaben der Krankenpflegehelfer. Diese Parameter, zu denen Temperatur, Puls, Atemfrequenz, Blutdruck und Sauerstoffsättigung gehören, liefern entscheidende Informationen über den Gesundheitszustand des Patienten und den Verlauf seiner Infektion. In einem infektiösen Umfeld müssen diese Zeichen regelmäßig, oft mehrmals täglich, gemessen werden, da sie den Beginn oder die Verschlimmerung einer Infektion, eine übermäßige Entzündungsreaktion oder den Beginn eines Organversagens widerspiegeln können.

Unter den Vitalzeichen ist die Körpertemperatur oft ein zentraler Indikator bei der Überwachung von Patienten mit

Infektionkrankheiten. Eine erhöhte Temperatur bzw. Fieber kann auf eine Exazerbation der Infektion hinweisen, während eine ungewöhnlich niedrige Temperatur ein Zeichen für eine Verschlechterung sein kann, insbesondere bei einer Sepsis. Die Pflegekraft muss in der Lage sein, diese Schwankungen zu interpretieren und dabei den spezifischen klinischen Kontext des Patienten zu berücksichtigen. Beispielsweise könnte ein Patient, der wegen einer bakteriellen Lungenentzündung behandelt wird und trotz der Antibiotikatherapie anhaltendes Fieber entwickelt, eine Arzneimittelresistenz oder eine neue Infektion entwickeln. Solche Veränderungen sollten sofort dem Pflegepersonal oder den Ärzten mitgeteilt werden, die dann die Behandlung anpassen oder weitere Untersuchungen durchführen.

Die Überwachung von Puls und Atemfrequenz ist ebenfalls von größter Bedeutung, da sich diese Parameter als Reaktion auf die Infektion oder ihre Komplikationen schnell verändern können. Ein beschleunigter Herzschlag (Tachykardie) oder eine beschleunigte Atmung (Tachypnoe) können darauf hindeuten, dass der Körper versucht, eine Fehlfunktion zu kompensieren, z. B. einen niedrigen Blutdruck, einen drohenden septischen Schock oder eine Ateminsuffizienz. Auf der Station für Infektionkrankheiten, wo Krankheiten wie Tuberkulose, COVID-19 oder schwere Grippe die Lunge direkt betreffen können, wird die Beobachtung der Atemfrequenz und -qualität von entscheidender Bedeutung. Wenn ein Patient beispielsweise Anzeichen von Atemnot zeigt, wie z. B. mühsame oder flache Atmung, Zyanose (bläuliche Verfärbung der Lippen und Extremitäten) oder einen Abfall der Sauerstoffsättigung, ist es lebenswichtig, dass der Pflegehelfer sofort das medizinische Team alarmiert. Ein schnelles Eingreifen, sei es durch die Verabreichung von Sauerstoff oder die Einleitung einer nicht-invasiven Beatmung, kann dann entscheidend sein, um den Patienten zu stabilisieren.

Der Blutdruck ist ein weiterer Parameter, der genau überwacht werden muss, insbesondere bei Patienten, bei denen das Risiko eines septischen Schocks oder eines Multiorganversagens besteht.

Ein plötzlicher Abfall des Blutdrucks kann auf einen Schock hindeuten, einen medizinischen Notfall, der sofort behandelt werden muss, um irreversible Schäden an lebenswichtigen Organen zu vermeiden. Die Pflegekraft muss in Zusammenarbeit mit dem Krankenpfleger in der Lage sein, diese Anzeichen schnell zu erkennen und unverzüglich zu alarmieren, damit Maßnahmen ergriffen werden können, wie die Verabreichung von Flüssigkeit oder vasopressorischen Medikamenten.

Neben diesen herkömmlichen Vitalzeichen ist die Überwachung der Sauerstoffsättigung (SpO2) zu einer gängigen Praxis geworden, insbesondere in Abteilungen für Infektionskrankheiten. Die Sauerstoffsättigung misst die Effizienz der Atmung und die Fähigkeit der Lunge, das Blut mit Sauerstoff anzureichern. Bei schweren Atemwegsinfektionen wie Lungenentzündung, COVID-19 oder Grippe kann ein Abfall der Sättigung auf ein drohendes Lungenversagen hinweisen. Der mit einem Sättigungsmesser ausgestattete Pflegehelfer überwacht diesen Parameter regelmäßig und kann das Team bei einem abnormalen Abfall alarmieren, sodass ein frühzeitiges Eingreifen wie eine Sauerstofftherapie möglich ist.

Die Überwachung des Patienten beschränkt sich jedoch nicht nur auf diese messbaren Parameter. Die Pflegekraft muss auch auf subtilere Anzeichen einer Verschlechterung achten, wie z. B. Veränderungen im Verhalten oder im Bewusstseinszustand des Patienten. Plötzliche Verwirrung, unerklärliche Unruhe oder ungewöhnliche Schläfrigkeit können Frühwarnsignale sein, die auf eine schwere Infektion, Hypoxie (Sauerstoffmangel) oder eine sepsisbedingte Beeinträchtigung der Gehirnfunktion hindeuten. Diese Verhaltensanzeichen sind zwar schwieriger zu quantifizieren, treten aber oft als erste auf und sollten sehr ernst genommen werden.

Die Mitteilung dieser Beobachtungen ist ebenso entscheidend wie die Überwachung selbst. Die Pflegekraft muss über eine schnelle, aber auch klare und präzise Alarmierungsfähigkeit verfügen. Wenn besorgniserregende Veränderungen beobachtet werden, müssen diese sofort der zuständigen Pflegekraft oder dem zuständigen Arzt gemeldet werden. Diese Meldung muss detailliert erfolgen und genaue Angaben zu den festgestellten Vitalzeichen, der Dauer der Symptome und anderen relevanten Beobachtungen enthalten. In einer Abteilung für Infektionskrankheiten, in der die klinische Verschlechterung rasend schnell eintreten kann, ist diese Fähigkeit zur effektiven Kommunikation von entscheidender Bedeutung, um eine schnelle und angemessene Behandlung zu gewährleisten.

Darüber hinaus spielt der Pflegehelfer eine Schlüsselrolle bei der Beurteilung der Reaktionen auf die verabreichten Behandlungen. Nach der Verabreichung eines Medikaments, einer intravenösen Flüssigkeit oder der Durchführung eines medizinischen Eingriffs ist er oft der erste, der beobachtet, ob sich der Zustand des Patienten verbessert oder nicht. Daher ist eine verstärkte Überwachung erforderlich, um die Wirksamkeit der Behandlung zu überprüfen und etwaige Nebenwirkungen oder Komplikationen zu melden. Beispielsweise sollte ein Patient, der wegen einer schweren Infektion Antibiotika erhält, genau überwacht werden, um sicherzustellen, dass das Fieber sinkt, die Atmung sich verbessert und die anderen Vitalzeichen sich stabilisieren. Wenn sich die Vitalzeichen hingegen trotz der Behandlung weiter verschlechtern, kann dies darauf hindeuten, dass die Infektion fortschreitet oder die Behandlung nicht wirksam ist, was eine sofortige medizinische Neubewertung erforderlich macht.

- **Beziehungskompetenzen**
    - Empathie und Begleitung von Patienten
Einfühlungsvermögen und die Begleitung von Patienten sind zentrale Dimensionen der Rolle des Pflegers, insbesondere auf der Station für Infektionskrankheiten, wo die Patienten oft mit starken Ängsten und einer tiefen emotionalen Isolation konfrontiert sind. Die Pflegekraft beschränkt sich keineswegs auf die technische

Pflege, sondern verkörpert eine wesentliche menschliche Präsenz, die in der Lage ist, die Not der Patienten zu verstehen und sie während ihres gesamten Pflegeverlaufs sowohl physisch als auch psychisch zu unterstützen.

Empathie geht in diesem Zusammenhang über einfaches Mitgefühl hinaus. Es bedeutet, sich in die Lage des Patienten zu versetzen, zu spüren, was er durchmacht, und auf seine Bedürfnisse einzugehen, nicht nur auf die medizinischen, sondern auch auf die emotionalen. In einer Abteilung für Infektionskrankheiten, in der die Patienten oft isoliert und ohne die Anwesenheit ihrer Angehörigen sind, um die Ausbreitung der Infektion zu verhindern, wird der Pfleger oft zur einzigen Person, zu der der Patient eine regelmäßige menschliche Beziehung aufbauen kann. Diese Betreuungsfunktion ist umso entscheidender, als eine längere Isolation bei manchen Patienten, die bereits durch ihren Gesundheitszustand geschwächt sind, zu Angst, Einsamkeit und sogar Depressionen führen kann. Die Pflegekraft muss dann zuhören, beruhigen und selbst in den heikelsten Situationen eine tröstende Präsenz bieten können.

Einer der wichtigsten Aspekte des Einfühlungsvermögens ist das aktive Zuhören. Wenn sich die Pflegekraft die Zeit nimmt, dem Patienten wirklich zuzuhören und ihn seine Ängste, Zweifel oder Frustrationen äußern lässt, bietet sie ihm einen Raum, in dem der Kranke sich gehört und verstanden fühlt. Dieses Zuhören darf nicht passiv sein, sondern leitet eine Interaktion ein, bei der die Pflegekraft durch ihr Verhalten dem Patienten zeigt, dass sie anwesend, verfügbar und auf seine Bedürfnisse bedacht ist. Der Patient, der oft Angst vor der Schwere seiner Infektion oder den medizinischen Verfahren hat, denen er sich unterziehen muss, findet in diesem Zuhören ein Mittel, um seine Spannungen abzubauen und sich weniger allein mit seiner Krankheit zu fühlen.

Einfühlungsvermögen zeigt sich auch in der Art und Weise, wie der Pfleger mit dem Patienten kommuniziert. Wenn er seine Sprache anpasst und einfache, beruhigende Worte wählt, um die Pflege oder die zu treffenden Vorsichtsmaßnahmen zu erklären, kann dies dazu beitragen, dass die Krankenhausumgebung weniger angstbesetzt ist. Wenn Sie beispielsweise einem Patienten mit einer schweren Infektion wie Tuberkulose oder COVID-19 gegenüberstehen, ist es entscheidend, ihm ruhig und klar zu erklären, warum er isoliert ist, wie die Behandlungen funktionieren und was er tun kann, um zu seiner eigenen Genesung beizutragen. Diese Transparenz hilft, irrationale Ängste abzubauen, und ermöglicht es dem Patienten, sich als Akteur seiner eigenen Behandlung zu fühlen, anstatt die Behandlung passiv über sich ergehen zu lassen.

Die Begleitung hingegen bedeutet, dass man während des gesamten Weges des Patienten präsent bleibt, von der Aufnahme bis zur Entlassung oder in schwierigen Fällen bis zum Lebensende. Es handelt sich um einen täglichen Einsatz, bei dem der Pflegehelfer nicht nur die Grundpflege sicherstellt, sondern auch dafür sorgt, dass sich der Patient sicher und respektiert fühlt. Diese Begleitung ist besonders wichtig in einer Abteilung, in der Infektionskrankheiten zu schweren körperlichen und psychischen Folgen führen können. Patienten mit schweren Krankheiten, wie HIV im fortgeschrittenen Stadium oder multiresistenten Infektionen, können mit chronischen Schmerzen, schweren Behandlungen und einer ungewissen Prognose konfrontiert sein. In solchen Momenten spielt der Pfleger eine wesentliche Rolle, indem er ihnen zur Seite steht, um ihnen zu helfen, diese Herausforderungen zu bewältigen, sie zu ermutigen und ihnen moralische Unterstützung zu bieten.

Berührungen sind in der Infektionsabteilung aufgrund der strengen Hygienemaßnahmen zwar manchmal eingeschränkt, bleiben aber ein grundlegendes Element dieser Begleitung. Eine so einfache Geste wie das Zurechtrücken eines Kissens, das Halten der Hand des Patienten oder die Hilfe bei der Neupositionierung im Bett kann eine immense Auswirkung auf sein Wohlbefinden haben. Beruhigende Berührungen in Momenten der Isolation und Not helfen dem Patienten, sich umsorgt und unterstützt zu fühlen und den Kontakt zur menschlichen Realität jenseits von Maschinen und medizinischen Behandlungen aufrechtzuerhalten.

In komplexeren Situationen, wie der Sterbebegleitung, nimmt die Empathie eine noch tiefere Dimension an. Bei Patienten im Endstadium ist der Pfleger nicht nur derjenige, der palliative Pflege leistet, sondern auch derjenige, der eine beruhigende, respektvolle und diskrete Präsenz anbietet. Er weiß, dass es in diesen Momenten nicht nur darum geht, schmerzlindernde Behandlungen zu verabreichen, sondern auch darum, dem Patienten eine ruhige Umgebung zu bieten, in der er sich in Frieden fühlen kann. Diese Aufgabe erfordert ein hohes Maß an Sensibilität und die Fähigkeit, mit den eigenen Emotionen umzugehen und gleichzeitig auf die Bedürfnisse des Patienten ausgerichtet zu bleiben. Die Pflegekraft muss oft ein Gleichgewicht finden zwischen der emotionalen Beteiligung, die notwendig ist, um den Patienten würdig zu begleiten, und der professionellen Distanz, die es ermöglicht, bei der Pflege effizient zu bleiben.

Schließlich beschränkt sich die Betreuung nicht nur auf den Patienten. Der Pfleger ist auch eine wertvolle Unterstützung für die Familien, wenn es ihnen erlaubt ist, mit dem Patienten zu interagieren. Die Angehörigen können durch die Krankheit, die Isolation oder die strengen Vorsichtsmaßnahmen verunsichert sein, und der Pfleger spielt eine Schlüsselrolle dabei, sie zu informieren, zu beruhigen und anzuleiten. Er erklärt ihnen die Protokolle, die sie befolgen müssen, beantwortet ihre Fragen und hilft ihnen zu verstehen, was ihr Angehöriger durchmacht. Diese Dimension der Begleitung der Familien ist umso wichtiger, wenn diese nicht physisch beim Patienten anwesend sein können, wie es in Zeiten einer Pandemie häufig der Fall ist. Der Pfleger wird dann zu einem wertvollen Vermittler, der beruhigende Informationen anbietet und den Angehörigen ermöglicht, sich trotz der Entfernung mit dem Kranken verbunden zu fühlen.

○ Unterstützung von Familien im Zusammenhang mit einer ansteckenden Krankheit

Die Unterstützung von Familien im Zusammenhang mit einer ansteckenden Krankheit ist ein entscheidender Bestandteil der Betreuung auf einer Abteilung für Infektionskrankheiten. Wenn einer ihrer Angehörigen wegen einer ansteckenden Krankheit ins Krankenhaus eingeliefert wird, befinden sich die Familien oft in einer Situation großer Angst, die durch die Isolation, die durch die Maßnahmen zur Gesundheitssicherung auferlegt wird, noch verstärkt wird. In diesem Zusammenhang spielt die Pflegekraft eine Schlüsselrolle, nicht nur bei der Betreuung der Patienten, sondern auch bei der Begleitung der Familien, indem sie ihnen hilft, ihre Ängste zu überwinden, die Situation zu verstehen und trotz der Einschränkungen eine Verbindung zu ihrem Angehörigen aufrechtzuerhalten.

Die erste Schwierigkeit für die Familien besteht häufig in der durch die Krankenhausprotokolle vorgeschriebenen Isolation. Aufgrund des hohen Übertragungsrisikos werden Besuche in der Regel eingeschränkt oder sogar untersagt, um sie zu schützen und die Ausbreitung der Infektion zu begrenzen. Diese Trennung kann besonders belastend sein, da die Angehörigen den Patienten nicht physisch auf seinem Weg durch die Pflege begleiten können und sich der Krankheit gegenüber oft hilflos fühlen. Die Pflegekraft übernimmt hier eine Vermittlerrolle, indem sie dafür sorgt, dass die Familien informiert und beruhigt bleiben. Indem sich der Betreuer die Zeit nimmt, die Situation zu erklären, die getroffenen Sicherheitsmaßnahmen im Detail zu erläutern und ihre Fragen zu beantworten, hilft er den Angehörigen, besser zu verstehen, warum diese Einschränkungen notwendig sind. Dies trägt dazu bei, die Frustration und Besorgnis zu mindern, die durch den fehlenden direkten Kontakt entstehen können.

Eine der ersten Aufgaben der Pflegekraft besteht daher darin, die Kommunikation zwischen dem Patienten und seinen Angehörigen zu erleichtern. In einer Abteilung für Infektionskrankheiten ist diese Kommunikation aufgrund der Isolationsvorkehrungen oft komplex zu organisieren. Der Pfleger kann jedoch eine

Vermittlerrolle übernehmen, indem er Telefon- oder Videoanrufe zwischen dem Patienten und seiner Familie organisiert. Diese Momente des Austauschs, auch wenn sie begrenzt sind, ermöglichen es den Familien, mit ihrem Angehörigen in Verbindung zu bleiben, sich zu vergewissern, dass er richtig betreut wird, und vor allem, ihm ihre emotionale Unterstützung zu zeigen. Allein die Tatsache, dass sie die Stimme ihrer Angehörigen hören oder sie über einen Bildschirm sehen, kann dem Patienten enormen Trost spenden und umgekehrt, wodurch das Gefühl der Isolation und der Sorge für beide Seiten verringert wird.

In manchen Situationen kann es erforderlich sein, dass die Familien eine Rolle bei der häuslichen Pflege spielen, nachdem der Patient aus dem Krankenhaus entlassen wurde. Dies kann z. B. bei chronischen Infektionskrankheiten wie HIV oder Hepatitis oder bei der Erholung von einer schweren Infektion wie COVID-19 der Fall sein. Die Pflegekraft ist dann dafür verantwortlich, die Familien auf diesen Übergang vorzubereiten, indem sie ihnen klare Informationen über die Pflege, die zu Hause zu treffenden Vorsichtsmaßnahmen und die zu beachtenden Anzeichen von Komplikationen gibt. Indem der Pfleger diese Anweisungen auf leicht verständliche Weise erklärt und die Fragen der Angehörigen beantwortet, trägt er dazu bei, den mit der Entlassung aus dem Krankenhaus verbundenen Stress zu verringern, und sorgt dafür, dass sich die Familien besser darauf vorbereitet fühlen, ihre Angehörigen während der Genesung zu begleiten.

Die erzieherische Dimension der Unterstützung von Familien ist von entscheidender Bedeutung. Die Angehörigen, die oft Angst haben, sich selbst anzustecken, müssen in vorbeugenden Maßnahmen geschult werden. Der Pfleger sollte ihnen auf beruhigende und detaillierte Weise erklären, welche Vorsichtsmaßnahmen sie einhalten müssen, wie das Tragen von Masken, das Desinfizieren der Hände und die Einschränkung des Körperkontakts. Bei Krankheiten, die durch Tröpfcheninfektion oder direkten Kontakt übertragen werden, wie z. B. Grippe oder

Infektionen mit resistenten Staphylokokken, können Familien beispielsweise versucht sein, die Hygienevorschriften zu ignorieren, um in der Nähe ihres kranken Verwandten zu bleiben. Es ist dann die Aufgabe der Pflegekraft, sie über die Bedeutung dieser Vorsichtsmaßnahmen aufzuklären, nicht nur um andere Familienmitglieder zu schützen, sondern auch um eine erneute Infektion des Patienten zu vermeiden.

Darüber hinaus muss der Pfleger in Situationen, in denen die Krankheit schwer und der Ausgang ungewiss ist, eine wichtige moralische Unterstützung für die Familien sein, die durch den Ernst der Lage verunsichert sein können. Er muss wissen, wie er ihnen schwierige Nachrichten taktvoll, einfühlsam und wohlwollend mitteilen kann. Dazu können Momente gehören, in denen sich der Zustand des Patienten verschlechtert, in denen komplexe Entscheidungen getroffen werden müssen oder wenn der Patient in die Palliativpflege geht. Die Pflegekraft kann durch ihre Rolle, dem Patienten nahe zu sein, auch dabei helfen, den Willen des Patienten an seine Familie weiterzugeben und so eine Brücke zwischen dem Patienten, der manchmal zu schwach ist, um zu kommunizieren, und seinen Angehörigen zu bauen. Diese Gespräche müssen behutsam geführt werden, wobei die Autonomie und die Würde des Patienten zu respektieren sind.

Im Todesfall wird das Leid der Familien oft noch dadurch verstärkt, dass sie aufgrund von Zugangsbeschränkungen nicht in der Lage waren, bei den letzten Momenten ihres Angehörigen dabei zu sein. Der Pfleger muss sie dann durch den Trauerprozess begleiten, indem er ihnen moralische Unterstützung bietet und ihre praktischen Bedürfnisse erfüllt. Manchmal besteht dies darin, ihnen zu ermöglichen, den Körper ihres Angehörigen unter sicheren Bedingungen zu sehen, oder sie bei den administrativen Schritten nach dem Tod anzuleiten. In diesen Momenten großer Verletzlichkeit zeigt der Pfleger ein aufmerksames Zuhören und eine diskrete, aber tröstende Präsenz, die wesentlich ist, um den Familien durch diese Prüfung zu helfen.

Die Unterstützung von Familien beschränkt sich nicht nur auf kritische Situationen. Auch bei weniger schweren Erkrankungen oder Infektionen, die unter Kontrolle sind, bleibt die Unterstützung der Familien beim Verständnis der Krankheit und der Behandlungen eine Priorität. Wenn beispielsweise ein Kind mit einer harmlosen, aber ansteckenden Infektion ins Krankenhaus eingeliefert wird, kann die Sorge der Eltern groß sein. Die Pflegekraft muss dann nicht nur die laufenden Behandlungen erklären, sondern den Eltern auch die Sicherheit ihres Kindes versichern und sie gleichzeitig darüber informieren, wie sie sich verhalten müssen, um eine Übertragung auf andere Familienmitglieder zu vermeiden.

- **Entwicklung der Verantwortlichkeiten im Zusammenhang mit einer Pandemie**
  - Anpassung an Gesundheitskrisen (Beispiel: COVID-19, Ebola)

Die Anpassung an Gesundheitskrisen wie die COVID-19-Pandemie oder die Ebola-Epidemien hat die Funktionsweise der Gesundheitsdienste, insbesondere der für Infektionskrankheiten, tiefgreifend geprägt. Angesichts des Auftretens dieser Krisen, die die öffentliche Gesundheit weltweit bedrohen, mussten die Gesundheitsteams und insbesondere die Pflegehelfer eine hohe Reaktionsfähigkeit, eine beispiellose Anpassungsfähigkeit und eine außergewöhnliche Widerstandsfähigkeit unter Beweis stellen. Diese Situationen haben die Prioritäten, Praktiken und Strukturen in Krankenhäusern neu definiert und erforderten eine straffe Organisation, eine ständige Überprüfung der Protokolle und ein Stress- und Risikomanagement in einem Ausmaß, wie es zuvor nur selten anzutreffen war.

Eine der ersten Anpassungen bei einer Gesundheitskrise, wie bei der COVID-19-Pandemie, ist die schnelle Umgestaltung der Krankenhausabteilungen, um den Massenansturm infizierter Patienten zu bewältigen. Die Abteilungen für

Infektionskrankheiten werden schnell überfüllt und müssen räumlich neu organisiert werden, um der steigenden Nachfrage gerecht zu werden. Diese Neuorganisation kann sogar so weit gehen, dass spezielle Stationen für Patienten mit der betreffenden Krankheit eingerichtet werden, wie dies für COVID-19-Patienten geschehen ist. Pflegehelfer müssen sich neben anderen Gesundheitsfachkräften an neue Räumlichkeiten anpassen, manchmal improvisiert und oft unter Notfallbedingungen. Sie arbeiten in umgewidmeten oder temporären Einheiten, wie Feldlazaretten oder Operationssälen, die zu Intensivstationen umfunktioniert wurden.

Gesundheitskrisen erfordern auch eine Umwälzung der Hygiene- und Sicherheitsprotokolle, die noch strenger und komplexer werden. Bei Ausbrüchen hochansteckender Viren wie Ebola kann schon der geringste direkte Kontakt mit den Körperflüssigkeiten eines Patienten tödlich sein. Die persönliche Schutzausrüstung (PSA) wird dann zu einer echten Rüstung: Pflegehelfer müssen dichte Overalls, FFP3-Masken, doppellagige Handschuhe, Brillen und Visiere tragen, um jegliches Ansteckungsrisiko zu vermeiden. Diese Ausrüstungen, die weitaus strenger sind als die üblicherweise verwendeten, verändern den Alltag der Pflegekräfte und machen jeden Handgriff mühsamer, jede Pflege schwieriger zu bewerkstelligen. Das An- und Ausziehen wird zu einem komplexen Protokoll, das genau eingehalten werden muss, da der kleinste Fehler eine Ansteckung zur Folge haben kann. Darüber hinaus schränkt die schwere Ausrüstung die Mobilität ein, erhöht die Müdigkeit und erschwert die Kommunikation mit den Patienten. Doch trotz dieser Herausforderungen muss der Pflegehelfer auch unter diesen extremen Bedingungen eine aufmerksame, gründliche und menschliche Pflege aufrechterhalten.

Im Fall der COVID-19-Pandemie bestand die Anpassung auch darin, mit der allgegenwärtigen Angst vor einer Ansteckung umzugehen. Das Virus, das über die Atemwege übertragen werden kann, erforderte die massive Anwendung von Distanzierungsmaßnahmen, die allgemeine Einführung des

Tragens von Masken und die Einführung strenger Isolationsprotokolle für infizierte Patienten. Die Pflegekräfte, die an vorderster Front standen, mussten ihre Praktiken anpassen, um eine Verbreitung des Virus zu verhindern, und gleichzeitig darauf achten, eine menschliche Verbindung zu den Patienten aufrechtzuerhalten, die aufgrund der Besuchsbeschränkungen oft von ihren Angehörigen abgeschnitten waren. Dieses Isolationsmanagement fügte der Arbeit der Pfleger eine komplexe emotionale Dimension hinzu: Sie mussten nicht nur die physische Sicherheit gewährleisten, sondern sich auch um Patienten kümmern, die durch Einsamkeit und Ungewissheit psychisch beeinträchtigt waren.

Die Anpassung an eine Gesundheitskrise beschränkt sich nicht auf die Anwendung neuer Protokolle. Sie bedeutet auch, mit intensivem und konstantem Stress umzugehen, sowohl auf körperlicher als auch auf geistiger Ebene. Das Pflegepersonal ist mit einem Umfeld konfrontiert, in dem die Ansteckungsgefahr hoch und manchmal tödlich ist, wie bei den Ebola-Ausbrüchen, bei denen Pflegekollegen infiziert wurden und starben. Diese Realität setzt die Teams unter enormen Druck. Pflegehilfskräfte müssen lernen, diese Angst zu beherrschen und gleichzeitig weiterhin qualitativ hochwertige Pflege zu leisten. Das bedeutet, dass sie persönliche und kollektive Strategien finden müssen, um mit der Angst, dem Stress und der Erschöpfung umzugehen, die sich im Laufe der Tage ansammeln. Die Teamarbeit wird in solchen Momenten noch wesentlicher: Gegenseitige Unterstützung, ständiger Informationsaustausch und Solidarität unter den Kollegen helfen, die Gruppendynamik angesichts der Krise aufrechtzuerhalten. Häufig werden psychologische Unterstützungsmaßnahmen eingerichtet, um den Pflegern durch diese anstrengenden Zeiten zu helfen, und der Pfleger wird ermutigt, sich um seine eigene psychische Gesundheit ebenso zu kümmern wie um die der Patienten.

Der logistische Aspekt von Gesundheitskrisen ist eine weitere große Herausforderung. Während der COVID-19-Pandemie brachte der Mangel an medizinischen Geräten wie Masken,

Beatmungsgeräten oder sogar persönlicher Schutzausrüstung die Organisation der Gesundheitsversorgung durcheinander. Die Pflegekraft musste sich auf Situationen einstellen, in denen die Ressourcen begrenzt waren, was manchmal dazu führte, dass die Ausrüstung rationiert werden musste oder alternative Lösungen gefunden werden mussten, um die Sicherheit der Pflege zu gewährleisten. Die Teams mussten schnell geschult werden, um neue Geräte wie nicht-invasive Beatmungsgeräte zu verwenden oder Praktiken an die verfügbaren Ressourcen anzupassen. Die Reaktionsfähigkeit und Anpassungsfähigkeit der Pflegehelfer angesichts dieser logistischen Einschränkungen war entscheidend, um die Qualität der Pflege trotz besonders schwieriger Bedingungen aufrechtzuerhalten.

Gesundheitskrisen erfordern auch eine schnelle Anpassung in Bezug auf Wissen und Fähigkeiten. Jede neue Krankheit bringt eine Menge Unbekanntes mit sich und erfordert eine beschleunigte Ausbildung der Teams. Im Fall von COVID-19 hat sich das Verständnis des Virus schnell entwickelt, wobei täglich neue Erkenntnisse über die Symptome, die Übertragungswege und die wirksamsten Behandlungsmethoden hinzukamen. Die Pflegehelfer mussten diese neuen Informationen im Eiltempo verarbeiten, indem sie intensive Schulungen zu speziellen Pflegeprotokollen, der Verwendung von Schutzausrüstung und den richtigen Handgriffen zur Vermeidung einer Ansteckung absolvierten. Diese kontinuierliche Fortbildung war entscheidend, um sicherzustellen, dass alle Teammitglieder an die besten Praktiken angepasst waren und eine Pflege anwenden konnten, die der sich ständig ändernden Situation gerecht wurde.

Schließlich bedeutet die Anpassung an eine Gesundheitskrise auch, dass das Bewusstsein für die Bedeutung der Prävention wächst. Die Pflegekräfte, die an vorderster Front stehen, spielen eine grundlegende Rolle bei der Sensibilisierung für die Infektionsprävention, sowohl bei den Patienten als auch in der breiten Öffentlichkeit. Sie müssen in der Lage sein, Hygienemaßnahmen ,Barrieremaßnahmen und Anweisungen, die zur Eindämmung der Ausbreitung von Infektionen befolgt werden müssen, klar und pädagogisch wertvoll zu erklären. Ihre Rolle wird zu einer erzieherischen, da sie nicht nur die Protokolle anwenden, sondern auch sicherstellen müssen, dass die Patienten und ihre Familien die Schutzmaßnahmen verstehen und befolgen, sei es im Krankenhaus oder bei der Rückkehr nach Hause.

○ Umgang mit Stress und Unsicherheit

Der Umgang mit Stress und Ungewissheit ist ein wesentlicher Bestandteil der Arbeit in Abteilungen für Infektionskrankheiten, in denen das Pflegepersonal, insbesondere die Pflegehelfer, ständig mit komplexen Situationen und hohen Risiken konfrontiert sind. Die Arbeit in diesem Umfeld erfordert nicht nur technische Fertigkeiten, sondern auch die Fähigkeit, seine Emotionen zu kontrollieren, unter Druck ruhig zu bleiben und sich mit dem Unbekannten auseinanderzusetzen. Die behandelten Krankheiten sind oft schwerwiegend, ansteckend und manchmal unvorhersehbar, was zu einem Klima ständiger Unsicherheit führt. Vor diesem Hintergrund muss der Krankenpflegehelfer lernen, sowohl mit den unmittelbaren Herausforderungen seiner Arbeit als auch mit den Ängsten umzugehen, die mit den Risiken für seine eigene Gesundheit und die seiner Angehörigen verbunden sind.

Ungewissheit ist einer der destabilisierendsten Faktoren in einer Abteilung für Infektionskrankheiten. Das Pflegepersonal weiß oft nicht, was es zu erwarten hat, insbesondere in gesundheitlichen Krisensituationen oder bei der Behandlung neuer Krankheiten, wie es beim Ausbruch der COVID-19-Pandemie der Fall war. Das Wissen über diese Krankheiten entwickelt sich ständig weiter, Protokolle ändern sich, wenn neue Daten auftauchen, und die Patientenversorgung muss laufend angepasst werden. Diese Instabilität erfordert ein hohes Maß an geistiger Flexibilität und die Fähigkeit, sich schnell an neue Situationen anzupassen. Der Krankenpflegehelfer muss in der Lage sein, schnell zu reagieren und gleichzeitig eine große Strenge bei der Anwendung von Pflegehandlungen und Schutzmaßnahmen zu bewahren.

Der mit dieser Ungewissheit verbundene Stress wird durch die Natur der behandelten Krankheiten verstärkt, die oft hochgradig ansteckend und potenziell tödlich sind. Die Pflegekraft ist ständig dem Risiko ausgesetzt, sich mit einer Infektion anzustecken, sei es durch direkten Kontakt mit den Patienten oder durch den Umgang mit kontaminierten Geräten und Oberflächen. Diese reale Bedrohung lastet täglich auf den Schultern der Pflegekräfte und kann zu starken Ängsten führen. Um damit umgehen zu können, müssen sie emotionale Resilienz entwickeln, eine Fähigkeit, mit ihrer Angst umzugehen und gleichzeitig ihren Beruf weiterhin effizient und professionell auszuüben. Dazu gehört es, die Risiken des Berufs zu verstehen und zu akzeptieren und gleichzeitig zu wissen, dass angemessene Schutzmaßnahmen - wie die konsequente Verwendung von persönlicher Schutzausrüstung (PSA) - getroffen werden, um diese Gefahren zu minimieren.

Die Stressbewältigung beruht auch auf der Bedeutung der Selbstorganisation und der Teamarbeit. Angesichts von Dringlichkeit und Unvorhergesehenem muss sich der Pflegehelfer auf seine Kollegen verlassen können, delegieren können und die Hilfe von Gleichaltrigen annehmen. In Zeiten der Arbeitsüberlastung oder in Krisensituationen, wie z. B. bei Pandemie-Spitzen, werden der Zusammenhalt und die Unterstützung unter den Kollegen von entscheidender Bedeutung. Zu wissen, dass man mit der Situation nicht allein ist, dass man sich auf andere Teammitglieder verlassen kann, ist ein wichtiger Entlastungsfaktor, der die individuelle emotionale Belastung verringert. Gegenseitige Unterstützung und Kommunikation innerhalb des Teams sind entscheidend, um Verantwortlichkeiten zu teilen, nützliche Informationen über Patienten auszutauschen und sicherzustellen, dass jeder über die nötigen Ressourcen verfügt, um seine Aufgaben zu erfüllen, ohne auszubrennen. Die Arbeit in einem Umfeld, in dem Solidarität herrscht, kann Stress erheblich reduzieren und den täglichen Druck erträglicher machen.

Ein weiterer wichtiger Aspekt im Umgang mit Stress und Ungewissheit ist das Erlernen von Entspannungstechniken und emotionalem Management. In zunehmendem Maße werden im Gesundheitswesen Instrumente wie Achtsamkeit, Meditation oder Atemübungen gefördert. Diese Techniken helfen dabei, Stress zu bewältigen, sich auf den Augenblick zu konzentrieren und zu vermeiden, dass negative oder angstauslösende Gedanken überhand nehmen. Sie helfen den Pflegekräften, auch in den schwierigsten Momenten geistige Klarheit zu bewahren und Burnout oder Erschöpfung zu vermeiden, die in diesem Tätigkeitsbereich ein reales Risiko darstellen. Regelmäßige Pausen zum Abschalten, auch wenn sie nur kurz sind, sind wichtig, um leistungsfähig zu bleiben und die psychische Gesundheit langfristig zu erhalten.

Darüber hinaus ist es von entscheidender Bedeutung, dass Pflegehelfer lernen, ihre eigenen Grenzen zu erkennen und nicht zu zögern, um Hilfe zu bitten, wenn der Stress zu groß wird. In einem so anspruchsvollen Umfeld wie bei Infektionskrankheiten kann es verlockend sein, alles allein bewältigen zu wollen, aber das kann schnell zu Erschöpfung führen. Die Anzeichen geistiger oder körperlicher Erschöpfung erkennen zu können und sich die Zeit zu nehmen, um neue Kräfte zu sammeln, ist entscheidend, um weiterhin eine qualitativ hochwertige Pflege leisten zu können. Es ist auch eine Frage der Sicherheit: Eine müde oder vom Stress überwältigte Pflegekraft ist anfälliger für Fehler, sei es bei der Anwendung von Hygieneprotokollen oder bei der Überwachung von Patienten.

Der Umgang mit Ungewissheit schließlich beruht auf dem Zugang zu zuverlässigen und aktuellen Informationen. Angesichts sich ständig ändernder Situationen, wie z. B. beim Auftreten neuer Infektionen, ist es von entscheidender Bedeutung, dass sich Pflegehilfskräfte ständig weiterbilden können und die neuesten Informationen über die von ihnen betreuten Krankheiten erhalten. Regelmäßige Schulungen, Teamsitzungen und Aktualisierungen von Protokollen helfen, Unsicherheiten zu klären und geben den Pflegern die nötigen Werkzeuge an die Hand, um angemessen auf neue Herausforderungen reagieren zu können. Zu wissen, dass man über das richtige Wissen und die nötigen Ressourcen verfügt, um die Situation zu bewältigen, ist ein starker Faktor zur Stressreduktion.

Ungewissheit, sei es in Bezug auf die Entwicklung des Zustands der Patienten oder auf persönliche Risiken, ist ein integraler Bestandteil der Arbeit in einer Abteilung für Infektionskrankheiten. Krankenpflegehelfer müssen mit dieser Realität zurechtkommen und gleichzeitig ein Gleichgewicht zwischen beruflichem Engagement und der Sorge um ihre eigene psychische Gesundheit wahren. Stressmanagement bedeutet in diesem Zusammenhang, Grenzen zu akzeptieren, Risiken zu erkennen und praktische Strategien anzuwenden, um emotionale Überlastung zu vermeiden. Die Unterstützung durch Kollegen, die Arbeitsorganisation und der Zugang zu Schulungs- und psychologischen Unterstützungsressourcen sind allesamt Elemente, die es Pflegern ermöglichen, ihren Beruf auch in Zeiten völliger Ungewissheit weiterhin effektiv und gelassen ausüben zu können.

Kapitel 2

Hygiene und Vorsichtsmaßnahmen in infektiösen Umgebungen

- **Grundlagen der Krankenhaushygiene in der Infektionsabteilung**
  - Handhygiene und ihre verschiedenen Methoden

Die Händehygiene ist eine der grundlegendsten und wirksamsten Maßnahmen zur Vorbeugung von Infektionen in Krankenhäusern, insbesondere in Abteilungen für Infektionskrankheiten. Diese scheinbar einfache Maßnahme ist jedoch ein wesentlicher Bestandteil des Schutzes von Patienten und Pflegepersonal vor der Übertragung von Krankheitserregern. In einer Umgebung, in der sich ansteckende Krankheiten schnell verbreiten können, sind strenge und wiederholte Handhygienepraktiken unerlässlich, um das Risiko einer Kreuzkontamination zu verringern. Die Hände von Pflegekräften, die in ständigem Kontakt mit Patienten, Oberflächen und Geräten stehen, sind der Hauptvektor für die Übertragung von Mikroben. Daher ist es von entscheidender Bedeutung, geeignete Handhygienemethoden einzuführen und diese konsequent anzuwenden.

Es gibt hauptsächlich zwei Methoden, um eine gute Händehygiene zu gewährleisten: das Waschen mit Wasser und Seife und das Einreiben mit einer hydroalkoholischen Lösung. Jede Methode hat spezifische Indikationen, je nach den Situationen, auf die man bei der Pflege stößt.

Das **Händewaschen mit Wasser und Seife** ist die traditionelle Methode und in manchen Kontexten immer noch ein Muss. Es wird besonders empfohlen, wenn die Hände sichtbar schmutzig oder mit biologischen Flüssigkeiten wie Blut oder Sekreten verunreinigt sind. Durch das Waschen werden Schmutz und Krankheitserreger, die an der Hautoberfläche haften, entfernt. Damit das Händewaschen wirksam ist, muss es einer bestimmten Technik folgen: Die Hände müssen zuerst angefeuchtet und dann mit einer ausreichenden Menge Seife eingerieben werden. Anschließend sollten die Hände mindestens 40-60 Sekunden lang gerieben werden, wobei darauf zu achten ist, dass alle Oberflächen einschließlich der Handflächen, des Handrückens, zwischen den Fingern, unter den Fingernägeln und um die Handgelenke herum bedeckt sind. Das Abspülen sollte gründlich sein, um alle Seifenreste zu entfernen, und das Abtrocknen sollte mit Einweg-Papierhandtüchern oder automatischen Vorrichtungen erfolgen, da wiederverwendbare Handtücher zu einem Kontaminationsreservoir werden können.

Das Waschen mit Wasser und Seife ist besonders wichtig, nachdem Sie in direkten Kontakt mit organischem Material gekommen sind, einen Patienten mit einer Verdauungsinfektion wie Clostridium difficile berührt haben oder auf die Toilette gegangen sind. Auch nach dem Umgang mit verunreinigten Gegenständen oder Oberflächen, wie kontaminierten medizinischen Instrumenten oder Bettwäsche von infektiösen Patienten, ist sie unerlässlich. Obwohl es etwas zeitaufwändiger ist als andere Methoden, bleibt es ein Standardverfahren, um eine vollständige Desinfektion zu gewährleisten, wenn die Hände sichtbar verschmutzt sind.

Als Ergänzung zum Händewaschen mit Wasser und Seife ist die **Einreibung mit einer hydroalkoholischen Lösung** in Pflegeeinrichtungen zu einer Standardmethode für die schnelle Desinfektion der Hände geworden. Diese Methode wird bevorzugt, wenn keine sichtbare Verschmutzung vorliegt, die Hände aber mit potenziell kontaminierten Oberflächen in Berührung gekommen sind oder nach der Pflege des Patienten. Der größte Vorteil der hydroalkoholischen Lösung ist ihre Schnelligkeit und Zugänglichkeit. Sie kann überall verwendet werden, ohne dass eine Wasserstelle erforderlich ist, was die häufige und unmittelbare Anwendung zwischen verschiedenen Pflegeaufgaben erleichtert. Denn es ist unerlässlich, dass Pflegekräfte ihre Hände vor und nach jedem Kontakt mit einem Patienten desinfizieren, auch wenn der Kontakt indirekt ist, wie beim Umgang mit dem Bett oder der Ausstattung des Patienten.

Die hydroalkoholische Einreibung muss nach einem strengen Protokoll durchgeführt werden, um eine maximale Wirksamkeit zu gewährleisten. Eine ausreichende Dosis der Lösung wird in die Handfläche gegeben, dann sollten die Hände mindestens 20-30 Sekunden lang zusammengerieben werden, wobei darauf zu achten ist, dass alle Bereiche bedeckt sind: Handflächen, Handrücken, Fingerzwischenräume, Fingernägel und Handgelenke. Das Reiben sollte so lange fortgesetzt werden, bis die Hände vollständig trocken sind. Im Gegensatz zum Waschen mit Wasser und Seife muss die hydroalkoholische Einreibung nicht abgespült werden, weshalb sie sich besonders in Situationen eignet, in denen man schnell zwischen verschiedenen Patienten oder Aufgaben wechseln muss. Diese Methode ist auch sehr wirksam bei der Abtötung von Bakterien, Viren und Pilzen auf der Haut, solange die Hände nicht sichtbar verschmutzt sind.

Obwohl die hydroalkoholische Lösung ein wirkungsvolles Mittel zur Verhinderung von Infektionen ist, hat sie ihre Grenzen. Sie wird nicht empfohlen, wenn die Hände mit biologischen Flüssigkeiten oder Fett verschmutzt sind, da sie in diesen Situationen die sichtbaren Rückstände nicht wirksam entfernen kann. Außerdem werden einige Krankheitserreger, wie die Sporen von Clostridium difficile, durch die hydroalkoholische Einreibung nicht vollständig abgetötet. In diesen Fällen ist das Waschen mit Wasser und Seife weiterhin unerlässlich.

Die Händehygiene, ob durch Waschen oder hydroalkoholische Einreibung, ist besonders wichtig in den Schlüsselmomenten der Pflege, die als die **fünf Indikationen** (oder "Momente") für die Händehygiene gemäß den Empfehlungen der Weltgesundheitsorganisation (WHO) identifiziert wurden. Zu diesen Momenten gehören: bevor Sie einen Patienten berühren, bevor Sie ein aseptisches Verfahren durchführen (wie das Anlegen einer Infusion oder das Reinigen einer Wunde), nach einem Risiko des Kontakts mit biologischen Flüssigkeiten, nachdem Sie einen Patienten berührt haben und nachdem Sie die Umgebung des Patienten (wie sein Bett, seine Bettwäsche oder persönliche Gegenstände) berührt haben. Diese Hinweise sollen sicherstellen, dass die Händehygiene in den kritischen Momenten angewendet wird, um die Übertragungskette von Infektionen zu unterbrechen.

Neben den Methoden und Indikationen der Handhygiene ist es auch wichtig, auf den allgemeinen Zustand der Haut des

Pflegepersonals zu achten. Häufiges Händewaschen und die wiederholte Verwendung von wässrig-alkoholischen Lösungen können zu trockener Haut und sogar zu Reizungen oder Dermatitis führen. Geschädigte Haut kann zu einem Reservoir für Mikroorganismen werden und die Wirksamkeit der Handhygiene beeinträchtigen. Es wird daher empfohlen, geeignete Feuchtigkeitscremes zu verwenden, um die Haut zu schützen und gleichzeitig ihre Barrierewirkung zu erhalten.

Die Handhygiene mag zwar banal erscheinen, ist aber in Wirklichkeit eine lebensrettende Praxis. Sie ist die erste Verteidigungslinie gegen nosokomiale Infektionen, und in der Abteilung für Infektionskrankheiten, wo die geringste Vernachlässigung schwerwiegende Folgen haben kann, ist sie von größter Bedeutung. Deshalb muss sie mit äußerster Konsequenz durchgeführt werden, wobei die für die jeweilige Situation geeigneten Methoden zu beachten sind und sichergestellt werden muss, dass jedes Mitglied des Pflegeteams für ihre korrekte und systematische Anwendung sensibilisiert und geschult ist.

     ◦   Saubere und kontaminierte Bereiche: Patienten- und Personalkreisläufe

Die Unterscheidung zwischen sauberen und kontaminierten Bereichen sowie die Verwaltung der Patienten- und Personalkreisläufe ist ein grundlegendes Element der Infektionsprävention in Krankenhäusern, insbesondere in Abteilungen für Infektionskrankheiten. Diese strenge Organisation der Bereiche ist entscheidend, um die Ausbreitung von Krankheitserregern zu begrenzen, die Sicherheit des Pflegepersonals zu gewährleisten und andere Patienten zu schützen. Durch die Schaffung klarer Trennungen und die Kontrolle der Bewegungen innerhalb des Krankenhauses werden Kreuzkontaminationen vermieden und es wird sichergestellt, dass das Übertragungsrisiko wirksam eingedämmt wird.

Saubere Bereiche sind Räume, die als nicht kontaminiert gelten und in denen das Risiko einer Exposition gegenüber Infektionserregern auf ein Minimum reduziert ist. Zu diesen Bereichen gehören z. B. Umkleideräume, Ruheräume für das Personal, Verwaltungsbüros, Räume, in denen Medikamente vorbereitet werden, und manchmal auch bestimmte reservierte Flure. Diese Bereiche müssen strikt vor dem Kontakt mit kontaminierten Bereichen oder Patienten mit Krankheitserregern geschützt gehalten werden, um eine sichere Umgebung für das Personal und das Pflegemanagement zu gewährleisten. Das Betreten dieser Bereiche unterliegt strengen Hygienevorschriften, wie z. B. der Pflicht, die persönliche Schutzausrüstung (PSA) abzulegen und eine Händedesinfektion durchzuführen, um zu verhindern, dass Krankheitserreger in diese Bereiche eingeschleppt werden.

Im Gegensatz dazu sind **kontaminierte Bereiche** Räume, in denen das Vorhandensein von Infektionserregern wahrscheinlich oder bestätigt ist. Zu ihnen gehören Patientenzimmer mit ansteckenden Krankheiten, Isolationsräume, Bereiche für die infektiöse Intensivpflege sowie Behandlungs- oder Entnahmeräume, in denen Patienten mit Infektionserregern behandelt werden. In diesen Bereichen sind strenge Vorsichtsmaßnahmen erforderlich, um die Verbreitung von Mikroorganismen zu verhindern. Das Pflegepersonal muss je nach Art des betreffenden Erregers geeignete PSA (Kittel, Handschuhe, Masken, manchmal auch Brillen oder Visiere) tragen und bei der Pflege Hygienemaßnahmen wie Händewaschen oder hydroalkoholische Einreibung gewissenhaft anwenden.

Es gibt eine genaue Organisation von Patienten- und **Personalkreisläufen**, um die Trennung zwischen sauberen und kontaminierten Bereichen aufrechtzuerhalten. Diese Kreisläufe sind spezielle Routen, die Personal und Patienten nehmen müssen, um die Interaktion zwischen kontaminierten oder gefährdeten und nicht infizierten Personen zu minimieren.

Der **Patientenkreislauf** in der Abteilung für Infektionskrankheiten wird streng kontrolliert, insbesondere bei Patienten in Isolationshaft. Ein Patient mit einer ansteckenden Infektion wie Tuberkulose oder COVID-19 wird z. B. nur dann bewegt, wenn dies unbedingt erforderlich ist, z. B. für Untersuchungen oder chirurgische Eingriffe. Bei diesen Verlegungen wird er mit einem persönlichen Schutz (wie einer Maske) ausgestattet, um eine Ansteckung anderer Bereiche oder anderer Patienten zu vermeiden. Der Rundgang dieses Patienten wird im Voraus sorgfältig geplant, um zu vermeiden, dass er auf andere Kranke trifft, und die benutzten Wege müssen unmittelbar nach dem Durchgang des Patienten desinfiziert werden. Auch das Personal, das mit dieser Reise betraut ist, muss sich an strenge Protokolle halten und geeignete PSA tragen.

Bei bestimmten hochansteckenden Infektionen wie Ebola können Patienten in völlig autonomen Einheiten eingeschlossen werden, die häufig mit Unterdruckbelüftungssystemen ausgestattet sind, die verhindern, dass sich infektiöse Partikel auf den Fluren oder in anderen Bereichen des Krankenhauses verteilen. Das Pflegepersonal darf diese Einheiten nur nach einem bestimmten Kreislauf betreten, der in der Regel mit einem Vorbereitungsraum beginnt, in dem sie ihre Schutzausrüstung anlegen, bevor sie mit dem Patienten in Kontakt treten.

Der **persönliche Kreislauf** wird ebenso kontrolliert, da das Pflegepersonal eine Schlüsselrolle bei der Vermeidung von Infektionen spielt. Es soll verhindert werden, dass das Pflegepersonal beim Wechsel von einem kontaminierten in einen sauberen Bereich unbeabsichtigt Krankheitserreger mit sich führt. Das Personal folgt beim Betreten und Verlassen der kontaminierten Bereiche bestimmten Routen und hält sich beim Ablegen und Entsorgen seiner Schutzausrüstung an genaue Protokolle. Beispielsweise muss ein Pfleger nach der Pflege in einem Isolationszimmer zuerst Handschuhe und Kittel ausziehen und sich dann die Hände waschen oder desinfizieren, bevor er die Grenze zu einem sauberen Bereich überschreitet. Das Abnehmen der Masken und Brillen, falls erforderlich, erfolgt als Letztes, nachdem er den Risikobereich vollständig verlassen hat. Jeder Schritt ist so konzipiert, dass das Risiko, exponierte Körperteile oder Außenflächen zu berühren oder zu kontaminieren, minimiert wird.

In einigen Abteilungen werden zwischen den kontaminierten und den sauberen Bereichen **Dekontaminationsschleusen** eingerichtet. Diese Schleusen ermöglichen es dem Pflegepersonal, sich umzuziehen, die PSA abzulegen und eine Desinfektion durchzuführen, bevor sie in einen Bereich mit geringerem Infektionsrisiko gehen. Diese Schleusen sind besonders wichtig in Abteilungen, in denen die Krankheitserreger resistent oder sehr virulent sind, wie z. B. bei einem Ausbruch des Ebola-Virus. Durch diesen Übergangsprozess wird verhindert, dass das Pflegepersonal selbst zu Ansteckungsvektoren wird, wenn es sich im Krankenhaus bewegt.

Wie wichtig die Verwaltung sauberer und kontaminierter Bereiche ist, zeigt sich besonders in kritischen Zeiten mit hohem Patientenaufkommen, wie z. B. bei Epidemien oder Pandemien. Durch eine gute Steuerung der Verkehrsströme in Verbindung mit einer strikten Trennung der Bereiche kann die Sicherheit der medizinischen Versorgung aufrechterhalten und gleichzeitig eine Überlastung der Krankenhausinfrastruktur vermieden werden. Während der COVID-19-Pandemie mussten beispielsweise viele Krankenhäuser ihre Kreisläufe notfallmäßig anpassen und spezielle Aufnahme- und Sortierbereiche für potenziell infizierte Patienten einrichten, die von anderen Abteilungen getrennt sind, um Kreuzkontaminationen zu vermeiden. Durch diese Sortierung können Patienten mit Atemwegssymptomen schnell isoliert und in Bereiche geleitet werden, in denen besondere Vorsichtsmaßnahmen gelten.

Darüber hinaus trägt dieses Zonenmanagement dazu bei, die Sicherheit des Pflegepersonals zu gewährleisten. In einer Umgebung, in der die emotionale Belastung und der Stress aufgrund der Art der behandelten Krankheiten hoch sind, hilft es den Pflegekräften und dem gesamten Personal, sich auf klare

Verkehrs- und Hygieneprotokolle verlassen zu können, in einer Umgebung zu arbeiten, in der das Risiko besser unter Kontrolle ist. Zu wissen, dass jeder Bereich gesichert ist, dass Risiken richtig erkannt werden und dass jeder Pfleger die gleichen Regeln befolgt, stärkt das Vertrauen innerhalb des Teams und die Qualität der geleisteten Pflege.

- **Die verschiedenen Arten von Vorsichtsmaßnahmen**
  - Standard- und zusätzliche Vorsichtsmaßnahmen (Kontakt, Tröpfchen, Luft)

Standard- und zusätzliche Vorsichtsmaßnahmen, sei es durch Kontakt, Tröpfchen oder Luft, sind unverzichtbare Maßnahmen in Krankenhäusern, vor allem in Abteilungen für Infektionskrankheiten, um die Übertragung von Krankheitserregern zwischen Patienten, Pflegepersonal und der Umwelt zu verhindern. Diese Vorsichtsmaßnahmen sollen das Risiko einer Kreuzkontamination minimieren und ein hohes Maß an Sicherheit für alle gewährleisten, die sich in einem medizinischen Umfeld bewegen, in dem sich Infektionen schnell und manchmal auf unvorhersehbare Weise ausbreiten können.

Standardvorkehrungen

Die **Standardvorkehrungen** sind die grundlegenden Maßnahmen, die bei allen Patienten ohne Unterschied angewendet werden sollten, da jeder potenziell Träger eines Krankheitserregers sein kann, auch wenn keine eindeutigen klinischen Anzeichen vorliegen. Diese Vorsichtsmaßnahmen sollen das Pflegepersonal schützen und die Verbreitung von Mikroorganismen einschränken, sei es durch Blut, Körperflüssigkeiten, Sekrete oder nicht intakte Haut.

Die erste dieser Vorsichtsmaßnahmen ist die **Handhygiene**, bei der die Hände vor und nach jedem Patientenkontakt, nach dem Ausziehen von Handschuhen oder nach dem Umgang mit potenziell kontaminierten Gegenständen oder Oberflächen gewaschen oder desinfiziert werden. Diese einfache, aber wirksame Maßnahme ist der Schlüssel zur Prävention von nosokomialen Infektionen, da sie die Übertragung von Krankheitserregern von einem Patienten auf einen anderen oder vom Patienten auf den Pfleger verringert.

Persönliche Schutzausrüstungen (PSA) wie Handschuhe, Masken, Kittel und Schutzbrillen gehören ebenfalls zu den Standardvorkehrungen. Ihre Verwendung ist systematisch, sobald das Risiko besteht, mit biologischen Flüssigkeiten oder Sekreten in Berührung zu kommen. Handschuhe müssen beispielsweise bei allen Tätigkeiten getragen werden, bei denen die Pflegekraft mit Blut oder Körperflüssigkeiten in Berührung kommen könnte, und unmittelbar nach dem Gebrauch vor dem Händewaschen ausgezogen werden.

Auch die **Abfallbehandlung** gehört zu diesen Vorsichtsmaßnahmen: Alle Gegenstände, die mit biologischen Flüssigkeiten in Berührung kommen, wie z. B. Verbandsmaterial oder Spritzen, müssen in speziellen Behältern für infektiöse Abfälle (DASRI) entsorgt werden, um die Verbreitung von Keimen zu begrenzen. Ebenso müssen wiederverwendbare Materialien wie medizinische Instrumente zwischen jedem Gebrauch gründlich desinfiziert und sterilisiert werden.

Zusätzliche Vorsichtsmaßnahmen

Neben den Standardvorkehrungen werden **zusätzliche Vorsichtsmaßnahmen** getroffen, wenn Patienten an besonders ansteckenden Infektionen leiden, die spezielle Maßnahmen erfordern, um eine Übertragung zu verhindern. Diese Vorsichtsmaßnahmen hängen davon ab, wie die Krankheitserreger übertragen werden: durch Kontakt, Tröpfcheninfektion oder über die Luft.

Vorsichtsmaßnahmen bei Kontakt

Kontaktbezogene Vorsichtsmaßnahmen werden bei Krankheiten angewandt, die durch direkten oder indirekten Kontakt übertragen werden können, wie Infektionen mit **Methicillin-resistentem Staphylococcus aureus (MRSA)**, **Clostridium difficile** oder Krätzebefall. Diese Infektionen werden übertragen, wenn Mikroorganismen auf der Haut, in Wunden oder auf kontaminierten Oberflächen mit einer anderen Person oder einem Gegenstand in Berührung kommen.

Bei diesen Infektionen muss das Pflegepersonal **Handschuhe** und einen **Kittel** tragen, bevor es mit dem Patienten oder seiner unmittelbaren Umgebung in Berührung kommt. Diese Ausrüstungsgegenstände müssen vor dem Betreten des Patientenzimmers angelegt und vor dem Verlassen des Zimmers wieder ausgezogen werden. Dabei sind strenge Regeln einzuhalten, um zu vermeiden, dass die kontaminierten Bereiche mit der Haut oder der Kleidung berührt werden. Außerdem müssen Gegenstände, die für die Pflege verwendet werden, wie Thermometer oder Stethoskope, diesem Patienten gewidmet sein oder zwischen jedem Gebrauch rigoros desinfiziert werden.

Die Oberflächen im Patientenzimmer, wie Betten, Türgriffe und Tische, müssen regelmäßig mit Desinfektionsmitteln gereinigt werden, um zu verhindern, dass Krankheitserreger bestehen bleiben und sich über das Pflegepersonal oder andere Patienten ausbreiten.

Vorsichtsmaßnahmen Tröpfchen

Tröpfchenvorkehrungen sind bei Infektionen erforderlich, die durch Atemwegssekrete übertragen werden, die beim Husten, Niesen oder sogar Sprechen ausgestoßen werden. Tröpfchen sind größer als Luftpartikel und legen nur eine kurze Strecke in der Luft zurück, in der Regel weniger als einen Meter, bevor sie wieder auf Oberflächen auftreffen. Häufige Infektionen, die Tröpfchenvorsorge erfordern, sind u. a. Grippe, bestimmte

Formen der bakteriellen Meningitis, Keuchhusten und COVID-19.

In diesen Fällen müssen die Pflegekräfte eine **chirurgische Maske** tragen, wenn sie sich dem Patienten auf weniger als einen Meter nähern, sowie eine Schutzbrille, wenn es bei der Pflege zu Spritzern kommen kann. Außerdem muss der Patient eine Maske tragen, wenn er innerhalb des Krankenhauses bewegt wird, um die Verbreitung von infektiösen Partikeln zu verhindern. Die Isolierung des Patienten in einem Einzelzimmer wird ebenfalls empfohlen, um das Risiko einer Übertragung auf andere Patienten oder das Personal zu verringern.

Das Pflegepersonal sollte besonders auf tröpfchenkontaminierte Oberflächen wie Tische, Betten oder Türklinken achten, die schnell zu Übertragungsvektoren werden können, wenn sie nicht regelmäßig desinfiziert werden. Wie bei den Kontaktvorkehrungen ist ein gründliches Waschen oder Desinfizieren der Hände vor und nach jedem Kontakt mit dem Patienten oder seiner Umgebung unerlässlich.

Vorsichtsmaßnahmen in der Luft

Vorsichtsmaßnahmen in der Luft betreffen Infektionen, die sich über die Luft durch Feinstaubpartikel verbreiten, die in der Lage sind, über längere Zeiträume in der Luft zu schweben und größere Entfernungen zurückzulegen. Diese Infektionserreger, wie z. B. die Erreger von Tuberkulose, Masern oder Windpocken, sind besonders ansteckend und erfordern verstärkte Schutzmaßnahmen.

Patienten mit diesen Infektionen müssen in **Unterdruckzimmern untergebracht** werden, die mit Belüftungssystemen ausgestattet sind, die verhindern, dass sich die kontaminierte Luft in anderen Bereichen des Krankenhauses ausbreitet. Das Pflegepersonal muss eine **FFP2- oder** Maske-FFP3 tragen, die einen wirksamen Schutz vor luftgetragenen Partikeln bietet. Diese Masken filtern im Gegensatz zu chirurgischen Masken auch kleine Partikel heraus und sind entscheidend, um das Einatmen von Krankheitserregern zu verhindern.

Bei den Luftvorkehrungen sind die -Reinigungs und Desinfektionsprotokolle genauso streng wie bei den anderen Arten von Vorsichtsmaßnahmen, der Schwerpunkt liegt jedoch auf dem Luftmanagement und der Einschränkung der Bewegungsfreiheit des Patienten. Jede Bewegung außerhalb des Zimmers sollte auf ein absolutes Minimum reduziert werden, und wenn nötig sollte der Patient mit einer Maske ausgestattet werden, um die Verbreitung von Partikeln auf Fluren oder in anderen Bereichen des Krankenhauses zu verhindern.

Die Bedeutung der strikten Anwendung von Vorsichtsmaßnahmen

Ob es sich um Standard- oder zusätzliche Vorsichtsmaßnahmen handelt, ihre strikte Umsetzung ist unerlässlich, um die Ausbreitung von Infektionen in Gesundheitseinrichtungen zu begrenzen. Jeder Schritt, sei es das Händewaschen, das Tragen von PSA oder das Umgebungsmanagement, trägt dazu bei, ein sicheres Umfeld für Patienten, Pflegepersonal und alle im Krankenhaus anwesenden Personen zu schaffen. Durch ständige Wachsamkeit und die strikte Anwendung dieser Vorsichtsmaßnahmen können nosokomiale Infektionen verhindert und die Bevölkerungsgruppen, die am anfälligsten für Krankheitserreger sind, geschützt werden.

- ◦ Einführung von Protokollen: An- und Auskleiden in isolierten Zimmern

Die Einführung von Protokollen für das An- und Auskleiden in einem isolierten Raum ist ein entscheidender Schritt in Krankenhäusern, insbesondere in Abteilungen für Infektionskrankheiten. Diese Protokolle sind unerlässlich, um den Schutz des Pflegepersonals zu gewährleisten und die Verbreitung von Krankheitserregern zu begrenzen. Sie sollen eine Ansteckung bei der Pflege von Patienten mit hochgradig übertragbaren Krankheiten verhindern, unabhängig davon, ob es sich um resistente Bakterien, luftübertragene Viren oder durch direkten Kontakt zugezogene Infektionen handelt. Die strikte Einhaltung dieser Protokolle zum An- und Auskleiden, auch Donning- und Doffing-Verfahren genannt, ist eine unverzichtbare Barriere gegen nosokomiale Infektionen und Kreuzübertragungen.

Das Anziehen (donning): die Vorbereitung vor dem Betreten des kontaminierten Bereichs

Bevor das Pflegepersonal ein isoliertes Zimmer betritt, muss es sich unbedingt korrekt mit der entsprechenden **persönlichen Schutzausrüstung (PSA)** ausrüsten. Das Anziehen sollte einer methodischen Abfolge folgen, um sicherzustellen, dass jeder Körperteil angemessen geschützt ist, während gleichzeitig vermieden werden muss, potenziell kontaminierte Bereiche zu berühren, sobald die Ausrüstung angelegt ist. Je nach Art der Infektion und dem Übertragungsweg der Krankheit (Kontakt, Tröpfcheninfektion oder Luftweg) kann die PSA Handschuhe, einen Kittel, eine Maske, eine Schutzbrille oder ein Visier sowie eine Kopfbedeckung und Überschuhe umfassen.

Der Ankleideprozess beginnt in der Regel in einem sauberen Bereich außerhalb der isolierten Kammer, oft in einer eigenen **Schleuse**. Die Reihenfolge des Anlegens der PSA ist entscheidend, um Fehler zu vermeiden. Zunächst werden die **Handschuhe** angezogen, um die Hände zu schützen, die häufig in direktem Kontakt mit dem Patienten und kontaminierten Oberflächen stehen. Anschließend wird der Kittel angezogen und hinten sorgfältig befestigt, um die Kleidung und die Haut vollständig zu bedecken. Die Kittel sind in der Regel lang und haben enge Ärmel, um das Risiko einer Exposition zu minimieren.

Das Tragen einer **Maske** ist ein unumgänglicher Schritt, und die Wahl der **Maske** hängt von der Art der Vorsichtsmaßnahmen ab, die getroffen werden sollen. Für Vorsichtsmaßnahmen, die über

Kontakt oder Tröpfcheninfektion erfolgen, ist eine chirurgische Maske ausreichend. Bei über die Luft übertragbaren Krankheiten wie Tuberkulose oder Windpocken ist jedoch eine **FFP2- oder** Maske-FFP3 erforderlich, um die in der Luft befindlichen Partikel zu filtern. Die Maske muss eng am Gesicht anliegen, damit keine ungefilterte Luft entweichen kann.

Die **Schutzbrille** oder das **Visier** vervollständigen dann die Ausrüstung, um die Augen vor Spritzern biologischer Flüssigkeiten oder respiratorischen Tröpfchen zu schützen. Diese Vorrichtungen sind bei Tröpfchenvorkehrungen entscheidend, bei denen die Nähe zum Patienten dazu führen kann, dass beim Husten, bei der Mundpflege oder beim Management der Atemwege versehentlich Sekrete verspritzt werden.

Schließlich werden in einigen Fällen **Kopfbedeckungen** und **Überschuhe** hinzugefügt, um die Haare und Füße der Pflegekraft zu schützen, insbesondere wenn sich die Infektion durch Kontakt mit kontaminierten Oberflächen ausbreitet, wie dies bei einigen resistenten Bakterien oder schweren Viruserkrankungen wie Ebola der Fall ist.

Nach dem vollständigen Anziehen kann die Pflegekraft das isolierte Zimmer betreten, wobei sie darauf achten muss, dass sie die Außenseite des Kittels, die Türgriffe oder andere Oberflächen, die den Schutz beeinträchtigen könnten, nicht berührt. Innerhalb des Zimmers muss jeder Handgriff mit Vorsicht und unter strikter Einhaltung der Protokolle erfolgen, um das Risiko eines direkten Kontakts mit Körperflüssigkeiten oder kontaminierten Gegenständen zu begrenzen.

Entkleiden (Doffing): das Verfahren nach der Pflege

Das **Entkleiden** ist wahrscheinlich der kritischste Schritt, um eine Ansteckung zu vermeiden. In dieser Phase ist das Risiko der Übertragung von Krankheitserregern am höchsten, da die Ausrüstung nach dem Kontakt mit dem Patienten oder seiner Umgebung häufig kontaminiert ist. Es muss eine sorgfältige und kontrollierte Abfolge eingehalten werden, um die PSA zu entfernen, ohne die kontaminierten Teile zu berühren.

Das Entfernen beginnt in der Regel mit den **Handschuhen**, da sie der Teil der PSA sind, der am stärksten Körperflüssigkeiten und kontaminierten Oberflächen ausgesetzt ist. Um sie sicher zu entfernen, ist es entscheidend, den Kontakt zwischen der nackten Haut und der Außenseite der Handschuhe zu vermeiden. Die Handschuhe sollten auf die Rückseite gedreht und dann sofort in einem Behälter für infektiöse Abfälle (DASRI) entsorgt werden. Nach dem Ausziehen der Handschuhe ist eine Händedesinfektion mit einer hydroalkoholischen Lösung erforderlich, bevor Sie zum nächsten Schritt übergehen.

Anschließend wird der **Kittel** vorsichtig gelöst, indem man ihn von innen fasst und dabei immer vermeidet, den potenziell kontaminierten äußeren Teil zu berühren. Er wird ausgezogen, indem er nach innen gerollt wird, so dass die kontaminierten Bereiche im Inneren eingeschlossen werden, und dann ebenfalls in einem DASRI-Behälter entsorgt.

Die **Maske** und die **Schutzbrille** oder das **Visier** werden als Letztes abgenommen, nachdem die Pflegekraft den kontaminierten Bereich oder die Schleuse verlassen hat. Beim Abnehmen der Maske ist es entscheidend, nur die elastischen Bänder oder Verschlüsse zu manipulieren, ohne die Vorderseite zu berühren, die mit infektiösen Partikeln kontaminiert sein könnte. Brillen oder Visiere sollten abgenommen werden, ohne das Gesicht zu berühren, und vor der Wiederverwendung gründlich desinfiziert werden.

Nach dem Ablegen der gesamten PSA ist eine gründliche **Händedesinfektion** erforderlich. Dieser Schritt erscheint zwar wiederholbar, ist aber entscheidend, um alle Restkeime zu beseitigen, die während des Ablegens der Ausrüstung mit der Haut in Kontakt gekommen sein könnten. Diese hydroalkoholische Waschung oder Einreibung sollte unter

Einhaltung der üblichen Techniken durchgeführt werden, um eine vollständige Desinfektion zu gewährleisten.

Die Bedeutung von Bildung und Wachsamkeit

Die Umsetzung der An- und Ausziehprotokolle erfordert eine kontinuierliche und gründliche Schulung des Pflegepersonals, da der kleinste Fehler zu einer Ansteckung führen kann. Die Vertrautheit mit diesen Verfahren ist von entscheidender Bedeutung, insbesondere in Hochrisikobereichen wie Isolierstationen, in denen hochansteckende und tödliche Krankheiten wie Ebola oder COVID-19 behandelt werden. Geschwindigkeit oder Eile dürfen niemals die Genauigkeit dieser Handgriffe beeinträchtigen.

Durch regelmäßige Simulationen, Demonstrationen und interne Audits wird sichergestellt, dass das gesamte Pflegepersonal diese Schritte beherrscht und sie bei jedem Eingriff korrekt anwendet. Es ist außerdem wichtig, dass diese Verfahren auch in Zeiten von Stress oder Arbeitsüberlastung konsequent befolgt werden, da sie die wirksamste Barriere gegen die Übertragung von Infektionen im Krankenhaus darstellen.

- **Dekontamination und Entsorgung von infektiösem Abfall**
  - Mülltrennung: DASRI (Déchets d'Activités de Soins à Risques Infectieux - Abfälle von Pflegetätigkeiten mit Infektionsrisiken)

Die Trennung von **infektiösen Abfällen (DASRI)** ist ein wesentlicher Schritt in der Pflege in Krankenhäusern, insbesondere in den Abteilungen für Infektionskrankheiten. Dieser Abfall, der alles umfasst, was in direkten Kontakt mit potenziell kontaminierten biologischen Substanzen gekommen ist, stellt nicht nur eine Gefahr für das Gesundheitspersonal, sondern auch für Patienten, Besucher und die Gemeinschaft dar. Ein sorgfältiges Management dieser Abfälle ist daher entscheidend, um die Ausbreitung von Infektionen zu verhindern und die Krankenhausumgebung und darüber hinaus zu schützen.

Zu Altlasten gehören eine Vielzahl von Materialien und Gegenständen, die in der Gesundheitsfürsorge verwendet werden, wie z. B. Nadeln, Spritzen, Handschuhe, verschmutzte Verbände, Wischtücher zur Wundreinigung oder Einwegkittel und Masken, die in Abteilungen für Infektionskrankheiten verwendet werden. Diese Dinge können Träger von Krankheitserregern wie Bakterien, Viren oder Pilzen sein, die außerhalb des Körpers überleben und andere Menschen durch bloßen Kontakt oder unsachgemäße Handhabung anstecken können.

Identifizierung von DASRI

Der erste wesentliche Aspekt der Entsorgung von SARI ist deren Identifizierung. Alle Gegenstände oder Materialien, die potenziell mit biologischen Flüssigkeiten - wie Blut, Urin, Atemwegssekreten oder Körperflüssigkeiten - kontaminiert sind, sollten als infektiöser Risikoabfall betrachtet werden. Dazu gehören auch scharfe oder punktierte Gegenstände wie Nadeln oder Skalpelle, die Verletzungen verursachen und das Pflegepersonal der Gefahr aussetzen können, sich mit dem Blut eines infizierten Patienten anzustecken.

Die Kennzeichnung von DASRI sollte direkt am Ort der Versorgung erfolgen, in dem Moment, in dem der Gegenstand verwendet wird oder nicht mehr benötigt wird. Dadurch wird das Risiko einer späteren Manipulation minimiert und es wird vermieden, dass diese Abfälle mit anderen Abfallarten wie Hausmüll oder recycelbaren Abfällen vermischt werden, die nicht die gleichen Vorsichtsmaßnahmen bei der Behandlung erfordern.

DASRI-Behälter: eine sichere Sammlung

Sobald die DASRI identifiziert sind, müssen sie in **speziellen Behältern** gesammelt werden, die so konzipiert sind, dass die

Sicherheit des Pflegepersonals und des Reinigungspersonals gewährleistet ist. Diese Behälter sind streng genormt und müssen in jedem Pflegebereich vorhanden sein, insbesondere in Zimmern für isolierte Patienten, in Behandlungsräumen und in Bereichen für medizinische Behandlungen. Sie sind speziell so konzipiert, dass sie luftdicht und durchstoßsicher sind, um scharfe oder spitze Gegenstände sicher zu halten. Diese Behälter sind leicht an ihrer Farbe (oft gelb oder orange) und ihrer unverwechselbaren Beschriftung zu erkennen, die ihre infektiöse Natur verdeutlicht.

Starre Behälter für spitze Gegenstände wie Nadeln und Skalpellklingen sollten für das Pflegepersonal griffbereit sein, damit sie nach dem Gebrauch sofort entsorgt werden können. Dadurch wird verhindert, dass potenziell kontaminierte Gegenstände auf Oberflächen abgelegt oder erneut gehandhabt werden, was das Risiko von Unfällen mit Blutexposition (EBE) verringern würde. Sobald die scharfen/spitzen Instrumente in diesen Behältern entsorgt wurden, dürfen sie diese nicht mehr verlassen und die Behälter selbst werden vor der Entsorgung versiegelt.

Flexible Behälter hingegen werden verwendet, um kontaminierte, nicht schneidende Abfälle wie Verbände, Handschuhe, Kittel oder Einwegmasken zu sammeln. Auch diese Beutel, oft aus dickem Plastik, sind luftdicht und so konzipiert, dass sie ohne direkten Kontakt mit den darin enthaltenen Abfällen verschlossen werden können, um riskante Manipulationen auf ein Minimum zu beschränken.

Der DASRI-Sammelkreislauf

Der **DASRI-Sammelkreislauf** innerhalb des Krankenhauses ist streng organisiert, um zu gewährleisten, dass dieser Abfall sicher von den Pflegebereichen zu seinem Zwischenlagerungs- oder endgültigen Entsorgungsort transportiert wird. Dieser Kreislauf ist unabhängig von anderen Kreisläufen für Haushalts- oder Industrieabfälle, um eine Vermischung zu vermeiden, die zu einer

Kreuzkontamination oder zu unnötigen Risiken für das Reinigungs- oder Transportpersonal führen könnte.

Die SARI-Behälter werden, sobald sie gefüllt sind oder ihre Sicherheitsgrenze erreicht haben, versiegelt und zu einem sicheren Lagerbereich transportiert, der sich häufig abseits der klinischen Abteilungen befindet, wo sie aufbewahrt werden, bevor sie an spezialisierte Behandlungsanlagen weitergeleitet werden. Dieser Transport muss mit Vorsicht durchgeführt werden, wobei geeignete Fahrzeuge und Personal, das im Umgang mit infektiösem Abfall geschult ist, verwendet werden müssen.

Die Behandlung von DASRI

Nach der Sammlung wird SARI mit speziellen Methoden behandelt, um die darin enthaltenen Krankheitserreger zu neutralisieren. Diese Behandlung kann auch die **Verbrennung** umfassen, die nach wie vor eine der gängigsten und effektivsten Methoden ist, um biologischen Risikomüll vollständig zu vernichten. Durch die Verbrennung werden die Infektionserreger beseitigt und das Abfallvolumen erheblich reduziert. Spezielle Verbrennungsanlagen sind so konzipiert, dass der bei diesem Prozess entstehende Rauch oder die Asche keine Krankheitserreger in die Atmosphäre freisetzt.

Neben der Verbrennung werden auch bestimmte Technologien wie die **Autoklavenbehandlung** eingesetzt. Bei diesem Verfahren werden die DASRI einem Dampf mit hoher Temperatur und unter Druck ausgesetzt, wodurch der Abfall sterilisiert und vor seiner endgültigen Entsorgung unschädlich gemacht wird. Diese Methode wird besonders bei Materialien eingesetzt, die nicht verbrannt oder wiederverwertet werden können, wie z. B. bestimmte Kunststoffe oder Metalle.

In jedem Fall unterliegt die Behandlung von DASRI strengen Umwelt- und Gesundheitssicherheitsstandards, um die Auswirkungen auf die Umwelt zu minimieren und gleichzeitig jedes Risiko einer Restkontamination auszuschließen.

Ausbildung und Sensibilisierung der Teams

Das Management von DASRI hängt auch von der **kontinuierlichen Schulung** und **Sensibilisierung der Pflegeteams** ab. Alle Mitarbeiter, von den Pflegekräften bis zu den Reinigungskräften, müssen in den richtigen Verfahren für das Sortieren, die Handhabung und den Transport von infektiösem Abfall geschult werden. Eine falsche Handhabung oder Sortierung kann zu erheblichen Risiken führen, wie z. B. Unfälle mit Blutexposition oder die Ausbreitung von Krankheitserregern in nicht kontaminierte Bereiche des Krankenhauses.

Die Teams müssen regelmäßig darin geschult werden, Risikoabfälle zu identifizieren, die richtigen Behälter zu verwenden und sicher mit diesen Abfällen umzugehen, insbesondere beim An- und Auskleiden nach der Pflege in Isolierzimmern. Durch die Einführung strenger Protokolle, zugänglicher und gut gekennzeichneter Sammelstellen sowie regelmäßiger Audits wird ein hohes Sicherheitsniveau aufrechterhalten und das Risiko menschlicher Fehler verringert.

Umweltauswirkungen und nachhaltiges Management von DASRI

Schließlich müssen bei der Entsorgung von DASRI auch Umweltbelange berücksichtigt werden. Die Menge des in Krankenhäusern anfallenden Risikomülls kann beträchtlich sein, insbesondere in Abteilungen für Infektionskrankheiten, in denen Einwegausrüstungen wie Einmalhandschuhe und -kittel in großem Umfang verwendet werden. Um die Umweltauswirkungen zu verringern, versuchen Krankenhäuser, Strategien zur Minimierung der Entstehung von Risikomüll zu implementieren, z. B. durch die Förderung der Verwendung von wiederverwendbaren Geräten, wo dies möglich ist, und durch die Förderung von umweltfreundlicheren Abfallbehandlungstechnologien.

◦ Desinfektion von medizinischem Material (Betten, Oberflächen)

Die Desinfektion von medizinischem Material, insbesondere von Betten und Oberflächen, ist eine unumgängliche Praxis in Krankenhäusern, insbesondere in Abteilungen für Infektionskrankheiten. Ziel dieses Prozesses ist die Beseitigung von Krankheitserregern - Bakterien, Viren, Pilzen - auf Geräten und Oberflächen, mit denen Patienten, Pfleger und Krankenhauspersonal täglich interagieren. Eine gründliche Desinfektion ist entscheidend, um die Ausbreitung von Infektionen zu verhindern, Kreuzkontaminationen zu vermeiden und eine sichere Pflegeumgebung zu gewährleisten.

Die Bedeutung der Desinfektion

In Pflegeeinrichtungen können viele Krankheitserreger auf inerten Oberflächen über einen längeren oder kürzeren Zeitraum überleben. Häufig berührte Oberflächen wie Türklinken, Bettgeländer, Nachttische oder medizinische Geräte können zu Übertragungsvektoren werden, wenn sie nicht regelmäßig und ordnungsgemäß desinfiziert werden. Insbesondere Patienten mit Infektionskrankheiten wie Grippe, Tuberkulose oder multiresistenten Infektionen wie MRSA (Methicillin-resistenter Staphylococcus aureus) stellen ein erhöhtes Risiko für die Verbreitung von Krankheitserregern in der Krankenhausumgebung dar.

Die Desinfektion von medizinischem Material beschränkt sich also nicht auf eine einfache Reinigung: Sie zielt darauf ab, Mikroorganismen, die nosokomiale Infektionen verursachen könnten, zu beseitigen oder zu inaktivieren. Das Pflegepersonal, das an einem Tag oft mehrere Patienten berührt, hantiert mit verschiedenen medizinischen Geräten (Stethoskopen, Blutdruckmessgeräten, Betten usw.) und bewegt sich zwischen verschiedenen Bereichen. Wenn diese Oberflächen und Materialien zwischen den einzelnen Verwendungen nicht ordnungsgemäß desinfiziert werden, steigt das Risiko einer Kreuzkontamination erheblich.

Die Schritte der Desinfektion

Die Desinfektion von medizinischem Material erfolgt in mehreren Schritten, von der Identifizierung der zu reinigenden Flächen über Verfahren, die auf jede Art von Material zugeschnitten sind, bis hin zur rigorosen Anwendung von Desinfektionsmitteln.

1. Vorherige Reinigung

Vor der Desinfektion ist oft eine Vorreinigung erforderlich, um sichtbaren Schmutz wie Staub, Körperflüssigkeiten oder andere organische Stoffe zu entfernen, die die Wirkung der Desinfektionsmittel behindern können. Dieser Schritt ist entscheidend, da Desinfektionsmittel in Gegenwart von organischen Stoffen, die Mikroorganismen schützen, weniger wirksam sind.

Die Reinigung erfolgt in der Regel mit Reinigungsmitteln, die für die zu behandelnden Oberflächen geeignet sind. Bei einem Krankenhausbett werden beispielsweise verschmutzte Laken und andere Textilien abgezogen und in die Wäscherei gebracht, während der Bettrahmen, die Geländer und die Bettsteuerung vor der Desinfektion gereinigt werden. Ebenso müssen Nachttische, Türgriffe, Lichtschalter und andere Oberflächen, die häufig von Patienten berührt werden, gründlich gereinigt werden.

2. Wahl des Desinfektionsmittels

Die Wahl des Desinfektionsmittels hängt von mehreren Faktoren ab, u. a. von der Art der zu behandelnden Oberfläche, der Art der Zielpathogene und den geltenden Krankenhausprotokollen. Zu den am häufigsten verwendeten Desinfektionsmitteln gehören Lösungen auf der Basis von Chlor, Alkohol, Wasserstoffperoxid oder quaternären Ammoniumverbindungen. Jedes dieser Produkte hat spezifische Eigenschaften, die es gegen verschiedene Arten von Mikroorganismen wirksam machen, aber auch für bestimmte empfindliche Oberflächen, wie z. B. elektronische Geräte, geeignet sind.

Desinfektionsmittel auf **Chlorbasis** z. B. sind besonders wirksam gegen eine Vielzahl von Bakterien, Viren und Pilzen, können aber bei einigen Metall- oder elektronischen Oberflächen korrosiv wirken. **Hydroalkoholische Lösungen** oder Desinfektionsmittel auf der Basis von **quaternären Ammoniumverbindungen** werden häufig für nicht poröse Oberflächen wie Tische und Griffe bevorzugt, da sie schnell trocknen und kaum Rückstände hinterlassen.

3. Auftragen des Desinfektionsmittels

Die Anwendung des Desinfektionsmittels muss strengen Protokollen folgen, um seine Wirksamkeit zu gewährleisten. Das Mittel muss in einer Menge aufgetragen werden, die ausreicht, um die gesamte zu desinfizierende Fläche zu bedecken. Es ist wichtig, die empfohlenen Einwirkzeiten einzuhalten, d. h. die Zeit, die das Desinfektionsmittel auf der Oberfläche verbleiben muss, bevor es abgewischt oder abgespült wird. Diese Kontaktzeit ist entscheidend, damit das Mittel die Zellmembranen der Mikroorganismen durchdringen und sie inaktivieren kann.

Oberflächen wie Krankenhausbetten, Nachttische oder **medizinische Geräte**, die von mehreren Patienten **gemeinsam** benutzt **werden** (Stethoskope, Blutdruckmessgeräte), müssen nach jeder Benutzung oder nach jedem Patienten desinfiziert werden. Das Pflegepersonal verwendet in der Regel Desinfektionstücher oder -sprays und achtet darauf, alle häufig berührten Bereiche wie Armlehnen, Bedienknöpfe am Bett oder Türgriffe abzuwischen.

Es ist auch entscheidend, die Oberflächen von **Matratzen und Kissen zu** desinfizieren, insbesondere wenn diese Materialien wasserfest sind. Wasserundurchlässige Oberflächen sollten mit geeigneten Mitteln abgewischt werden, die das Material nicht beschädigen, aber eine vollständige Desinfektion gewährleisten.

4. Überprüfung und Rückverfolgbarkeit

Nach der Desinfektion führen einige Einrichtungen **Verifizierungsverfahren** ein, um sicherzustellen, dass alle Schritte ordnungsgemäß durchgeführt wurden. Diese Überprüfung kann regelmäßige Audits, Sichtkontrollen oder den Einsatz von Geräten zur Messung der mikrobiologischen Sauberkeit von Oberflächen umfassen, wie z. B. ATP-Tests (Adenosintriphosphat), die organische Rückstände messen, die nach der Reinigung und Desinfektion noch vorhanden sind.

Um eine optimale **Rückverfolgbarkeit** zu gewährleisten, richten die Gesundheitsdienste außerdem häufig Dokumentationssysteme ein, in denen jeder Schritt der Desinfektion dokumentiert wird: Datum, Uhrzeit, Name der verantwortlichen Pflegekraft und Art des verwendeten Desinfektionsmittels. Dadurch wird die Kontinuität der Pflege gewährleistet und es kann im Bedarfsfall nachgewiesen werden, dass alle Desinfektionsmaßnahmen eingehalten wurden.

Häufigkeit der Desinfektion

Die Häufigkeit der Desinfektion hängt von der Art der Oberflächen und ihrer Nutzung ab. **Häufig berührte Flächen** wie Bettgeländer, Türgriffe oder Lichtschalter sollten mehrmals täglich oder sogar nach jeder Handhabung desinfiziert werden. Größere Flächen wie Böden oder Wände werden in der Regel in regelmäßigen Abständen gereinigt und desinfiziert, erfordern aber möglicherweise zusätzliche Aufmerksamkeit, wenn eine Kontamination nachgewiesen wurde oder Patienten Träger von Infektionen mit hohem Risiko sind.

Medizinische Geräte, die zwischen mehreren Patienten verwendet werden, wie Blutdruckmessgeräte, Stethoskope oder Oximeter, müssen **zwischen den einzelnen Patienten** nach bestimmten Protokollen desinfiziert werden, um sicherzustellen, dass sie nicht zu Übertragungsvektoren für Infektionen werden.

Schulung und Sensibilisierung der Teams

Die Desinfektion von medizinischem Material kann nur dann wirksam sein, wenn sie von geschulten Teams korrekt durchgeführt wird, die sich der Risiken bewusst sind, die mit einer falschen Anwendung der Protokolle verbunden sind. **Regelmäßige Schulungen** über die zu verwendenden Produkte, die Anwendungsmethoden und die Risiken, die mit jeder Art von Krankheitserregern verbunden sind, sind für eine wirksame Desinfektion unerlässlich. Das Krankenhauspersonal muss dafür sensibilisiert werden, dass die Desinfektion nicht nur ein einfaches Verfahren ist, sondern eine grundlegende Handlung zur Verhinderung nosokomialer Infektionen.

Auswirkungen auf die Umwelt

Schließlich müssen auch die **Umweltauswirkungen** der Desinfektionsmittel berücksichtigt werden. Krankenhäuser achten zunehmend darauf, Desinfektionsmittel zu verwenden, die den ökologischen Standards entsprechen und gleichzeitig eine optimale Wirksamkeit gegen Krankheitserreger gewährleisten. Die Reduzierung des Einsatzes umweltschädlicher Chemikalien, gekoppelt mit strengen Desinfektionspraktiken, ermöglicht es, ein Gleichgewicht zwischen effizienter Pflege und Umweltschutz zu wahren.

- **Exposition und Risikovermeidung**
  - Protokoll bei versehentlicher Exposition (Stich, Schnitt)

Die Protokollierung einer unbeabsichtigten Exposition, sei es durch einen Stich, einen Schnitt oder einen anderen unbeabsichtigten Kontakt mit potenziell kontaminierten biologischen Stoffen, ist ein entscheidendes Verfahren in Pflegediensten, insbesondere bei Infektionskrankheiten. Das Pflegepersonal steht an vorderster Front und ist häufig infektiösen

Erregern wie Bakterien, Viren (wie HIV oder Hepatitis B und C) und anderen Krankheitserregern ausgesetzt, die durch Blut oder Körperflüssigkeiten übertragen werden können. Eine so einfache Handlung wie ein Stich mit einer verunreinigten Nadel kann schwerwiegende Folgen haben, wenn das Protokoll nicht sofort und strikt eingehalten wird.

Schritt 1: Unmittelbar nach der Exposition reagieren

Bei einer versehentlichen Exposition muss die erste Reaktion sofort erfolgen, um das Infektionsrisiko zu begrenzen.

- **Bei einem Stich oder Schnitt** besteht die erste Reaktion darin, die Wunde leicht **bluten zu lassen,** ohne zu versuchen, sie zusammenzudrücken oder zu ersticken. Dadurch kann ein Teil des möglicherweise kontaminierten Blutes abfließen. Anschließend ist es entscheidend, **die betroffene Stelle** mehrere Minuten lang mit Wasser und Seife **zu waschen.** Durch das mechanische Waschen werden die biologischen Partikel auf der Hautoberfläche physisch entfernt.

- **Bei Spritzern auf eine Schleimhaut** (Auge, Mund, Nase) muss unbedingt mehrere Minuten lang **mit reichlich Wasser oder Kochsalzlösung gespült** werden. Diese Spülung muss schnell erfolgen, um die Aufnahme von Krankheitserregern zu verringern.

- **Bei Kontakt mit verletzter Haut** (wie einem Schnitt oder einer Schürfwunde) ist das Verfahren ähnlich: Waschen Sie den betroffenen Bereich sofort mit Wasser und Seife, um das Eindringen von Mikroorganismen in den Körper zu begrenzen.

Das Ziel dieses ersten Schrittes ist es, die potenziell in den Körper eingeschleppte Infektionslast so weit wie möglich zu reduzieren.

Schritt 2: Meldung des Unfalls

Nach dieser ersten Intervention ist es unbedingt erforderlich, den Vorfall sofort zu melden. Jede versehentliche Exposition muss **dem Vorgesetzten** oder dem arbeitsmedizinischen Dienst des Krankenhauses gemeldet und in einem Arbeitsunfallbericht festgehalten werden. Diese Meldung ist entscheidend für eine schnelle und angemessene Behandlung, aber auch für die Nachvollziehbarkeit des Unfalls bei einer späteren Entwicklung der Symptome.

Dieser Bericht muss genaue Angaben zu den Umständen des Unfalls enthalten, u. a. :

- Das Datum und die Uhrzeit der Ausstellung.
- Die Art des Kontakts (Stich, Schnitt, Spritzer).
- Das beteiligte Objekt oder die beteiligte Oberfläche (Spritze, Skalpell, Tröpfchen).
- Der Quellpatient, falls identifizierbar, und sein Serostatus, falls bekannt.

Diese Informationen ermöglichen eine schnelle Einschätzung des Risikos und eine Anpassung der Behandlung an die potenziellen Risiken (insbesondere das Risiko einer Exposition gegenüber HIV, dem Hepatitis-B- oder Hepatitis-C-Virus oder anderen Infektionen).

Schritt 3: Risikobewertung und medizinische Versorgung

Nachdem der Vorfall gemeldet wurde, sollte die Pflegekraft den **arbeitsmedizinischen Dienst oder die Notaufnahme** aufsuchen, um eine medizinische Beurteilung vornehmen zu lassen. Diese Beurteilung beruht auf mehreren Kriterien:

- Der serologische Status des Quellpatienten, sofern bekannt. Wenn der Patient Träger einer Virusinfektion

(HIV, Hepatitis B oder C usw.) ist, steigt das Risikoniveau.

- Die Schwere der Exposition: Ein einfacher, oberflächlicher Stich birgt andere Risiken als ein tiefer Schnitt oder Blut, das direkt auf eine Schleimhaut spritzt.

Wenn der Quellpatient bekannt ist und eine Virusinfektion in sich trägt, können sofortige Präventivmaßnahmen ergriffen werden.

HIV-Postexpositionsprotokoll

Wenn das Risiko einer **HIV-Exposition** besteht, muss so schnell wie möglich eine **Postexpositionsprophylaxe (PEP)** begonnen werden, idealerweise innerhalb von **4 Stunden nach dem Vorfall**, spätestens aber innerhalb von 48 Stunden. Diese Behandlung besteht in der Verabreichung antiretroviraler Medikamente über einen Zeitraum von vier Wochen, um das Risiko einer HIV-Infektion zu verringern. Je früher die TPE verabreicht wird, desto wirksamer ist sie. Anschließend wird eine regelmäßige serologische Überwachung eingeführt, um sicherzustellen, dass keine Ansteckung stattfindet. Dazu werden Blutkontrollen 1 Monat, 3 Monate und 6 Monate nach der Exposition durchgeführt.

Postexpositionsprotokoll Hepatitis B und C

- Bei Hepatitis B kann, wenn die Pflegekraft nicht geimpft ist oder ihr Impfstatus unklar ist, dringend ein **Hepatitis-B-Immunglobulin** verabreicht werden, um das Risiko einer Ansteckung zu verringern. Gegebenenfalls wird auch das Impfschema aktualisiert.
- Bei Hepatitis C gibt es keine unmittelbare prophylaktische Behandlung, aber es wird eine strenge Überwachung der Serologie durchgeführt, um eine mögliche Ansteckung frühzeitig zu erkennen und ggf. frühzeitig eine antivirale Behandlung zu beginnen.

Schritt 4: Medizinische Betreuung und Überwachung

Nach einer versehentlichen Exposition ist, selbst wenn eine prophylaktische Behandlung durchgeführt wird, eine strenge medizinische Nachsorge unerlässlich. Durch diese Nachsorge wird sichergestellt, dass im Laufe der Zeit keine Infektionen auftreten und dass eine schnelle Behandlung erfolgt, wenn eine Infektion festgestellt wird.

Zu den biologischen Untersuchungen gehören **regelmäßige serologische Tests** (auf HIV, Hepatitis B und C) in verschiedenen Abständen nach der Exposition: in der Regel nach einem Monat, drei Monaten und sechs Monaten. Mit diesen Tests wird überprüft, ob die Pflegekraft Antikörper gegen die vermuteten Infektionen entwickelt hat. Bei einem positiven Ergebnis wird sofort eine spezifische Behandlung eingeleitet.

Vermeidung von Expositionsunfällen

Auch wenn das Protokoll der unfallbedingten Exposition für das Unfallmanagement von entscheidender Bedeutung ist, bleibt die **Prävention** die beste Lösung. Das Pflegepersonal sollte kontinuierlich in **guten Praktiken im Umgang** mit scharfen oder spitzen Gegenständen (wie Nadeln, Skalpellen usw.) und in der strikten Einhaltung der **Sicherheitsprotokolle** geschult werden. Dazu gehören Gesten wie :

- Kappen Sie eine gebrauchte Nadel niemals wieder ein.
- Entsorgen Sie scharfe Gegenstände immer in speziellen festen Behältern (DASRI).
- Tragen Sie bei der Pflege **Handschuhe** und ggf. eine **Schutzbrille** oder ein Visier.
- Gehen Sie vorsichtig mit Instrumenten um, insbesondere in Risikosituationen wie bei der Entnahme von Proben oder bei der Behandlung in der Chirurgie.

Krankenhäuser müssen auch **Sicherheitsvorrichtungen** wie Spritzen mit Schutzmechanismus bereitstellen, die das Risiko eines versehentlichen Einstichs nach der Anwendung verringern.

◦ Impfüberwachung von Pflegekräften

Die **Impfüberwachung von Pflegekräften** ist ein Schlüsselelement der Infektionspräventionspolitik in Krankenhäusern. Als Angehörige der Gesundheitsberufe sind Pflegekräfte regelmäßig Krankheitserregern ausgesetzt, die nicht nur ihre eigene Gesundheit beeinträchtigen können, sondern auch die von Patienten, Kollegen und Angehörigen. In einem Umfeld, in dem die Anfälligkeit der Patienten oft hoch ist, insbesondere in Abteilungen für Infektionskrankheiten, ist die genaue Überwachung des Impfstatus von Pflegekräften unerlässlich, um die Übertragung von durch Impfung vermeidbaren Infektionen einzudämmen.

Bedeutung der Impfüberwachung für das Pflegepersonal

Das Pflegepersonal hat täglich Kontakt mit Patienten, die an verschiedenen Arten von Infektionen leiden, seien es Bakterien, Viren oder Pilze. Mit der Impfüberwachung werden daher zwei Ziele verfolgt: **Schutz der Pflegekräfte** selbst vor potenziell schweren Krankheiten und **Schutz der** empfindlichen **Patienten**, die aufgrund ihres Gesundheitszustands oder immunsuppressiver Behandlungen ein höheres Risiko haben, an Infektionen zu erkranken.

Einige Infektionskrankheiten wie Grippe, Masern oder Hepatitis B können in Krankenhäusern leicht übertragen werden - über die Atemwege, durch direkten Kontakt oder durch Kontakt mit Körperflüssigkeiten. Wenn Pflegekräfte nicht angemessen geschützt sind, können sie nicht nur krank werden, sondern auch zu Übertragungsvektoren werden. Die Überwachung der

Impfungen trägt daher dazu bei, das Risiko der Ausbreitung dieser Krankheiten in Gesundheitseinrichtungen zu verringern und gleichzeitig die Sicherheit des Personals zu erhöhen.

Obligatorische und empfohlene Impfungen für Pflegekräfte

Die Impfempfehlungen für Pflegekräfte variieren je nach nationaler Gesetzgebung und den Richtlinien der Gesundheitseinrichtungen, aber mehrere Impfungen sind für Pflegekräfte im Allgemeinen vorgeschrieben oder werden dringend empfohlen.

1. Impfung gegen Hepatitis B

Die **Impfung gegen Hepatitis B** ist eine der Pflichtimpfungen für Pflegekräfte, da dieses Virus durch Blut und Körperflüssigkeiten übertragen wird und somit eine Infektion mit hohem Risiko im Rahmen der Pflege darstellt. Pflegekräfte sind regelmäßig Situationen ausgesetzt, in denen es zu Unfällen mit Blutexposition (EBE) kommen kann, sei es bei versehentlichen Nadelstichen, beim Umgang mit scharfkantigen Materialien oder bei chirurgischen Behandlungen.

Das Impfprotokoll gegen Hepatitis B umfasst in der Regel **drei Injektionen** über mehrere Monate (0, 1, 6 Monate), gefolgt von einer **serologischen Kontrolle,** um zu überprüfen, ob die Immunisierung wirksam ist (Messung der Anti-HBs-Antikörper). Wenn die Immunantwort nicht ausreicht, kann eine weitere Dosis verabreicht werden, um einen ausreichenden Schutz zu gewährleisten. Es ist von entscheidender Bedeutung, dass Pflegekräfte gegen dieses Virus immun sind, da eine Infektion sowohl für sie selbst als auch für ihre Patienten ein Risiko darstellen kann.

2. Impfung gegen die saisonale Grippe

Die **jährliche Grippeimpfung** wird allen Pflegekräften dringend empfohlen, insbesondere jenen, die mit empfindlichen Patienten wie älteren Menschen, Kindern oder Patienten mit chronischen Krankheiten in Kontakt kommen. Die Grippe ist eine hochansteckende Atemwegserkrankung, die durch Tröpfcheninfektion der Atemwege übertragen wird. Sie kann bei Risikopatienten zu schweren Komplikationen wie Lungenentzündung, kardialer Dekompensation oder Sekundärinfektionen führen.

Die Grippeimpfung ist zwar in vielen Ländern nicht obligatorisch, aber ein wichtiges Instrument zum Schutz des Pflegepersonals und zur Vorbeugung von Grippeepidemien in Krankenhäusern. Jedes Jahr wird die Zusammensetzung des Impfstoffs an die zirkulierenden Stämme angepasst, und es wird Pflegekräften empfohlen, sich vor dem Winter impfen zu lassen, wenn die Grippe am aktivsten ist.

3. Impfung gegen Keuchhusten

Die **Impfung gegen Keuchhusten** wird auch für das Pflegepersonal dringend empfohlen, insbesondere für diejenigen, die mit Neugeborenen, schwangeren Frauen oder immungeschwächten Personen arbeiten. Keuchhusten ist eine bakterielle Atemwegsinfektion, die für Säuglinge schwerwiegend und sogar tödlich sein kann. Der Impfstoff wird häufig als **Kombinationsimpfstoff** (DTPa) verabreicht, der auch gegen Diphtherie und Tetanus schützt. Eine Auffrischung alle 10 Jahre wird im Allgemeinen empfohlen, um einen optimalen Schutz aufrechtzuerhalten.

4. Impfung gegen Masern, Röteln und Mumps (MMR)

Die Masern) Impfung-MMR, **Mumps, Röteln**) ist besonders wichtig für Pflegekräfte, die diese Krankheiten nicht in der Kindheit erworben haben oder nicht geimpft wurden.

Insbesondere Masern sind eine hochansteckende Krankheit, die bei immungeschwächten Patienten, Kleinkindern und Schwangeren zu schweren Komplikationen führen kann. Ein ungeschützter Kontakt mit einem Patienten, der das Virus in sich trägt, könnte schnell zu einem Ausbruch innerhalb des Krankenhauses führen. Zwei Dosen des MMR-Impfstoffs sind erforderlich, um eine vollständige Immunität zu gewährleisten.

5. Impfung gegen Windpocken

Windpocken sind eine weitere hochansteckende Viruserkrankung, die bei immungeschwächten Patienten oder nicht immunen Erwachsenen zu schweren Komplikationen führen kann. Ungeschütztes Pflegepersonal (d. h. Personen, die noch nie an Windpocken erkrankt waren oder nicht geimpft wurden) sollte zwei Dosen des Impfstoffs erhalten, um sich zu schützen und eine Verbreitung der Infektion im Krankenhausumfeld zu verhindern.

6. Andere Impfungen

Je nach der Abteilung, in der das Pflegepersonal arbeitet, können andere Impfungen empfohlen werden. Beispielsweise kann Gesundheitspersonal, das möglicherweise mit Tuberkulosepatienten in Kontakt kommt (wie in der Lungenheilkunde oder Infektiologie), **BCG** erhalten. Ebenso wird in bestimmten epidemischen Kontexten, wie während der COVID-19-Pandemie, **die Impfung gegen SARS-CoV-2** wesentlich, um die Übertragung des Virus in Krankenhäusern zu begrenzen.

Organisation der Impfüberwachung

Die Impfüberwachung des Pflegepersonals beruht auf einer genauen Organisation, die häufig vom **arbeitsmedizinischen Dienst** des Krankenhauses oder der Pflegeeinrichtung durchgeführt wird. Dieser Dienst ist für die Aktualisierung der

Impfpässe, die Organisation von Impfkampagnen (z. B. gegen Grippe) und die Kontrolle der Immunisierungen gemäß den offiziellen Empfehlungen zuständig.

Jede Pflegekraft muss über eine aktuelle **Impfdokumentation** verfügen, die es ihr ermöglicht, ihren Impfstatus jederzeit zu überprüfen. Diese Akte wird regelmäßig überprüft und ergänzt, um neuen Empfehlungen oder dem Auftreten neuer, aufkommender Krankheiten, die eine Durchimpfung erfordern, Rechnung zu tragen.

Aufklärungskampagnen sind ebenfalls von entscheidender Bedeutung, um Pflegekräfte zu Impfungen zu ermutigen, insbesondere zu Impfungen, die nicht obligatorisch sind, aber dringend empfohlen werden, wie z. B. die Grippeimpfung. Diese Kampagnen verdeutlichen nicht nur die Bedeutung des Selbstschutzes, sondern auch die ethische Verantwortung der Pflegekräfte, ihre Patienten zu schützen.

Impfung und Berufsethik

Die Überwachung der Impfungen von Pflegekräften ist nicht nur eine Frage der persönlichen Sicherheit, sondern auch der **Berufsethik**. Pflegekräfte tragen eine besondere Verantwortung für ihre Patienten, insbesondere für die am stärksten gefährdeten, und müssen alles in ihrer Macht Stehende tun, um zu verhindern, dass sie zu Überträgern von Infektionen werden. Die Impfung ist daher ein integraler Bestandteil dieser Verantwortung, da sie zur Sicherheit der Pflege beiträgt.

In Abteilungen für Infektionskrankheiten, in denen die Patienten besonders anfällig für opportunistische Infektionen sind, ist die strikte Einhaltung des Impfkalenders eine ebenso moralische wie berufliche Verpflichtung.

Kapitel 3

Die Überwachung der technischen Pflege

- **Versorgung der primären Bedürfnisse des Patienten**
  - ○ Unterstützung bei der Körperpflege im Zusammenhang mit besonderen Vorsichtsmaßnahmen

Die Unterstützung bei der Körperpflege im Zusammenhang mit besonderen Vorsichtsmaßnahmen ist eine heikle Aufgabe, die große Aufmerksamkeit für Details, Strenge bei der Anwendung von Hygienemaßnahmen und einen empathischen Ansatz erfordert, um die Würde und das Wohlbefinden des Patienten zu wahren. In Krankenhäusern, insbesondere in Abteilungen für Infektionskrankheiten, wird diese Aufgabe noch komplexer, wenn für den Patienten spezielle Vorsichtsmaßnahmen gelten, wie **Kontakt-**, **Tröpfchen-** oder **Luftschutzmaßnahmen**. Diese Vorsichtsmaßnahmen sollen die Ausbreitung von Krankheitserregern verhindern und gleichzeitig sicherstellen, dass der Patient in einer sicheren Umgebung eine qualitativ hochwertige Pflege erhält. Für die Pflegekraft besteht die Herausforderung darin, den Patienten, sich selbst und andere zu schützen und gleichzeitig eine respektvolle und angemessene Pflege zu bieten.

Die Bedeutung der Toilette im Rahmen der Pflege

Die Körperpflege ist eine grundlegende Pflegemaßnahme bei der Betreuung von Patienten im Krankenhaus. Sie beschränkt sich nicht nur auf die Körperhygiene, sondern trägt auch zum physischen und psychischen Wohlbefinden des Patienten bei. Die Körperpflege dient der Gesunderhaltung der Haut, der Vermeidung von Hautinfektionen und der Vorbeugung von Druckgeschwüren und bietet dem Patienten einen angenehmen Moment. Sie ist auch ein besonderer Moment, in dem die Pflegekraft den allgemeinen Zustand des Patienten beobachten, Anzeichen einer Verschlechterung erkennen und auf menschliche und einfühlsame Weise interagieren kann.

Wenn für den Patienten besondere Vorsichtsmaßnahmen gelten, muss diese Aufgabe mit erhöhter Wachsamkeit durchgeführt werden, um die Protokolle zur Infektionsprävention einzuhalten und gleichzeitig eine positive Erfahrung für den Patienten zu gewährleisten.

Vorbereitung: Einhaltung spezifischer Vorsichtsmaßnahmen

Vor dem Betreten des Zimmers eines Patienten, für den besondere Vorsichtsmaßnahmen gelten, ist es entscheidend, dass die Pflegekraft die **Ankleideprotokolle** genauestens befolgt. Das Tragen der **persönlichen Schutzausrüstung (PSA)** ist zwingend erforderlich, um jegliches Ansteckungsrisiko sowohl für die Pflegekraft als auch für andere Patienten zu vermeiden. Je nach Art der Vorsichtsmaßnahmen (Kontakt-, Tröpfchen- oder Luftschutz) kann die Ausrüstung Folgendes umfassen:

- **Kontaktvorkehrungen**: Handschuhe und Kittel sind vorgeschrieben, um den direkten Kontakt mit potenziell kontaminierten Oberflächen oder Körperflüssigkeiten zu vermeiden.
- **Vorsichtsmaßnahmen** für **Tröpfcheninfektion**: Handschuhe, Kittel und chirurgische Maske zum Schutz vor Spritzern von Atemwegssekreten, wenn der Patient hustet oder spricht.
- **Luftschutzmaßnahmen**: Handschuhe, Kittel und FFP2- (oder FFP3-) Maske, um das Einatmen von feinen, in der Luft schwebenden Partikeln zu verhindern, z. B. bei einem Tuberkulosepatienten.

Ebenso wichtig ist die Vorbereitung des Materials für die Körperpflege. Die Pflegekraft sollte die Bedürfnisse des Patienten antizipieren und alle benötigten Materialien im Voraus bereitstellen, um das Hin- und Herlaufen zwischen den sauberen Bereichen und dem Zimmer zu minimieren. Zu diesen Materialien gehören:

- Einweghandschuhe, die regelmäßig gewechselt werden müssen.
- Toilettenartikel (Gels, antiseptische Seifen), die auf die Bedürfnisse des Patienten abgestimmt sind.

- Handtücher und Wischtücher für den einmaligen Gebrauch.
- Bettpfannen oder Einweghandschuhe bei der Körperpflege im Bett.

Durchführung der Körperpflege: Komfort und Sicherheit gewährleisten

Bei der Körperpflege ist die Einhaltung der Barrieregesten und Vorsichtsmaßnahmen von entscheidender Bedeutung, sie muss jedoch mit einem wohlwollenden und aufmerksamen Ansatz gekoppelt werden, damit sich der Patient nicht entmenschlicht fühlt. Es ist wichtig, daran zu erinnern, dass der Patient auch unter besonderen Vorsichtsmaßnahmen seine Würde behält und die Körperpflege mit der gleichen Sorgfalt und dem gleichen Respekt durchgeführt werden muss wie in anderen Kontexten.

Wenn der Patient ins Badezimmer gehen kann, sollte die Pflegekraft ihn begleiten und darauf achten, dass er ggf. eine **Maske** trägt (im Rahmen der Tröpfchen- oder Luftschutzvorkehrungen). Die Pflegekraft sollte den direkten Kontakt mit den Oberflächen des Zimmers oder des Badezimmers einschränken und die Verwendung von Einwegmaterial bevorzugen. Nach dem Gebrauch sollte die Ausrüstung sofort in spezielle Behälter **für infektiöse Abfälle (DASRI)** entsorgt werden.

Bei bettlägerigen Patienten erfordert die **Körperpflege im Bett** eine methodische Organisation. Die Pflege beginnt in der Regel mit dem Gesicht, den Händen und dem Oberkörper und arbeitet sich allmählich zum Unterkörper hinunter. Jeder Körperteil sollte separat mit Waschhandschuhen oder Einwegtüchern gewaschen werden. Die Pflegekraft sollte darauf achten, die Intimsphäre des Patienten zu wahren, indem sie ihn so weit wie möglich bedeckt und schrittweise vorgeht. Die verwendeten Materialien sollten nach Gebrauch sofort entsorgt werden, und die während des

Toilettengangs berührten Flächen oder Gegenstände sollten nach Abschluss des Vorgangs desinfiziert werden.

Nach dem Toilettengang: Desinfektion und Abfallentsorgung

Nach dem Toilettengang sollte sich die Pflegekraft auf die Flächendesinfektion und die Abfallentsorgung konzentrieren, da dies wichtige Schritte sind, um die Übertragung von Infektionen zu verhindern.

Alle nicht wiederverwendbaren Materialien (wie Handschuhe, Wischtücher, Einwegtücher) sollten **in** Behältern-DASRI **entsorgt** werden, wobei darauf zu achten ist, dass die Außenseite der Beutel oder Mülleimer nicht berührt wird, um eine Kreuzkontamination zu vermeiden. Kontaktflächen wie Bettgeländer, Türklinken oder Badezimmeroberflächen sollten mit geeigneten Mitteln desinfiziert werden, die häufig auf Desinfektionslösungen oder Chlor basieren. Wenn wiederverwendbare Gegenstände verwendet wurden (Bettpfanne, Waschschüssel usw.), müssen diese sterilisiert oder unter Einhaltung der geltenden Protokolle gereinigt werden.

Schließlich, wenn die Pflege beendet und das Material entsorgt ist, **entkleidet sich** die Pflegekraft in einer Schleuse oder am Ausgang des Zimmers selbst. Dabei hält sie sich streng an die Schritte, um die Schutzausrüstung abzulegen, ohne potenziell kontaminierte Bereiche zu berühren. Vor dem Verlassen des Pflegebereichs ist eine Händedesinfektion durch hydroalkoholische Einreibung oder Waschen mit Seife unerlässlich.

Patientenbegleitung: ein empathischer Ansatz

Abgesehen von den technischen Aspekten ist die Unterstützung bei der Körperpflege ein besonderer Moment, um ein Vertrauensverhältnis zum Patienten aufzubauen, der sich verletzlich fühlen kann, insbesondere wenn er aus infektiösen Gründen isoliert ist. Die Pflegekraft muss darauf achten, die **Würde** und **die Intimsphäre** des Patienten zu respektieren, indem sie jeden Handgriff erklärt, dafür sorgt, dass der Patient sich wohlfühlt und auf seine besonderen Bedürfnisse eingeht.

Ein Patient, der besonderen Vorsichtsmaßnahmen unterzogen wird, kann sich frustriert, einsam oder ängstlich fühlen. Die Pflegekraft muss unter Beachtung der Sicherheitsprotokolle in der Lage sein, den Patienten zu beruhigen, ihm die Bedeutung dieser Vorsichtsmaßnahmen zu erklären und moralische Unterstützung zu bieten. Der Dialog, selbst während eines Toilettengangs, ist von entscheidender Bedeutung, damit sich der Patient trotz der Einschränkungen durch die Vorsichtsmaßnahmen menschlich und persönlich betreut fühlt.

        ◦   Ernährung und Flüssigkeitszufuhr: Hilfe bei der Nahrungsaufnahme unter hygienischen Vorsichtsmaßnahmen

Die Unterstützung bei der Ernährung von Patienten in **Krankenhäusern**, insbesondere im Zusammenhang mit **Hygienevorkehrungen**, ist von entscheidender Bedeutung. **Ernährung** und Flüssigkeitszufuhr sind wesentliche Bestandteile der medizinischen Versorgung, die direkt am Heilungsprozess und an der Verbesserung des Allgemeinzustands des Patienten beteiligt sind. Bei Patienten, die an Infektionskrankheiten leiden oder besonderen Vorsichtsmaßnahmen unterliegen (wie **Kontakt-**, **Tröpfchen-** oder **Luftschutzvorkehrungen**), erfordert diese Unterstützung besondere Wachsamkeit, um nicht nur die Ernährungssicherheit, sondern auch die Infektionsprävention zu gewährleisten. Die Pflegekraft spielt bei dieser Betreuung eine grundlegende Rolle, indem sie auf die Einhaltung der Hygieneprotokolle achtet und gleichzeitig eine wohlwollende und auf die Bedürfnisse des Patienten ausgerichtete Umgebung aufrechterhält.

Bedeutung von Ernährung und Flüssigkeitszufuhr in Krankenhäusern

Für einen Patienten, der ins Krankenhaus eingeliefert wird, sind Ernährung und Flüssigkeitszufuhr Schlüsselelemente für seine Genesung. Eine angemessene Ernährung hilft, die Immunabwehr zu stärken, eine angemessene Muskelmasse zu erhalten, Komplikationen vorzubeugen und den Komfort und das allgemeine Wohlbefinden des Patienten zu verbessern. Ebenso wichtig ist die Flüssigkeitszufuhr, um die ordnungsgemäße Funktion der Organe zu unterstützen, die Körpertemperatur zu regulieren und einer Dehydrierung vorzubeugen. Dieses Risiko ist besonders hoch bei bettlägerigen Patienten oder Patienten mit Infektionskrankheiten, bei denen es durch Fieber oder übermäßiges Schwitzen zu Wasserverlusten kommt.

In einem Kontext spezifischer Vorsichtsmaßnahmen, in dem das Risiko der Übertragung von Krankheitserregern hoch ist, muss die Hilfe bei der Nahrungsaufnahme jedoch unter **strengen Hygienemaßnahmen** erfolgen, um eine Kontamination sowohl des Patienten als auch des Pflegepersonals zu vermeiden.

Hygienevorkehrungen vor der Hilfe bei der Nahrungsaufnahme

Bevor die Pflegekraft mit der Unterstützung bei der Nahrungsaufnahme eines Patienten beginnt, für den Hygienevorkehrungen gelten, muss sie mehrere Schritte einhalten, um sich selbst und den Patienten zu schützen. Zu diesen Schritten gehören:

- **Anziehen mit persönlicher Schutzausrüstung (PSA)**: Je nach den anzuwendenden Vorsichtsmaßnahmen muss die Pflegekraft **Handschuhe**, einen **Kittel** und je nach Art der Infektionsübertragung (Tröpfcheninfektion oder Luftweg) einen **Mundschutz** oder eine **FFP2-Maske** tragen. Diese Schutzkleidung ist unerlässlich, um den direkten Kontakt mit den Sekreten des Patienten oder mit kontaminierten Oberflächen zu vermeiden und gleichzeitig einen sicheren Umgang mit Lebensmitteln und Utensilien zu gewährleisten.

- **Händewaschen**: Auch wenn Sie Handschuhe tragen, ist es von größter Wichtigkeit, dass Sie sich vor der Zubereitung oder Handhabung von Lebensmitteln gründlich die Hände waschen. Das Händewaschen ist der erste Schutz gegen die Übertragung von Mikroorganismen.
- **Vorbereitung des Materials**: Alle Utensilien (Tabletts, Besteck, Becher) müssen absolut sauber sein und möglichst **nur einmal verwendet werden**, um das Risiko einer Kreuzkontamination zu minimieren.

Es ist auch wichtig, darauf zu achten, dass die Speisen mit der richtigen Temperatur und unter optimalen hygienischen Bedingungen serviert werden. Essenstabletts sollten vorsichtig gehandhabt werden, wobei darauf zu achten ist, dass das Essen nicht durch Berühren der Ränder oder Deckel verunreinigt wird.

Hilfe bei der Nahrungsaufnahme: Beibehaltung der besonderen Vorsichtsmaßnahmen

Während der Fütterung muss die Pflegekraft die spezifischen Vorsichtsmaßnahmen beachten, die mit dem Übertragungsweg der Infektion, an der der Patient leidet, verbunden sind:

- **Kontaktvorkehrungen**: Bei einem Patienten mit einer Infektion, die durch direkten oder indirekten Kontakt übertragen werden kann (wie Infektionen mit **Clostridium difficile** oder resistenten Bakterien wie **MRSA**), muss die Pflegekraft während der gesamten Mahlzeit **Handschuhe** und einen **Kittel** tragen. Nach der Hilfe für den Patienten sollten die benutzten Utensilien in speziellen Beuteln oder Behältern entsorgt und die berührten Flächen sofort desinfiziert werden.

- **Vorsichtsmaßnahmen** bei Tröpfcheninfektion: Bei einer Infektion, die durch Atemwegssekrete übertragen wird (wie Grippe oder bestimmte Meningitisarten), sollte die Pflegekraft eine **chirurgische Maske** tragen, um das Einatmen von Tröpfchen, die vom Patienten abgegeben werden, zu vermeiden. Der Patient seinerseits kann dazu angehalten werden, eine Maske zu tragen, wenn er nicht gerade isst, insbesondere wenn sich andere Personen im Raum befinden.

- **Vorsichtsmaßnahmen** für die Luft: Bei Infektionen über die Luft (wie Tuberkulose) ist das Tragen einer **FFP2-Maske** zwingend erforderlich, um die Pflegekraft vor Partikeln in der Luft zu schützen. Auch hier muss besonders auf die Handhabung von Gegenständen und die Belüftung des Zimmers geachtet werden, um ein Verbleiben der Krankheitserreger in der Atmosphäre zu verhindern.

Während der Nahrungsaufnahme sollte die Pflegekraft auf die Bedürfnisse des Patienten achten und gleichzeitig unnötige Eingriffe, die das Kontaminationsrisiko erhöhen könnten, auf ein Minimum reduzieren. Es ist wichtig, dem Patienten **psychologischen Komfort** zu bieten, indem man ihm die durchgeführten Maßnahmen erklärt und ihn beruhigt, insbesondere wenn die Verwendung von PSA eine zusätzliche physische Barriere in der Interaktion schafft.

Hydratation und Überwachung

Die Flüssigkeitszufuhr ist ein wesentlicher Bestandteil der Pflege, insbesondere bei Patienten mit Fieber, Durchfall oder Erbrechen - alles Symptome, die bei Infektionskrankheiten häufig auftreten. Die Pflegekraft sollte den Hydratationszustand des Patienten genau überwachen und sicherstellen, dass er ausreichend Wasser oder andere für seinen Zustand geeignete Flüssigkeiten (Brühe, orale Rehydratationslösungen) zu sich nimmt.

Wenn der Patient Schwierigkeiten hat, selbstständig Flüssigkeit zu sich zu nehmen, sollte die Pflegekraft ihm vorsichtig beim

Trinken helfen und dabei **Einwegbecher** oder **Einwegstrohhalme** verwenden, um den Kontakt mit Gegenständen zu minimieren. Wenn eine **Sondenernährung** erforderlich ist, sollte die Pflegekraft beim Umgang mit der **Sonde** auf verstärkte Hygienemaßnahmen achten, um eine Kontamination zu vermeiden.

Abfallentsorgung und Desinfektion nach dem Essen

Nach dem Essen sind die Abfallentsorgung und die Flächendesinfektion entscheidende Schritte, um eine sekundäre Übertragung zu verhindern. Besteck, Becher und andere Utensilien sollten unter Einhaltung der Protokolle **für** die Entsorgung von **infektiösem Abfall (DASRI)** entsorgt oder in die Sterilisationsabteilung gebracht werden.

Oberflächen, die während des Essens häufig von Patienten oder Personal berührt werden, wie Nachttische, Stühle oder Armlehnen, müssen mit geeigneten Mitteln (häufig auf der Basis von Chlor oder anderen Krankenhausdesinfektionsmitteln) desinfiziert werden, um das Risiko einer Restkontamination auszuschließen. Dieser Prozess stellt sicher, dass die zur Nahrungsaufnahme genutzten Bereiche für die nächste Pflege oder Mahlzeit sicher bleiben.

Schließlich muss die Pflegekraft nach dem Verlassen des Zimmers die persönliche Schutzausrüstung **rigoros ausziehen** und dabei ein strenges Protokoll befolgen, um jeglichen Kontakt mit potenziell kontaminierten Bereichen zu vermeiden. Nach dem Ablegen der PSA ist ein **Händewaschen** oder eine **Desinfektion durch hydroalkoholische Einreibung** obligatorisch.

Einfühlsame Begleitung des Patienten

Die Unterstützung bei der Nahrungsaufnahme muss selbst in einem Kontext besonderer Vorsichtsmaßnahmen immer eine **menschliche Dimension** beinhalten. Der Patient, der aus medizinischen Gründen oft isoliert ist, kann sich angesichts der verschärften Schutzmaßnahmen, wie dem Tragen von Handschuhen, Kitteln und Masken durch das Pflegepersonal, ängstlich oder verwirrt fühlen. Daher ist es wichtig, dass die Pflegekraft auf die Gefühle und Bedürfnisse des Patienten eingeht, indem sie die durchgeführten Maßnahmen erklärt und Fragen des Patienten beantwortet, um ihn zu beruhigen.

Die Pflegekraft sollte auch darauf achten, die Ernährungsvorlieben des Patienten nach Möglichkeit zu respektieren und die Mahlzeit an seine Fähigkeiten anzupassen (z. B. indem sie leichter zu schluckende Speisen anbietet oder die Nahrung in kleine Stücke schneidet, um Schluckbeschwerden zu vermeiden). Jedes Detail ist wichtig, damit das Erlebnis der Mahlzeit nicht nur sicher, sondern auch angenehm und vorteilhaft für den Patienten ist.

- **Umgang mit infektiösen Symptomen**
  - Beobachtung und Weitergabe von Anzeichen einer Sepsis, Fieber, Schmerzen

Die Beobachtung und Weitergabe von Anzeichen einer **Sepsis** sowie die Überwachung von **Fieber** und **Schmerzen** sind wesentliche Bestandteile der Rolle des Pflegehelfers im Krankenhaus, insbesondere in Abteilungen für Infektionskrankheiten. Sepsis oder Blutvergiftung ist eine überschießende Immunreaktion des Körpers auf eine Infektion, die zu Organversagen und in den schwersten Fällen zum Tod führen kann. Fieber und Schmerzen sind häufige Symptome bei vielen Infektionen, können aber auch Vorboten einer Sepsis sein. Eine aufmerksame Beobachtung und eine sorgfältige

Informationsweitergabe an das Pflegepersonal und die Ärzte sind unerlässlich, um eine schnelle und wirksame Behandlung des Patienten zu gewährleisten.

Erkennen Sie die Anzeichen einer Sepsis

Eine Sepsis ist ein medizinischer Notfall, der sich schnell entwickeln kann. Sie tritt auf, wenn die ursprüngliche Infektion - sei es durch Bakterien, Viren oder Pilze - eine systemische Entzündungsreaktion auslöst, die die Regulierungsmöglichkeiten des Körpers übersteigt. Die Pflegekraft spielt bei der Erkennung der ersten Anzeichen einer Sepsis eine herausragende Rolle, da sie im Alltag häufig am meisten mit dem Patienten in Kontakt kommt. Zu den Anzeichen und Symptomen einer Sepsis, auf die der Pflegehelfer sorgfältig achten sollte, gehören :

- **Hohes Fieber** (oft über 38,5°C) oder im Gegenteil eine **Hypothermie** (Körpertemperatur unter 36°C), die eine Fehlfunktion der Wärmeregulation des Körpers signalisiert.
- **Hohe Herzfrequenz** (Tachykardie), oft mehr als 90 Schläge pro Minute.
- **Beschleunigte Atemfrequenz** (Tachypnoe), wobei die Atmung manchmal schwierig oder mühsam ist und 20 Atemzüge pro Minute überschreitet.
- **Hypotonie** (niedriger Blutdruck), die ein Anzeichen für einen drohenden septischen Schock sein kann.
- **Veränderungen des mentalen Zustands**, wie Verwirrung, Desorientierung oder übermäßige Schläfrigkeit. Diese neurologischen Anzeichen können auf eine mangelnde Sauerstoffversorgung des Gehirns hindeuten, ein alarmierendes Zeichen für Multiorganversagen.
- **Kalte, feuchte, marmorierte Haut** oder **Haut** mit Zyanose (bläuliche Verfärbung der Lippen, Fingerspitzen), die oft mit einer schlechten Blutversorgung zusammenhängt.

- Diffuse **Muskel- oder Bauchschmerzen**, die mit einer systemischen Entzündung einhergehen können.

Die Beobachtung der Pflegekraft richtet sich auch auf subtilere Anzeichen, wie eine **plötzliche Veränderung im Verhalten** des Patienten, unerklärliche Unruhe oder ein allgemeines Unwohlsein, die den offensichtlicheren Symptomen einer Sepsis vorausgehen können.

Überwachung des Fiebers

Fieber ist eines der häufigsten Anzeichen für eine Infektion, kann aber in manchen Fällen auch auf die Verschlimmerung einer Infektion oder das Fortschreiten zu einer Sepsis hinweisen. Die Pflegekraft sollte daher die Körpertemperatur des Patienten ständig überwachen und auf Veränderungen achten. Mäßiges Fieber kann bei einer Infektion normal sein, hohes oder schwankendes Fieber (mit häufigen Spitzen) kann jedoch ein Zeichen dafür sein, dass die Infektion durch die verabreichte Behandlung nicht unter Kontrolle gebracht wird oder dass der Patient in eine septische Phase eintritt.

Die regelmäßige Messung der Temperatur ist unerlässlich, um die Entwicklung des Zustands des Patienten zu verfolgen. Die Pflegekraft sollte die Temperaturmesswerte dokumentieren und Fieber über 38,5 °C oder eine schnelle Temperaturänderung sofort an das Pflegepersonal oder den Arzt weiterleiten. Ebenso sollte auch ein plötzliches Absinken der Körpertemperatur (Hypothermie) gemeldet werden, da dies ein Anzeichen für eine schwere Sepsis sein kann.

Neben der Temperatur achtet die Pflegekraft auch auf andere mit Fieber verbundene Anzeichen wie **Schüttelfrost, übermäßiges Schwitzen** oder **Zittern**, die auf eine nicht unter Kontrolle gebrachte Infektion hinweisen können.

Umgang mit Schmerzen

Schmerzen sind ein häufiges Symptom bei infizierten Patienten und können viele Ursachen haben: eine lokale Infektion, eine systemische Entzündung oder durch die Sepsis verursachte Organschäden. Für die Pflegekraft ist es entscheidend, das **Schmerzniveau** des Patienten regelmäßig zu beurteilen und starke, anhaltende oder ungewöhnliche Schmerzen zu melden.

Schmerzen können sich bei verschiedenen Patienten und Infektionen auf unterschiedliche Weise äußern:

- **Bauchschmerzen**: Diese können auf eine Peritonitis, einen Bauchabszess oder eine Infektion der inneren Organe hinweisen.
- **Muskel- oder Gelenkschmerzen**: Sie treten häufig bei generalisierten Infektionen auf und sind auch ein häufiges Anzeichen für eine Sepsis.
- **Kopfschmerzen (Headache)**: Sie können auf eine Meningitis oder eine schwere Infektion des zentralen Nervensystems hindeuten.
- **Brustschmerzen**: Sie können auf eine Lungeninfektion hinweisen, z. B. eine Lungenentzündung, oder auf Komplikationen durch Herzversagen bei einer Sepsis.

Die Schmerzbewertung beruht auf Instrumenten der Schmerzskala (von 0 bis 10) oder auf nonverbalen Zeichen bei Patienten, die sich nicht klar ausdrücken können (Stöhnen, Grimassen schneiden, Unruhe). Diese Informationen sind entscheidend, um die Behandlung des Patienten anzupassen und eine schnelle Verabreichung der geeigneten analgetischen oder antibiotischen Behandlung zu ermöglichen.

Übermittlung von Informationen

Die Rolle der Pflegekraft beschränkt sich nicht nur auf die Beobachtung, sondern ist auch entscheidend für die **schnelle** und genaue **Übermittlung** der beobachteten Anzeichen an das Pflege- und Ärzteteam. Diese Übermittlung erfolgt nach strengen

Protokollen und unter Verwendung der in der Gesundheitseinrichtung eingerichteten Kommunikations- und Dokumentationsmittel (Krankenakte, mündliche oder schriftliche Berichte).

Eine effektive Informationsvermittlung muss bestimmte Elemente umfassen:

- Vitalparameter (Temperatur, Blutdruck, Herz- und Atemfrequenz).
- Veränderungen des Verhaltens oder des mentalen Zustands des Patienten.
- Ort, Intensität und Dauer der vom Patienten angegebenen Schmerzen.
- Alle Begleitsymptome wie Schüttelfrost, Blässe, Zyanose oder Atembeschwerden.

Die **genaue** und **schnelle** Übermittlung von Informationen ist entscheidend, um eine schnelle Behandlung des Patienten zu ermöglichen. Bei Verdacht auf eine Sepsis zählt jede Minute, und eine schnelle Reaktion kann Leben retten.

Mit dem medizinischen Team zusammenarbeiten

Wenn Anzeichen einer Sepsis, anhaltendes Fieber oder abnormale Schmerzen beobachtet werden, muss die Pflegekraft diese nicht nur melden, sondern auch bei der Begleitung des Patienten und der Koordinierung der Pflege **proaktiv** bleiben. Dies bedeutet, dass sie den Zustand des Patienten auch nach der Weitergabe der Informationen kontinuierlich überwachen und das medizinische Team bei den Folgemaßnahmen unterstützen muss.

Bei einer bestätigten Sepsis kann der Pflegehelfer an der Verabreichung von **Antibiotika**, der Überwachung der **Infusionen** von **Flüssigkeiten** (zur Aufrechterhaltung einer angemessenen Hydratation) und der Unterstützung bei der Behandlung auf der Intensivstation beteiligt sein, wenn der Patient in einen septischen Schock gerät.

◦ Versorgung von infektiösen Wunden und Hautläsionen (Abszesse, Dekubitus)

Die Pflege von **Wunden** und **infektiösen Hautverletzungen** wie **Abszessen** und **Druckgeschwüren** ist eine entscheidende Aufgabe in Krankenhäusern, insbesondere in Abteilungen für Infektionskrankheiten. Diese oft zerbrechlichen und empfindlichen Läsionen erfordern eine rigorose Pflege, um eine Verschlimmerung der Infektion zu verhindern, die Wundheilung zu fördern und das Wohlbefinden des Patienten zu gewährleisten. Die Pflegekraft spielt in diesem Prozess eine wesentliche Rolle, indem sie technische Pflegemaßnahmen anwendet und gleichzeitig eine menschliche und aufmerksame Begleitung gewährleistet. Abszesse, bei denen es sich um Eiteransammlungen handelt, und Druckgeschwüre, die durch anhaltenden Druck auf bestimmte Körperbereiche entstehen, sind zwei häufige Beispiele für Verletzungen, die eine spezialisierte Pflege erfordern, um infektiöse Komplikationen zu vermeiden.

Der ganzheitliche Ansatz zur Versorgung von infektiösen Wunden

Die Pflege von infektiösen Wunden beruht auf mehreren Grundprinzipien: Kontrolle der Infektion, gründliche Reinigung der Wunde, Auswahl geeigneter Verbände und regelmäßige Überwachung der Wundheilungsentwicklung. Bei jeder Art von Wunde, sei es ein Abszess oder ein Dekubitus, besteht das Ziel darin, das Bakterienwachstum zu kontrollieren, eine für die Wundheilung günstige Umgebung zu schaffen und die Schmerzen und das Unbehagen des Patienten so gering wie möglich zu halten.

Die Pflege wird nach strengen Protokollen durchgeführt, die situationsspezifische Hygienevorkehrungen berücksichtigen, um die Verbreitung von Krankheitserregern zu verhindern und eine sichere Pflege zu gewährleisten.

Hygienische Vorsichtsmaßnahmen vor der Pflege

Vor der Versorgung von Wunden oder Hautverletzungen muss eine Reihe von strengen Hygienemaßnahmen eingehalten werden, um eine Kreuzkontamination oder eine Verschlimmerung der Infektion zu verhindern :

*   **Händewaschen**: Es ist sehr wichtig, dass Sie sich vor und nach jeder Behandlung die Hände gründlich mit Seife oder einer hydroalkoholischen Lösung waschen, auch wenn Handschuhe getragen werden.
*   **Tragen steriler Handschuhe**: Die Wundversorgung sollte immer mit sterilen Handschuhen durchgeführt werden, um den direkten Kontakt mit der Haut des Patienten zu vermeiden und zu verhindern, dass neue Bakterien in die Wunde gelangen.
*   **Tragen von Maske und Kittel**: Bei einer infizierten Wunde kann das Tragen einer Maske und eines Kittels erforderlich sein, insbesondere wenn die Behandlung in einer Abteilung für Infektionskrankheiten stattfindet, in der besondere Vorsichtsmaßnahmen erforderlich sind (wie bei einem Patienten, der Träger von multiresistenten Infektionen ist).

Wenn Sie diese Vorsichtsmaßnahmen beachtet haben, kann die Wundversorgung beginnen.

Pflege von Abszessen

Abszesse sind örtlich begrenzte Infektionen, bei denen sich Eiter in einem Hohlraum ansammelt, der durch eine Entzündungsreaktion entstanden ist. Sie bilden sich häufig als Folge einer bakteriellen Infektion, bei der das umliegende Gewebe zerstört wird. Abszesse können an verschiedenen Stellen des Körpers auftreten und ihre Behandlung umfasst das Ablassen des Eiters und die Desinfektion des Bereichs, um eine Heilung zu ermöglichen.

- **Reinigung und Drainage**: In manchen Fällen muss ein Abszess von einer medizinischen Fachkraft aufgeschnitten werden, damit der Eiter abfließen kann. Nach der Drainage ist die Pflegekraft häufig für die Reinigung und Desinfektion der Wunde mit antiseptischen Lösungen (wie Chlorhexidin oder Lösungen auf Chlorbasis) zuständig. Dabei ist darauf zu achten, dass der gesamte Bereich gründlich gereinigt wird, um eine erneute Infektion zu vermeiden.

- **Verband**: Nachdem die Wunde gereinigt wurde, legt die Pflegekraft einen **saugfähigen** Verband oder einen Verband mit fettigem Tüll an, um die Wunde vor dem Austrocknen zu schützen. Diese Art von Verband schützt die Wunde, während er Exsudat absorbiert und die Wundheilung fördert.

- **Wundüberwachung**: Die **Überwachung der** Wunde ist von entscheidender Bedeutung. Die Pflegekraft sollte auf Anzeichen einer Reinfektion achten, wie z. B. Rötung, verstärkte Schmerzen, Fieber oder anhaltenden Eiteraustritt. Alle Auffälligkeiten sollten umgehend der Pflegekraft oder dem Arzt gemeldet werden.

Pflege von Druckgeschwüren

Dekubitus oder Druckgeschwüre sind Hautverletzungen, die entstehen, wenn die Haut und das darunter liegende Gewebe über einen längeren Zeitraum zwischen einem Knochen und einer Oberfläche zusammengedrückt werden, was zu einer Unterbrechung der Blutzirkulation und zum Absterben des Gewebes führt. Sie treten häufig bei bettlägerigen oder in ihrer Mobilität eingeschränkten Patienten auf, vor allem in Bereichen wie den Fersen, Hüften oder dem Kreuzbein. Im Falle einer Infektion erfordern Druckgeschwüre besondere Aufmerksamkeit, um schwere Komplikationen wie eine Sepsis zu vermeiden.

- **Wundreinigung**: Die Pflegekraft beginnt damit, den Dekubitus mit sterilen Lösungen wie Kochsalzlösung oder milden Antiseptika zu reinigen, wobei sie darauf achtet, dass sie das bereits geschädigte Gewebe nicht traumatisiert. Bei der Reinigung werden Trümmer, nekrotisches Gewebe und Exsudat entfernt, die Infektionserreger enthalten können.

- **Débridement**: In manchen Fällen ist ein **Debridement** erforderlich, um nekrotisches Gewebe zu entfernen, das die Wundheilung behindert. Dieses Verfahren wird in der Regel von einer qualifizierten medizinischen Fachkraft durchgeführt, aber die Pflegekraft spielt eine wichtige Rolle bei der Vorbereitung der Wunde und der Pflege nach dem Debridement.

- **Geeigneter** Verband: Infizierte Druckgeschwüre erfordern das Anlegen **spezieller Verbände** wie -Hydrokolloid, Hydrogel- oder Schaumstoffverbände, die die feuchte Wundheilung fördern und gleichzeitig die Infektion unter Kontrolle halten. Einige Pflaster enthalten antimikrobielle Wirkstoffe wie Silber, die dabei helfen, die Bakterien in der Wunde zu bekämpfen.

- **Dekubitusprophylaxe**: Neben der Pflege bestehender Dekubitus sollte die Pflegekraft auch eine Rolle bei der **Dekubitusprophylaxe** bei Risikopatienten spielen. Dazu gehört die **regelmäßige** Umlagerung bettlägeriger Patienten (alle 2 bis 4 Stunden), die Verwendung von Anti-Dekubitus-Matratzen oder -Kissen und die ständige Überwachung des Hautzustands auf erste Anzeichen eines Dekubitus (anhaltende Rötungen, harte oder empfindliche Stellen).

Schmerzmanagement und Patientenbegleitung

Patienten mit Abszessen oder Dekubitus leiden häufig unter Schmerzen, insbesondere wenn die Läsionen infiziert sind. Die

Pflegekraft sollte bei der Pflege auf die **Schmerzbehandlung** achten und sicherstellen, dass der Patient vor schmerzhaften Eingriffen ggf. eine schmerzlindernde Medikation erhalten hat, sowie sanfte und respektvolle Gesten anwenden.

Darüber hinaus ist es wichtig, dem Patienten **psychologische Unterstützung** zu bieten, da er sich angesichts einer infizierten Wunde verletzlich und ängstlich fühlen kann. Die Pflegekraft sollte dem Patienten zuhören, jeden Handgriff verständlich erklären und den Verlauf der Pflege beruhigen. Dieser menschliche Kontakt ist wichtig, um die Moral des Patienten aufrechtzuerhalten und seine Kooperation bei der Pflege, die oft langwierig und repetitiv ist, zu fördern.

Übermittlung von Informationen

Die Weitergabe von Informationen ist ein entscheidender Aspekt der Pflege von infektiösen Wunden. Die Pflegekraft muss den Verlauf der Wunde und die durchgeführte Pflege genau dokumentieren und alle Veränderungen melden, sei es die Größe der Wunde, das Aussehen des umgebenden Gewebes oder die Zunahme von Exsudat. Diese Beobachtungen werden an das Pflege- und Ärzteteam weitergeleitet, um die Versorgung des Patienten anzupassen, sei es, um Verbände anzupassen, die Antibiotikabehandlung zu ändern oder andere medizinische Eingriffe vorzunehmen.

- **Überwachung und Verwaltung von Infusionen und medizinischen Geräten**
  - Halten von Kathetern und Harnkathetern

Die **Pflege von Harnkathetern** und -kathetern ist ein wesentlicher Bestandteil der Krankenpflege, insbesondere in Abteilungen für Infektionskrankheiten und Langzeitpflege. Diese Medizinprodukte sind zwar für die Behandlung bestimmter medizinischer Zustände notwendig, bergen jedoch ein erhöhtes

Infektionsrisiko, insbesondere für nosokomiale **Infektionen**, wie **katheterassoziierte Harnwegsinfektionen** oder **Infektionen der Katheterstelle**. Die Pflegekraft spielt bei der Pflege und Überwachung dieser Geräte eine entscheidende Rolle, um Komplikationen vorzubeugen, eine wirksame Pflege zu gewährleisten und die Gesundheit des Patienten zu schützen. Die strikte Einhaltung von Hygieneregeln und Pflegeprotokollen ist unerlässlich, um Infektionen zu vermeiden und gleichzeitig den Komfort des Patienten zu gewährleisten.

Die Rolle von Kathetern und Harnkathetern

Venenkatheter und **Harnwegskatheter** werden in der Krankenhauspflege häufig verwendet, um spezifische Bedürfnisse zu erfüllen :

- Venenkatheter (periphere oder zentrale **Venenkatheter**) werden zur Verabreichung von Medikamenten, Flüssigkeiten oder Nährstoffen sowie zur Blutentnahme verwendet.
- Harnkatheter dienen zur Ableitung von Urin bei Patienten, die nicht spontan urinieren können, z. B. bei Harnverhalt, nach Operationen oder längerer Pflege auf der Intensivstation.

Obwohl diese Geräte in vielen Situationen unverzichtbar sind, stellen sie auch potenzielle Eintrittspforten für Mikroorganismen dar und begünstigen die Entstehung von Infektionen. Daher ist es wichtig, diese Geräte unter optimalen hygienischen Bedingungen zu halten und ihre Funktionstüchtigkeit regelmäßig zu überwachen.

Pflege von Venenkathetern

Die Pflege von **Venenkathetern**, egal ob peripher oder zentral, erfordert große Sorgfalt, um eine Infektion der Einstichstelle zu vermeiden, die zu einer **Bakteriämie** oder **Sepsis** führen kann.

- **Überwachung der** Einstichstelle: Die Pflegekraft sollte die Einstichstelle des Katheters täglich auf Anzeichen einer Infektion wie Rötung, Schmerzen, Schwellung oder eitrigen Ausfluss hin beobachten. Wenn solche Anzeichen auftreten, müssen sie unbedingt sofort dem Pflege- oder Ärzteteam gemeldet werden, um ein Fortschreiten der Infektion zu verhindern.

- **Strenge Hygiene bei der Handhabung**: Jede Handhabung des Katheters (wie die Verabreichung von Medikamenten oder die Überprüfung des Geräts) muss unter streng **aseptischen** Bedingungen erfolgen. Die Pflegekraft muss sich vor jedem Eingriff gründlich die Hände waschen und **sterile Handschuhe** tragen. Vor der Verwendung einer Infusionsleitung muss der Verschluss mit einer antiseptischen Lösung wie Alkohol oder Chlorhexidin desinfiziert werden.

- **Wechseln der Verbände** : Der Verband, der die Einstichstelle bedeckt, muss sauber und trocken gehalten werden. Er ist in der Regel durchsichtig, sodass die Haut regelmäßig beobachtet werden kann, ohne dass der Verband entfernt werden muss. Wenn der Verband gewechselt werden muss (bei Verschmutzung oder gemäß den Empfehlungen des Protokolls), muss die Pflegekraft auf eine sterile Technik achten, um das Eindringen von Mikroorganismen in den Katheter zu verhindern.

- Aufrechterhaltung **der Infusionsleitung**: Die Aufrechterhaltung des richtigen Flusses der Infusion ist entscheidend. Es ist wichtig, regelmäßig zu überprüfen, ob die infundierte Flüssigkeit richtig zirkuliert und ob der Schlauch keine Kinks (Verdrehungen) aufweist, die den Fluss behindern könnten. Außerdem muss sichergestellt werden, dass der Katheter gut befestigt ist, um unbeabsichtigte Bewegungen zu vermeiden, die den Katheter verschieben und zu Traumata an der Einstichstelle führen könnten.

Pflege von Harnkathetern

Harnwegskatheter, sowohl Dauerkatheter (Ballonkatheter) als auch intermittierende Katheter, stellen ein großes Risiko für **Harnwegsinfektionen** dar, wenn sie nicht richtig gepflegt werden. Katheterassoziierte Harnwegsinfektionen gehören zu den häufigsten nosokomialen Infektionen, da über das Gerät Bakterien in die Harnwege gelangen.

- **Hygiene des** Dammbereichs: Die Pflegekraft sollte auf eine **gründliche Hygiene** rund um die Harnöffnung und den Katheter achten. Dazu gehört auch die regelmäßige Reinigung des Dammbereichs mit Handschuhen und milden antiseptischen Lösungen, um eine bakterielle Besiedlung zu verhindern. Es wird empfohlen, mindestens einmal täglich und nach jedem **Stuhlgang** zu reinigen und dabei vom **Meatus urinarius nach außen vorzugehen**, um eine aufsteigende Kontamination zu vermeiden.

- **Überwachung von Infektionsanzeichen**: Wie bei Kathetern muss die Pflegekraft bei Patienten mit Harnwegskathetern auf Anzeichen einer Infektion achten. Dazu gehört die Beobachtung von Symptomen wie **Fieber**, **Unterleibsschmerzen** oder **Brennen beim Wasserlassen**. Auch die Qualität des Urins (Aussehen, Farbe, Vorhandensein von Sedimenten oder abnormaler Geruch) sollte regelmäßig beobachtet werden. Trüber oder übel riechender Urin kann auf eine Harnwegsinfektion hinweisen und sollte sofort gemeldet werden.

- **Platzierung und Drainage des Katheters**: Die richtige Platzierung des Harnkatheters ist entscheidend, um Komplikationen zu vermeiden. Der Sammelbeutel sollte immer **unterhalb des Blasenniveaus** gehalten werden, um eine Drainage durch die Schwerkraft zu ermöglichen und einen Rückfluss des Urins zu vermeiden, der das Infektionsrisiko erhöhen würde. Es ist auch wichtig, darauf zu achten, dass der Schlauch nicht geknickt oder gequetscht ist, was den Urinfluss behindern könnte. Der Auffangbeutel muss regelmäßig unter Beachtung der Hygienevorkehrungen entleert werden, um eine Stagnation des Urins zu vermeiden.

- **Katheterwechsel**: Je nach Empfehlung und Zustand des Patienten sollten Harnverweilkatheter in regelmäßigen Abständen gewechselt werden, bei Anzeichen einer Infektion oder Fehlfunktion auch häufiger. Der Katheterwechsel ist ein steriles Verfahren, das von einer geschulten Fachkraft durchgeführt wird, aber die Pflegekraft kann bei der Vorbereitung des Patienten und der benötigten Materialien eine Rolle spielen.

Überwachung und Vermeidung von Komplikationen

Sowohl bei Venenkathetern als auch bei Harnwegskathetern ist die **Überwachung von Komplikationen** von entscheidender Bedeutung für die Sicherheit des Patienten. Infektionen sind nicht die einzigen möglichen Komplikationen; es kann auch zu Verstopfungen, Verschiebungen oder Traumata an den Einstichstellen kommen.

Bei Venenkathetern ist es neben der Überwachung der Einstichstelle wichtig, darauf zu achten, dass der Katheter keine **Thrombophlebitis** (Entzündung einer Vene mit Gerinnselbildung) verursacht. Anzeichen wie Rötungen, Schmerzen entlang des Venenverlaufs oder lokale Ödeme sollten gemeldet werden.

Bei Harnkathetern können **Steine** oder **Gerinnsel** den Katheter verstopfen, was zu einem Harnverhalt führt. Die Pflegekraft sollte auf Anzeichen für einen gestoppten Harnfluss oder einen aufgeblähten Bauch achten, die darauf hindeuten, dass die Blase nicht richtig entleert wird.

Patientenbegleitung und Komfort

Das Tragen eines Katheters oder einer Harnsonde kann für den Patienten unangenehm oder sogar beängstigend sein. Die Pflegekraft spielt eine wichtige Rolle bei der **psychologischen Unterstützung** und dem **Komfort** des Patienten.

- **Erklärung der Pflege**: Es ist von entscheidender Bedeutung, dem Patienten jeden Handgriff zu erklären, der ausgeführt wird, sei es bei der Reinigung, der Handhabung oder der Überwachung des Geräts. Dadurch wird die Angst des Patienten verringert und er wird kooperativer.

- **Schmerzmanagement**: Wenn der Patient Unbehagen oder Schmerzen im Zusammenhang mit der Sonde oder dem Katheter verspürt, ist es wichtig, dies dem Pflegepersonal zu melden, damit eine angemessene Behandlung erfolgen kann.

- **Regelmäßige Nachjustierung**: Um Schmerzen und Irritationen zu vermeiden, sollte die Pflegekraft darauf achten, dass die Produkte richtig positioniert sind, dass die Schläuche nicht an der Einstichstelle ziehen und dass die Verbände für den Patienten angenehm zu tragen sind.

○ Verwaltung von Infusionspumpen und Überwachung der Parameter

Die **Verwaltung von Infusionspumpen** und die **Überwachung der** damit verbundenen **Parameter** sind wesentliche Aufgaben in der Krankenhauspflege, insbesondere in Abteilungen, in denen längere oder komplexe intravenöse (IV) Therapien verabreicht werden. Infusionspumpen, ob zur Verabreichung von Medikamenten, Flüssigkeiten, Elektrolyten oder Nährlösungen, ermöglichen eine genaue Kontrolle der Infusionsrate und sorgen für eine regelmäßige Behandlung. Die Pflegekraft spielt eine Schlüsselrolle bei der Begleitung dieses Prozesses, indem sie die ordnungsgemäße Funktion der Pumpen sicherstellt, die Vitalparameter des Patienten überwacht und dafür sorgt, dass die Infusion ohne Zwischenfälle abläuft. Die ständige Wachsamkeit und die Beherrschung der Verfahren sind entscheidend, um Komplikationen vorzubeugen und die therapeutische Versorgung des Patienten zu optimieren.

Funktion von Infusionspumpen

Infusionspumpen sind elektronische Geräte, mit denen Arzneimittel oder Lösungen kontinuierlich oder als Bolus mit einer vordefinierten Durchflussrate verabreicht werden können. Sie werden in vielen klinischen Kontexten eingesetzt, z. B. für Antibiotikabehandlungen, Rehydratation, Infusionen für parenterale Ernährung, Analgetika bei starken Schmerzen oder vasoaktive Wirkstoffe auf Intensivstationen.

Die Pumpen ermöglichen die Programmierung präziser, auf die Bedürfnisse des Patienten abgestimmter Flussraten und sind mit Sicherheitssystemen ausgestattet, um Fehldosierungen zu vermeiden. Sie können je nach Art und Dauer der Behandlung über **periphere Venenkatheter** oder **zentrale Venenkatheter** verwendet werden.

Die Rolle der Pflegekraft bei der Verwaltung von Infusionspumpen

Der Pflegehelfer programmiert zwar nicht direkt die Infusionspumpen, ist aber ein wichtiger Akteur in deren täglichem Management. Seine Rolle besteht darin, :

- **Überwachen Sie den ordnungsgemäßen Betrieb der Pumpe**: Dazu gehört die Überprüfung der auf der Pumpe angezeigten Parameter (Fördermenge, infundiertes Volumen, verbleibende Zeit) und dass keine Alarme auftreten, die auf eine Störung hinweisen (Okklusion, nicht erreichte Fördermenge, Luftblase, schwache Batterie usw.). Wenn ein Alarm ausgelöst wird, muss die Pflegekraft schnell reagieren, indem sie die Ursache des Problems identifiziert und es ggf. der Pflegekraft oder dem Arzt meldet.

- **Überprüfen Sie den Schlauch und die** Einstichstelle: Die Pflegekraft sollte regelmäßig überprüfen, ob der Infusionsschlauch geknickt oder verstopft ist und ob der Katheter verschoben wurde oder dem Patienten Schmerzen bereitet. Eine **gerötete, geschwollene oder schmerzhafte Einstichstelle** kann auf eine **Phlebitis** oder Infektion hinweisen und sollte sofort gemeldet werden.

- **Das Volumen des Infusionsbeutels überprüfen** : Die Pflegekraft sollte sicherstellen, dass der Infusionsbeutel noch genügend Flüssigkeit enthält, und der Pflegekraft melden, wenn der Beutel fast leer ist, um ihn zu ersetzen, bevor die Infusion gestoppt wird. Dadurch werden Unterbrechungen bei der Verabreichung der Behandlung vermieden, die schwerwiegende Folgen haben könnten, insbesondere bei der Infusion von lebenswichtigen Wirkstoffen wie Antibiotika oder Vasopressoren.

Überwachung der Vitalparameter

Die Überwachung der **Vitalparameter** ist entscheidend für die Beurteilung der Wirksamkeit und Verträglichkeit der mit der Infusionspumpe verabreichten Therapie. Die Pflegekraft, die in regelmäßigem Kontakt mit dem Patienten steht, sollte jede signifikante Veränderung der Parameter überwachen und melden, wie z. B. :

- Blutdruck: Ein abnormaler Abfall oder Anstieg des Blutdrucks kann auf eine Reaktion auf die infundierte Therapie hinweisen. Beispielsweise kann es bei der Verabreichung von vasoaktiven Medikamenten

129

erforderlich sein, den Blutdruck kontinuierlich zu überwachen, um die Infusion anzupassen.

- **Herzrhythmus**: **Tachykardie** (beschleunigter Herzschlag) oder **Bradykardie** (verlangsamter Herzschlag) können auf eine unerwünschte Wirkung von Medikamenten hinweisen, die über die Pumpe verabreicht werden. Beispielsweise kann eine Infusion von Schmerzmitteln (wie Morphin) den Herzrhythmus beeinflussen.

- **Atemfrequenz**: Als Reaktion auf bestimmte Medikamente (wie starke Schmerzmittel oder Beruhigungsmittel), die über die Pumpe verabreicht werden, kann **Atemnot** oder **eine verlangsamte Atmung** auftreten. Diese Parameter müssen sorgfältig überwacht werden, insbesondere bei gebrechlichen Patienten oder Patienten, die über einen längeren Zeitraum infundiert werden.

- **Temperatur**: **Fieber** kann auf eine lokale Infektion (wie eine Infektion an der Einstichstelle des Katheters) oder eine systemische Reaktion auf das verabreichte Medikament hinweisen.

Die aufmerksame Beobachtung dieser Parameter ermöglicht es, die Behandlung anzupassen oder bei Komplikationen schnell einzugreifen. Die Pflegekraft sollte jede Beobachtung dokumentieren und an das Pflegeteam weiterleiten, damit die Behandlung gegebenenfalls angepasst werden kann.

Reaktion auf Alarme und Verwaltung von Vorfällen

Infusionspumpen sind mit Alarmsystemen ausgestattet, die bei Fehlfunktionen ausgelöst werden. Die Pflegekraft muss in der Lage sein, die möglichen Ursachen für diese Alarme zu erkennen und schnell zu reagieren, um das Problem zu beheben.

Zu den **häufigen Ursachen für einen Alarm** gehören :

- **Verschluss**: Er kann durch einen Knick im Schlauch, eine Verstopfung durch ein Gerinnsel oder durch das Eindringen von Flüssigkeit aus der Vene (Paravasation) verursacht werden. Die Pflegekraft muss den Schlauch und die Einstichstelle überprüfen, um die Ursache zu erkennen und entsprechend einzugreifen oder den Pfleger zu alarmieren.

- **Luft im Schlauch**: Luft in der Infusionsleitung kann zu Gasembolien führen, einem potenziell schwerwiegenden Ereignis. Wenn aufgrund von Luft ein Alarm ausgelöst wird, sollte die Pflegekraft die Leitung überprüfen und ein schnelles Eingreifen anfordern, um die Luft aus dem Schlauch zu entfernen.

- **Leerer Beutel oder ungenügende Flussrate** : Wenn der Infusionsbeutel leer ist oder die Durchflussrate nicht erreicht wird, muss die Pflegekraft das Pflegepersonal benachrichtigen, um den Beutel zu ersetzen und die richtige Durchflussrate wiederherzustellen. Eine längere Unterbrechung kann die Wirksamkeit der Behandlung gefährden.

Aufrechterhaltung des Patientenkomforts

Neben dem technischen Management muss die Pflegekraft auch für **den Komfort des Patienten** sorgen. Längere Infusionen können Unbehagen oder Unwohlsein verursachen, insbesondere an der Einstichstelle des Katheters oder aufgrund der Positionierung des Schlauchs.

- **Auf richtige Befestigung achten**: Der Katheter und der Schlauch müssen richtig befestigt sein, um zu verhindern, dass sie an der Haut ziehen oder sich verlagern. Gut sitzende, aber nicht festsitzende Fixierungen verhindern Irritationen und versehentliche Verschiebungen.

- **Die Position des Patienten regelmäßig neu einstellen** : Patienten, die für längere Zeit bettlägerig sind, müssen möglicherweise neu positioniert werden, damit die Infusion nicht am Katheter zieht, was zu Entzündungen oder Unwohlsein führen könnte.

Weiterleitung von Informationen an das Pflegeteam

Die **Informationsweitergabe** ist ein entscheidender Schritt bei der Verwaltung von Infusionspumpen. Die Pflegekraft muss durch ihren direkten Kontakt mit dem Patienten regelmäßig protokollieren und berichten :

- Die Menge der verabreichten Flüssigkeit und die verbleibende Menge.
- Eventuelle Unregelmäßigkeiten oder Alarme, die während der Infusion aufgetreten sind.
- Der Zustand der Einstichstelle des Katheters (Rötung, Schmerzen, Anzeichen einer Infektion).
- Veränderungen der Vitalparameter oder andere Symptome, die bei dem Patienten beobachtet wurden.

Diese Informationen ermöglichen es dem Pflege- und Ärzteteam, die Entwicklung des Patienten zu überwachen und fundierte Entscheidungen über die Anpassung der Behandlung zu treffen.

Kapitel 4

Umgang mit Stress und Emotionen in einer infektiösen Abteilung

- **Die emotionale Belastung der Arbeit in einem infektiösen Umfeld**
  - Angst vor Ansteckung für sich selbst und seine Angehörigen

Die **Angst vor Ansteckung**, sowohl der eigenen Person als auch der Angehörigen, ist eine allgegenwärtige Realität für das Pflegepersonal, insbesondere in Abteilungen für Infektionskrankheiten. Diese Angst wird durch das ständige Bewusstsein der Risiken verstärkt, die mit dem direkten Kontakt mit Patienten verbunden sind, die Träger von ansteckenden Krankheitserregern sind, seien es Viren, multiresistente Bakterien oder neu auftretende Krankheiten wie COVID-19 oder Ebola. Diese Angst kann sich in den Alltag des Pflegers einschleichen und sowohl seine berufliche Herangehensweise als auch sein Privatleben aufgrund der potenziellen Gefahr einer unbeabsichtigten Übertragung auf nahestehende Personen beeinflussen. Der Umgang mit dieser Angst ist entscheidend für die Aufrechterhaltung einer guten psychischen Gesundheit und die Fortsetzung der Pflege unter optimalen Sicherheitsbedingungen.

Angst vor Ansteckung am Arbeitsplatz

In einer Abteilung für Infektionskrankheiten ist jeder Arbeitstag von Interaktionen mit potenziell ansteckenden Patienten geprägt. Das Tragen der **persönlichen Schutzausrüstung (PSA)** - Handschuhe, Masken, Kittel und manchmal auch Schutzbrillen - ist ein fester Bestandteil der täglichen Routine. Doch selbst bei strengen Sicherheitsprotokollen ist das Gefühl der Unverwundbarkeit trügerisch. Die Angst vor einer Ansteckung bleibt bestehen, insbesondere in Gesundheitskrisen, wenn Infektionen schwer verlaufen und die Gesundheitssysteme unter Druck stehen.

Diese Angst wird durch das Bewusstsein geschürt, dass trotz aller Wachsamkeit bei der Pflege eine einfache Unachtsamkeit oder ein Materialversagen, wie ein schlecht gebundener Kittel oder ein versehentlicher Spritzer, zu einer Ansteckung führen kann. Für die Pflegekräfte geht es nicht nur darum, ihre eigene Gesundheit zu schützen, sondern auch darum, zu vermeiden, dass sie zu ungewollten Infektionsüberträgern für andere Patienten, Kollegen und ihr familiäres Umfeld werden.

Die Angst, seine Angehörigen anzustecken

Für viele Pflegekräfte ist die Angst, ihre Angehörigen anzustecken, größer als die Angst, sich selbst anzustecken. Dieses Gefühl ist besonders stark ausgeprägt, wenn sie zu Hause mit anfälligen Personen wie älteren Menschen, Kindern oder immungeschwächten Familienmitgliedern zusammenkommen. Der Gedanke, dass sie aufgrund ihres Berufs die Krankheit von Menschen, die sie lieben, verursachen könnten, erzeugt große Ängste.

Diese Angst führt oft dazu, dass Pflegekräfte nach ihrer Rückkehr nach Hause zusätzliche Maßnahmen ergreifen. Manche führen nach ihrem Arbeitstag **strenge** Hygienerituale ein: Sie ziehen sich um, bevor sie das Krankenhaus verlassen, duschen sofort, wenn sie nach Hause kommen, isolieren ihre Arbeitskleidung, um sie separat zu waschen, oder schränken den körperlichen Kontakt mit ihren Angehörigen für eine gewisse Zeit ein, manchmal mehrere Stunden oder Tage nach ihrer Rückkehr. Diese Distanzierung ist zwar schützend, kann aber für den Pfleger eine emotionale Isolation bedeuten, die den Stress und die psychische Erschöpfung verschärft.

Die psychologischen Auswirkungen der Angst vor Ansteckung

Die ständige Angst vor einer Ansteckung, sei es bei sich selbst oder bei Angehörigen, kann erhebliche Auswirkungen auf die psychische Gesundheit von Pflegekräften haben. Die **emotionale Erschöpfung**, die mit dieser ständigen Wachsamkeit verbunden ist, kann sich im Laufe der Zeit ansammeln, vor allem in Zeiten von Gesundheitskrisen, in denen die Pflegekräfte langfristig unter starkem Stress stehen.

Pflegekräfte können auch **Schuldgefühle** haben, selbst wenn es keinen Ansteckungsvorfall gibt. Diese Schuldgefühle rühren von der Vorstellung her, dass sie ihre Familie durch die Ausübung ihres Berufs in Gefahr bringen. Es kann sich auch in einem **Gefühl der Hilflosigkeit** äußern, da sie ein Risiko sehen, das sie selbst bei sorgfältiger Einhaltung der Protokolle nicht vollständig ausschließen können. Diese Emotionen können manchmal zu einer Form von **Burn-out** führen, bei der der angesammelte Stress nicht nur die Qualität der Arbeit, sondern auch die familiären und sozialen Beziehungen beeinträchtigt.

Strategien zum Umgang mit der Angst vor Ansteckung

Um diese Angst zu überwinden, ist es von entscheidender Bedeutung, dass die Pflegekräfte über **Strategien zur Stressbewältigung** verfügen und auf institutionelle und persönliche Unterstützung zurückgreifen können.

- **Schulung und verschärftes Protokoll**: Ein Schlüssel zum Abbau von Angst ist es, sich auf **strenge Hygieneprotokolle** zu stützen und die Empfehlungen genau zu befolgen. Gut ausgebildete Pflegekräfte, die mit **geeigneter Schutzausrüstung** ausgestattet sind, fühlen sich in der Regel sicherer. Das Vertrauen in die Sicherheitsmaßnahmen verringert die Angst, einen Fehler zu machen oder einen Schritt im Dekontaminationsprozess zu verpassen.

- **Rituale für den Übergang zwischen Arbeit und Zuhause**: Ein **Dekontaminationsritual** auf dem Weg nach Hause einzurichten, kann eine gewisse Beruhigung bieten. Sich vor dem Verlassen des Krankenhauses umziehen, zu Hause duschen und die Arbeitskleidung in einer speziellen Tasche isolieren sind einfache

Maßnahmen, die helfen, eine mentale Grenze zwischen dem Arbeitsplatz und dem häuslichen Bereich zu schaffen und so die Angst zu begrenzen.

- **Psychologische Unterstützung**: Es ist von entscheidender Bedeutung, dass Pflegekräfte Zugang zu **Ressourcen für die psychologische Unterstützung haben**, wie z. B. Beratungen durch Psychologen oder Gesprächsgruppen mit anderen Angehörigen des Gesundheitswesens. Der Austausch von Erfahrungen und Ängsten mit Kollegen, die die gleichen Situationen erleben, kann das Gefühl der Isolation verringern und helfen, die wahrgenommenen Risiken zu relativieren.

- **Kommunikation mit Angehörigen**: Ebenso entscheidend ist die Unterstützung durch die Familie. Wer mit seinen Angehörigen offen über die **Vorsichtsmaßnahmen** am Arbeitsplatz und zu Hause kommuniziert, kann **die Angst** auf beiden Seiten **verringern.** Es ist wichtig, dass Pflegende über ihre Ängste sprechen können, ohne befürchten zu müssen, dass sie ihre Ängste weitergeben, und dass Familienmitglieder Unterstützung und Verständnis anbieten können.

Anpassung der Praktiken angesichts von Gesundheitskrisen

In Zeiten von **Gesundheitskrisen**, wie bei der COVID-19-Pandemie, erreicht die Angst vor Ansteckung oft ein höheres Niveau. Die Betreuer werden mit neuen oder hochansteckenden Krankheiten konfrontiert, was ihre psychische Belastung erheblich steigert. Barrieremaßnahmen wie soziale Distanzierung und das längere Tragen von PSA sind zwar wirksam, können aber den Eindruck einer ständigen Gefahr noch verstärken. In solchen Kontexten werden **angepasste Protokolle** und zusätzliche Unterstützung noch lebenswichtiger.

Die Krankenhäuser müssen dann spezielle Schulungen und häufige Erinnerungen an bewährte Praktiken sowie ausreichend Material zur Verfügung stellen. In Pandemiekontexten kann es hilfreich sein, spezielle Bereiche zu schaffen, in denen die Pflegekräfte vor ihrer Heimreise **vorübergehend** von ihrer Arbeitsumgebung **abschalten** können, z. B. Entspannungs- oder Dekompressionszonen, in denen sie den Druck ablassen können.

○ Trauer und Verlust vor dem Hintergrund von Krankheiten mit hoher Sterblichkeitsrate

Trauer und **Verlust** im Zusammenhang mit Krankheiten mit hoher Sterblichkeitsrate sind besonders belastende Realitäten für Pflegekräfte, die tagtäglich mit der Zerbrechlichkeit des Lebens konfrontiert sind. Diese Situationen, wie sie auch bei Epidemien schwerer Infektionskrankheiten - wie COVID-19, Ebola oder HIV in seinen Anfängen - auftreten, bringen Gesundheitsfachkräfte in Kontexte, in denen der Tod häufig, oft brutal und manchmal unvermeidlich wird, trotz der mit Strenge und Hingabe geleisteten Pflege. Diese wiederholte Exposition gegenüber dem Tod, verbunden mit der Begleitung der trauernden Familien, verlangt von den Pflegekräften, sich mit intensiven und komplexen Emotionen auseinanderzusetzen, die zwischen **Ohnmacht**, **Frustration** und **Trauer** schwanken, während sie gleichzeitig eine Professionalität aufrechterhalten müssen, die für die Kontinuität der Pflege unerlässlich ist.

Die Trauererfahrung von Pflegekräften

Die Arbeit auf einer Station mit hoher Sterblichkeit, sei es aufgrund aggressiver Infektionskrankheiten oder unheilbarer chronischer Erkrankungen, konfrontiert das Pflegepersonal mit häufigen Verlusten. Jeder Todesfall gehört zwar zur Realität des Berufs, ist aber einzigartig, und die emotionalen Auswirkungen sind nicht weniger stark. Pflegekräfte entwickeln oft eine besondere Beziehung zu den Patienten, insbesondere bei

Langzeitpflege. Zu sehen, wie ein Patient trotz aller Bemühungen allmählich schwächer wird, schafft eine emotionale Bindung, die es umso schwerer macht, den Verlust zu akzeptieren.

Diese **berufliche Trauer** ist umso komplizierter, als die Pflegekräfte oft eine Behandlung nach der anderen durchführen müssen, ohne Zeit für die Behandlung ihrer eigenen Schmerzen zu haben. In Abteilungen mit Krankheiten, die eine hohe Sterblichkeitsrate aufweisen, wie Intensivstationen oder Infektionsabteilungen, die sich mitten in einer Epidemie befinden, wird der Tod fast zur Routine. Doch dieses Gefühl, unter allen Umständen "stark" sein zu müssen, kann zu einer tiefen psychischen Erschöpfung und einer Anhäufung von **unausgesprochener Trauer** führen. Das Pflegepersonal muss mit widersprüchlichen Emotionen jonglieren: Trauer über den Verlust, Frustration darüber, dass der Patient nicht gerettet werden konnte, aber auch die Dringlichkeit, die Pflege für die anderen Patienten fortzusetzen.

Die Herausforderung der Hilflosigkeit

Eine der komplexesten Emotionen, mit denen **Pflegende** in diesen Kontexten umgehen müssen, ist das **Gefühl der Hilflosigkeit**. Trotz ihrer Fähigkeiten und ihres Engagements gibt es Momente, in denen die Medizin angesichts bestimmter Krankheiten an ihre Grenzen stößt. Dieses Gefühl wird besonders bei Ausbrüchen von Infektionskrankheiten verstärkt, bei denen die Sterblichkeitsrate hoch ist, die Behandlung manchmal unwirksam ist und die Geschwindigkeit der klinischen Verschlechterung wenig Raum für Hoffnung lässt.

Wenn Pfleger einen Patienten nicht retten können, kann das Gefühl des Versagens schwer wiegen, selbst wenn sie rational wissen, dass sie alles gemäß den Protokollen und bewährten Verfahren getan haben. Diese Diskrepanz zwischen dem Aufwand und dem tödlichen Ausgang nährt nicht nur die Trauer, sondern auch die Schuldgefühle, die bei Pflegekräften häufig auftreten. Sie können sich fragen, ob sie mehr oder etwas anderes hätten tun können, um den Lauf der Ereignisse zu ändern, was zu einer erheblichen emotionalen Abnutzung führen kann.

Den Patienten am Lebensende begleiten

Vor dem Hintergrund von Krankheiten mit hoher Sterblichkeitsrate erfordert die Begleitung eines Patienten am Lebensende nicht nur technische Fähigkeiten zur Linderung der Symptome, sondern auch eine **menschliche** und **empathische Präsenz**. Angesichts der Unausweichlichkeit des Todes müssen die Pflegekräfte in der Palliativpflege oft ein Gleichgewicht herstellen, indem sie für das körperliche Wohlbefinden des Patienten sorgen und gleichzeitig psychologische Unterstützung anbieten, sowohl für den Patienten als auch für seine Angehörigen.

Wenn sich die Prognose eines Patienten verschlechtert, verlagert sich die Rolle des Pflegepersonals häufig auf die Begleitung in der **Endphase** der Krankheit. Diese Begleitung ist zwar schwierig, aber ein wesentlicher Aspekt der Pflege, bei dem die **Lebensqualität** in den letzten Momenten, die Schmerzlinderung und die Unterstützung des Patienten bei einem würdevollen und friedlichen Lebensende im Vordergrund stehen. In diesen Momenten spielen die Pflegenden eine Schlüsselrolle als moralische Unterstützung, indem sie sich die Sorgen des Patienten anhören, auf seine emotionalen Bedürfnisse eingehen und einfach - manchmal still - an seiner Seite sind.

Unterstützung für trauernde Familien

Trauer ist nicht nur Sache des Pflegepersonals, sondern auch der Familien, die angesichts eines manchmal plötzlichen oder schnellen Todes oft unter Schock stehen. Im Zusammenhang mit einer Epidemie oder einer schweren Infektionskrankheit können die Angehörigen aus gesundheitlichen Gründen ferngehalten werden, was den Trauerprozess zusätzlich erschwert, da ihnen die

Anwesenheit bei dem Patienten während seiner letzten Momente verwehrt wird.

Die Pflegekräfte werden so zu wichtigen Vermittlern zwischen dem Patienten und der Familie. Sie müssen nicht nur **klare und ehrliche Erklärungen** über die medizinische Situation abgeben, sondern auch **Einfühlungsvermögen** zeigen, **um** die Angehörigen in ihrem Schmerz zu unterstützen. Dies kann auch die Ankündigung des Todes einschließen, ein heikler Moment, in dem die Art und Weise der Kommunikation ebenso wichtig ist wie die Botschaft selbst. Das Pflegepersonal muss dann ein Gleichgewicht zwischen der notwendigen professionellen Distanz und der menschlichen Nähe finden, die den Familien hilft, mit ihrer Trauer zu beginnen.

In einigen Fällen, insbesondere bei Epidemien oder Pandemien, können die Familien aufgrund strenger Gesundheitsvorkehrungen daran gehindert werden, den letzten Momenten des Patienten beizuwohnen. Dies fügt den Angehörigen eine zusätzliche Dimension der **Frustration** und des **Leids** hinzu, da sie sich von dem Prozess ausgeschlossen fühlen können, was ihre Trauer erschwert. Das Pflegepersonal muss dann besonders aufmerksam sein und diese Familien durch Gesten, Worte oder sogar Initiativen wie die Organisation von Video- oder Telefonanrufen unterstützen, wenn eine physische Anwesenheit nicht möglich ist.

Psychologische Auswirkungen für die Betreuer

Die wiederholte Konfrontation mit dem Tod, insbesondere im Zusammenhang mit Krankheiten, die eine hohe Sterblichkeitsrate aufweisen, kann bei Pflegekräften zu **emotionaler Erschöpfung** führen. Die Trauer, die sie oft durchleben, kann nicht vollständig ausgedrückt werden, da das Tempo der Pflege erfordert, dass sie schnell von einem Patienten zum nächsten wechseln. Dieser ständige Druck in Verbindung mit der regelmäßigen Exposition gegenüber Leid und Verlust kann zu dem sogenannten **mitfühlenden Ermüdungssyndrom** führen, bei dem das natürliche Einfühlungsvermögen des Pflegers angesichts der Häufung von Todesfällen und Trauer erschöpft ist.

Es ist entscheidend, dass Pflegekräfte Zugang zu **psychologischen Unterstützungsressourcen** haben, um ihre eigenen Emotionen zu verarbeiten und ihre Trauer zu bewältigen. Das Gefühl, unter allen Umständen stark sein zu müssen, ohne zu versagen, kann kontraproduktiv sein und zu **Burn-out** oder **Depressionen** führen. Pflegende dazu zu ermutigen, über ihre Erfahrungen zu sprechen, an Selbsthilfegruppen teilzunehmen oder Beratungsgespräche in Anspruch zu nehmen, kann helfen, die Last der Trauer, die sie tragen, zu erleichtern.

Mit dem Tod umgehen und dabei Pfleger bleiben

Trotz dieser Herausforderungen üben die Pflegekräfte ihren Beruf weiterhin mit Hingabe aus, auch wenn sie wissen, dass einige Patienten nicht überleben werden. Es ist von entscheidender Bedeutung, anzuerkennen, dass, auch wenn nicht alle Patienten gerettet werden können, sich die Rolle der Pflegekräfte nicht auf die Heilung beschränkt. Letztendlich sind die Begleitung von Patienten in den Tod, die Linderung ihres Leidens und das Schenken von Würde in ihren letzten Momenten ebenso edle und wertvolle Aspekte der Pflege.

Trauer in einem Umfeld von Krankheiten mit hoher Sterblichkeitsrate ist zwar unvermeidlich, aber für Pfleger kein Zeichen des Versagens. Sie zeugt von ihrer **Menschlichkeit** und ihrem **Mitgefühl** angesichts des Leidens. Zu lernen, mit dieser Realität umzugehen und gleichzeitig weiterhin qualitativ hochwertige Pflege zu leisten, ist eine der größten Stärken und Fähigkeiten von Gesundheitsfachkräften.

Kapitel 5

Herausforderungen und Entwicklungen im Beruf des Pflegehelfers bei Infektionskrankheiten

- **Neue Infektionsbedrohungen und ihre Auswirkungen auf das Geschäft**
  - Pandemien, neu auftretende Krankheiten und Antibiotikaresistenz

Pandemien, neu auftretende Krankheiten und **Antibiotikaresistenzen** stellen drei große Herausforderungen für die öffentliche Gesundheit und die heutige medizinische Praxis dar. Diese Phänomene sind trotz ihrer Unterschiedlichkeit miteinander verbunden und haben weitreichende Auswirkungen auf die Art und Weise, wie Gesundheitssysteme sich auf Gesundheitskrisen vorbereiten, darauf reagieren und sich daran anpassen. Die Globalisierung, Veränderungen bei den Krankheitserregern, die medizinische Praxis und der manchmal unangemessene Einsatz von Antibiotika haben zum Auftreten neuer Krankheiten und zur Verschärfung von Resistenzproblemen beigetragen und damit das Gesundheitspersonal und die Gesundheitsbehörden in einen ständigen Wettlauf um die Antizipation, Eindämmung und Behandlung zunehmend komplexer Infektionen gebracht.

Pandemien: eine wiederkehrende globale Bedrohung

Pandemien sind großflächige Epidemien, die mehrere Länder oder sogar den gesamten Globus befallen und verheerende gesundheitliche, soziale und wirtschaftliche Folgen nach sich ziehen. In den letzten Jahrzehnten haben mehrere Pandemien einen bleibenden Eindruck hinterlassen und die Art und Weise, wie sich Gesundheitssysteme auf Krisen vorbereiten, verändert. Die Pandemie der **Spanischen Grippe** 1918, **SARS** 2002-2003, die **H1N1-Grippe** 2009 und zuletzt die **COVID-19-Pandemie** haben gezeigt, wie schnell sich eine übertragbare Krankheit global ausbreiten kann.

Die schnelle Ausbreitung von Pandemien wird durch **internationale menschliche Bewegungen**, Urbanisierung und enge globale Verbindungen erleichtert. Darüber hinaus haben die für diese Pandemien verantwortlichen Krankheitserreger, häufig Viren, die Fähigkeit, schnell zu mutieren, was die Entwicklung

144

wirksamer Behandlungsmethoden oder Impfstoffe erschwert. So stellten beispielsweise die zahlreichen Varianten des SARS-CoV-2, das für COVID-19 verantwortlich ist, Wissenschaftler und Gesundheitssysteme vor eine ständige Herausforderung, da sie die Impfstoff- und Therapiestrategien laufend anpassen mussten.

Angesichts dieser Bedrohungen umfassen die Strategien zur Bekämpfung von Pandemien :

- **Epidemiologische Überwachung**: Wenn die ersten Fälle frühzeitig erkannt werden, können Kontrollmaßnahmen eingeleitet werden, um die Ausbreitung zu begrenzen.
- **Barrieremaßnahmen**: Eindämmung, soziale Distanzierung, Tragen einer Maske und Handhygiene spielten eine zentrale Rolle bei der Eindämmung der Ausbreitung von COVID-19.
- **Impfung**: Wenn verfügbar, ist sie eine der wirksamsten Waffen, um die Übertragung zu verhindern und die Schwere von Pandemien abzumildern.

Pandemien sind jedoch nicht nur Krisen der öffentlichen Gesundheit, sondern zeigen auch **sozioökonomische Schwächen** und **Ungleichheiten beim Zugang zu medizinischer Versorgung auf**. Länder mit begrenzter medizinischer Infrastruktur sind oft am stärksten betroffen, und gefährdete Bevölkerungsgruppen leiden unverhältnismäßig stark unter den Folgen.

Neu auftretende Krankheiten: eine sich ständig verändernde Herausforderung

Neu **auftretende Krankheiten** bezeichnen neue oder wieder auftretende Infektionen, die in einer Population zum ersten Mal auftreten oder deren Inzidenz schnell ansteigt. Diese Krankheiten können durch Krankheitserreger verursacht werden, die die Artenschranke überwinden (Zoonosen), wie es bei den Viren **HIV, SARS, MERSoder COVID-19** der Fall war, oder durch alte Krankheitserreger, die in neuer Form oder in neuen geografischen Kontexten wieder auftauchen.

Das Auftreten neuer Krankheiten ist häufig mit anthropogenen Faktoren verbunden, wie z. B. :

- **Entwaldung** und Urbanisierung, die den Kontakt zwischen Menschen und tierischen Reservoiren von Krankheitserregern erhöhen.
- **Der Klimawandel**, der die Ökosysteme verändert und die Verbreitung von Vektoren (wie Mücken) in neuen Regionen fördert, wodurch sich Krankheiten wie Dengue-Fieber, Chikungunya oder Malaria ausbreiten.
- **Die Globalisierung**, die die schnelle Verbreitung von Krankheitserregern erleichtert, wie wir bei SARS, der Vogelgrippe und COVID-19 gesehen haben.

In vielen Fällen setzen diese neu auftretenden Krankheiten die Gesundheitssysteme unter Druck, da sie auftreten, ohne dass sofort Behandlungsmöglichkeiten oder Impfstoffe zur Verfügung stehen. Dies erfordert intensive Forschungsanstrengungen, oftmals in Notfällen, um die Biologie des Krankheitserregers zu verstehen, Präventionsstrategien zu entwickeln und eine angemessene Versorgung zu gewährleisten.

Zoonotische Erreger (Krankheiten, die von Tieren auf Menschen übertragen werden) sind in diesem Zusammenhang besonders besorgniserregend. Der Handel mit Wildtieren, Märkte für lebende Tiere und intensive landwirtschaftliche Praktiken fördern den Kontakt zwischen Menschen und Reservoiren von Krankheitserregern. Dies schafft einen fruchtbaren Boden für das Auftreten unbekannter Krankheiten oder für die Mutation von Pathogenen zu virulenteren Stämmen.

Antibiotikaresistenz: eine stille Krise

Neben dem Auftreten neuer Infektionskrankheiten stellt die **Antibiotikaresistenz** eine weitere große Krise der öffentlichen Gesundheit dar. Seit der Entdeckung von Antibiotika im 20. Jahrhundert haben diese Medikamente die Medizin revolutioniert und Millionen von Menschenleben gerettet, indem sie bakterielle Infektionen wirksam behandelten. Der übermäßige und unangemessene Einsatz von Antibiotika sowohl in der Human- als auch in der Veterinärmedizin hat jedoch zur Entstehung resistenter Bakterien geführt, die durch herkömmliche Behandlungsmethoden nicht neutralisiert werden können.

Antibiotikaresistenz ist ein natürlicher Prozess, der auftritt, wenn Bakterien sich weiterentwickeln, um der Wirkung der Medikamente zu entgehen. Dieses Phänomen wurde jedoch beschleunigt durch :

- **Die missbräuchliche Verschreibung von Antibiotika** für Virusinfektionen, gegen die sie unwirksam sind, wie Erkältungen oder Grippe.
- **Der massive Einsatz von Antibiotika in der Viehzucht** zur Vorbeugung von Tierkrankheiten oder zur Förderung des Wachstums, wodurch Reservoirs resistenter Bakterien entstehen.
- **Mangelnde Therapietreue**: Das frühzeitige Absetzen von Antibiotikakuren fördert das Überleben teilweise resistenter Bakterien.

Multiresistente Bakterien wie der **methicillinresistente Staphylococcus aureus (MRSA)**, **Clostridium difficile** oder **Carbapenem-resistente Enterobakterien** stellen eine große Herausforderung dar. Diese "Superbugs" sind für schwere Infektionen verantwortlich, die mit den verfügbaren Antibiotika oft nicht behandelt werden können. In Krankenhäusern führen sie zu nosokomialen Infektionen, insbesondere bei immunsupprimierten Patienten oder Patienten auf der Intensivstation.

Angesichts dieser Bedrohung gehören zu den Prioritäten :

- **Die Reduzierung des Antibiotikaeinsatzes** durch die Beschränkung der Verschreibung **von Antibiotika** auf nachgewiesene bakterielle Infektionen und die Förderung diagnostischer Schnelltests.
- **Die Entwicklung neuer Antibiotika**, obwohl die Fortschritte in diesem Bereich nur langsam

voranschreiten, was unter anderem auf die hohen Forschungskosten zurückzuführen ist.

- **Sensibilisierung der breiten Öffentlichkeit dafür**, **wie** wichtig es ist, sich an die Verschreibungen zu halten und keine Antibiotika für Viruserkrankungen zu verlangen.

Die Weltgesundheitsorganisation (WHO) betrachtet die Antibiotikaresistenz als eine der größten Bedrohungen für die globale Gesundheit. Wenn sie nicht unter Kontrolle gebracht wird, könnten banale Infektionen wieder lebensbedrohlich werden, und medizinische Routineeingriffe wie Operationen oder Chemotherapie würden aufgrund des erhöhten Risikos unbehandelbarer Infektionen viel riskanter werden.

Zusammenschlüsse und Zukunftsperspektiven

Pandemien, neu auftretende Krankheiten und Antibiotikaresistenzen können nicht isoliert behandelt werden. Sie sind Ausdruck einer Welt, in der die Wechselwirkungen zwischen Menschen, Tieren und der Umwelt immer enger werden. Diese Krisen im Bereich der öffentlichen Gesundheit erfordern einen **umfassenden Ansatz**, bei dem Prävention, Forschung, Ökosystemmanagement und ein vernünftiger Einsatz medizinischer Ressourcen von entscheidender Bedeutung sind.

Das Auftreten von Krankheiten mit hohem epidemischem Potenzial ist in einer sich ständig verändernden Welt unvermeidlich, doch es können Maßnahmen ergriffen werden, um ihre Auswirkungen abzuschwächen. Strategien im Bereich der öffentlichen Gesundheit, wie Impfkampagnen, die Verbesserung der Gesundheitsinfrastruktur und die Sensibilisierung der Bevölkerung für Hygienepraktiken, spielen eine entscheidende Rolle bei der Prävention und der Reaktion auf Krisen. Die Bekämpfung von Antibiotikaresistenzen erfordert außerdem einen koordinierten globalen Ansatz, der eine strenge Gesundheitspolitik, eine strenge Kontrolle des Antibiotikaeinsatzes und eine stärkere Unterstützung der Forschung und Entwicklung neuer Therapien beinhaltet.

◦   Herausforderungen durch die Globalisierung von Krankheiten

Die **Globalisierung von Krankheiten** ist ein komplexes Phänomen, das die zunehmenden Verflechtungen zwischen Ländern, Bevölkerungen und Ökosystemen widerspiegelt. Durch die Intensivierung von Handel, internationalen Reisen und Bevölkerungsbewegungen können sich Krankheiten, die früher auf bestimmte Regionen beschränkt waren, heute mit einer nie dagewesenen Geschwindigkeit über die ganze Welt verbreiten. Dieser Globalisierungsprozess stellt die Gesundheitssysteme, Behörden und internationalen Organisationen vor große Herausforderungen, da sie sich ständig anpassen müssen, um Epidemien und Pandemien zu verhindern und zu kontrollieren. Krankheiten kennen keine Grenzen, und ihr Management erfordert einen umfassenden, koordinierten und integrativen Ansatz.

Rasche Ausbreitung von Infektionskrankheiten

Eine der offensichtlichsten Auswirkungen der Globalisierung ist die **schnelle Ausbreitung von Infektionskrankheiten** über die Kontinente hinweg. Mit dem exponentiellen Anstieg des Flugverkehrs kann ein Krankheitserreger innerhalb weniger Stunden von einem Ende der Welt zum anderen transportiert werden. Internationale Flughäfen, einst Drehkreuze für menschliche und wirtschaftliche Verbindungen, sind zu Orten geworden, an denen Krankheiten schnell von einer Person auf eine andere übertragen werden können, noch bevor die ersten Symptome sichtbar werden.

Ein anschauliches Beispiel für diese Dynamik ist die Pandemie von **COVID-19.** Innerhalb weniger Wochen verbreitete sich dieses ursprünglich in China entdeckte Virus über die ganze Welt, veranlasste Länder zu drastischen Eindämmungsmaßnahmen und brachte Gesundheitssysteme, Volkswirtschaften und Gesellschaften in einem seit Jahrzehnten nicht mehr dagewesenen Ausmaß durcheinander. Dieses Szenario ist zwar spektakulär, aber kein Einzelfall: Die Vogelgrippe, SARS, MERS oder das

149

Ebolafieber haben alle gezeigt, wie schnell Krankheiten über ihre Ursprungsherde hinauswachsen können.

Diese Herausforderung ist umso komplexer, als die Globalisierung nicht nur die Menschen, sondern auch **Lebensmittel**, **Tiere** und **Krankheitsüberträger** betrifft. Der globale Handel fördert die Verbreitung von Produkten tierischen und pflanzlichen Ursprungs und erhöht damit das Risiko, dass Krankheitserreger in Regionen eingeschleppt werden, in denen sie bisher nicht vorkamen. Zoonotische Krankheiten, die von Tieren auf Menschen übertragen werden, wie das **Ebola-Virus** oder **COVID-19**, sind ein gutes Beispiel für diese Problematik. Darüber hinaus begünstigt der Klimawandel, gekoppelt mit der Globalisierung, die Migration von Vektoren wie Mücken, die für die Übertragung von Krankheiten wie Dengue-Fieber, Malaria und Chikungunya verantwortlich sind, in Gebiete, die früher davon verschont blieben.

Ungleichheiten bei der Reaktionsfähigkeit des Gesundheitswesens

Eine weitere große Herausforderung der Globalisierung von Krankheiten ist die **Ungleichheit der Gesundheitssysteme** in Bezug auf ihre Fähigkeit, Epidemien zu verhindern, zu erkennen und darauf zu reagieren. Während Länder mit hohem Einkommen in der Regel über eine robuste medizinische Infrastruktur, modernste Geräte und geschultes Personal verfügen, fehlt es vielen Ländern mit niedrigem oder mittlerem Einkommen an den nötigen Ressourcen, um wirksam auf eine Epidemie oder Pandemie reagieren zu können.

Der **ungleiche Zugang zu Impfstoffen und Behandlungsmöglichkeiten** während der COVID-19-Pandemie hat diese globale Kluft deutlich gemacht. Während die reicheren Länder die ersten Impfstoffdosen schnell beschaffen konnten, mussten einige Entwicklungsländer Monate oder sogar Jahre auf einen ausreichenden Zugang zu Impfstoffen warten. Dieser ungleiche Zugang verlangsamt den Kampf gegen die Ausbreitung von Krankheiten und verlängert die globalen Gesundheitskrisen.

Auch die Infrastruktur des öffentlichen Gesundheitswesens ist ungleich verteilt. In einigen Regionen fehlt es an Labors, die schnelle und genaue **Screeningtests** durchführen können, oder an ausgeklügelten **epidemiologischen Überwachungssystemen**, um Ausbrüche frühzeitig zu erkennen. Infolgedessen können sich Krankheiten unerkannt ausbreiten, wodurch sich Kontrollmaßnahmen verzögern und die Wahrscheinlichkeit einer globalen Verbreitung steigt.

Neu auftretende Krankheiten und ihr Management

Die Globalisierung erhöht auch das Risiko **neu** auftretender **Krankheiten**, d. h. neuer oder unbekannter Infektionen, die in menschlichen Populationen auftreten. Diese Krankheiten entstehen häufig durch **Zoonosen**, bei denen Krankheitserreger die Artenschranke überwinden, was durch die Zerstörung natürlicher Lebensräume, die Abholzung von Wäldern und den Handel mit Wildtieren begünstigt wird.

Die Geschwindigkeit, mit der diese Krankheiten auftauchen und sich über die Kontinente hinweg ausbreiten, ist besorgniserregend. Das Beispiel von **SARS** 2002-2003 oder **COVID-19** zeigt, wie sehr neu auftretende Krankheiten die globalen Gesundheitssysteme destabilisieren können. Der Umgang mit diesen Krankheiten ist umso komplexer, als sie in Regionen mit begrenzten Reaktionskapazitäten auftreten können, was die Identifizierung des Krankheitserregers, die Einführung von Kontrollmaßnahmen und die Entwicklung geeigneter Behandlungsmethoden verzögert.

Antibiotikaresistenz und Globalisierung

Die **Antibiotikaresistenz** ist eine weitere große Herausforderung, die durch die Globalisierung von Krankheiten verschärft wird. Der übermäßige Einsatz von Antibiotika sowohl im Bereich der menschlichen Gesundheit als auch in der Landwirtschaft und Viehzucht hat zur Entstehung multiresistenter Bakterien geführt, die nun weltweit zirkulieren. Internationaler Handel und Reisen erleichtern die Verbreitung dieser Bakterien, die sich innerhalb der menschlichen Bevölkerung schnell ausbreiten können.

Superbugs, wie der **methicillinresistente Staphylococcus aureus (MRSA)** oder **carbapenemresistente Enterobakterien**, stellen eine zunehmende Bedrohung für die globale Gesundheit dar. Infektionen, die früher mit herkömmlichen Antibiotika behandelt werden konnten, sind heute nur noch äußerst schwer oder gar nicht mehr zu heilen. Antibiotikaresistenzen stellen auch eine Herausforderung für die Verwaltung der Gesundheitsinfrastruktur dar. Vor allem Krankenhäuser müssen ihre Hygiene- und Überwachungsmaßnahmen verstärken, um die Ausbreitung dieser resistenten Bakterien einzudämmen.

Internationale Koordination: eine organisatorische Herausforderung

Eine weitere Herausforderung, die sich aus der Globalisierung von Krankheiten ergibt, ist die **internationale Koordination**. Epidemien und Pandemien halten sich nicht an Landesgrenzen, doch die gesundheitspolitischen Reaktionen darauf sind oftmals nach nationaler Rechtsprechung zersplittert. Dies erschwert die Entwicklung wirksamer Strategien zur Prävention und Bekämpfung von Krankheiten auf globaler Ebene.

Die **Weltgesundheitsorganisation (WHO)** spielt eine zentrale Rolle bei der Koordinierung der internationalen Reaktionen auf Gesundheitskrisen, doch hängt diese weitgehend von der Zusammenarbeit der Mitgliedstaaten und der Transparenz der

Informationen ab. Die ersten Tage eines Ausbruchs sind oft die kritischsten, um die Ausbreitung einzudämmen, doch wenn es an Koordination oder Informationsaustausch mangelt, kann sich eine Krankheit grenzüberschreitend ausbreiten, bevor geeignete Maßnahmen ergriffen werden.

Auch die **internationale Solidarität** wird auf die Probe gestellt. Wie wir bei COVID-19 gesehen haben, neigen Länder in Krisenzeiten dazu, sich auf sich selbst zurückzuziehen, indem sie ihre Grenzen schließen, den Export von medizinischen Geräten einschränken oder Behandlungen oder Impfstoffe für ihre Bevölkerung reservieren, wodurch viele Regionen der Welt verwundbar und schlecht vorbereitet bleiben.

Anpassung der Gesundheitssysteme und Aufbau von Kapazitäten

Um den Herausforderungen der Globalisierung von Krankheiten gerecht zu werden, müssen sich die Gesundheitssysteme ständig anpassen. Dies beinhaltet :

- **Die Stärkung der Infrastruktur** des **öffentlichen Gesundheitswesens** weltweit, insbesondere in den Entwicklungsländern, um die Früherkennung, Diagnose und Reaktionsfähigkeit bei Ausbrüchen zu verbessern.
- **Der Aufbau von Forschungs- und Produktionskapazitäten für Impfstoffe und Behandlungsmethoden** durch internationale Partnerschaften. Dazu gehört auch die Schaffung von Kooperationsplattformen, um Wissen und Technologien gleichberechtigter zu teilen.
- **Die Einrichtung globaler Überwachungssysteme**, die durch digitale Technologien und globale Datenbanken unterstützt werden, um die Entwicklung von Krankheiten in Echtzeit zu verfolgen und Ausbrüche zu antizipieren.
- **Internationale Zusammenarbeit**, die für die Harmonisierung von Protokollen zur Prävention, Infektionskontrolle und Grenzverwaltung von

entscheidender Bedeutung ist, um eine schnelle und abgestimmte Reaktion auf Gesundheitskrisen zu gewährleisten.

- **Fortbildungen und berufliche Entwicklung**
  ◦ Bedeutung der Weiterbildung, um sich an medizinische Entwicklungen anzupassen

Die Weiterbildung ist ein wesentlicher Pfeiler im medizinischen Bereich, sowohl für Pflegekräfte als auch für Ärzte, da sie es ermöglicht, sich an die raschen Veränderungen des Wissens und der Praxis anzupassen. Der Gesundheitssektor befindet sich in einem ständigen Wandel, der durch technologische Fortschritte, neue wissenschaftliche Entdeckungen sowie neuartige gesundheitliche Herausforderungen wie Pandemien und das Auftreten neu auftretender Krankheiten vorangetrieben wird. Um ein hohes Niveau der Gesundheitsversorgung aufrechtzuerhalten, den Bedürfnissen der Patienten gerecht zu werden und diese neuen Herausforderungen zu meistern, ist es entscheidend, dass die Beschäftigten im Gesundheitswesen ihre Fähigkeiten und Kenntnisse regelmäßig aktualisieren.

Die rasante Entwicklung des medizinischen Wissens

Die Medizin von heute ist nicht mehr die Medizin von vor zehn oder sogar fünf Jahren. Jeden Tag führen neue Studien, Forschungen und Innovationen zu Veränderungen in der Art und Weise, wie Krankheiten diagnostiziert, behandelt und verhindert werden. Fortschritte in der Genetik, Biotechnologie, künstlichen Intelligenz und bei chirurgischen Techniken verändern nach und nach die medizinische Praxis. Um auf dem neuesten Stand zu bleiben, müssen sich die Angehörigen der Gesundheitsberufe ständig weiterbilden, diese Entdeckungen integrieren und ihre Praktiken anpassen.

Die Fortbildung ermöglicht es dem Pflegepersonal, sich über klinische **Leitlinien**, neue Pflegeprotokolle und therapeutische Fortschritte auf dem Laufenden zu halten, sei es durch neue medikamentöse Behandlungen, technologische Innovationen (z. B. chirurgische Robotik oder fortgeschrittene medizinische Bildgebung) oder neue Ansätze in der Präventivmedizin. Beispielsweise haben die jüngsten Entdeckungen auf dem Gebiet der Immuntherapie die Behandlung bestimmter Krebsarten grundlegend verändert und erfordern daher eine ständige Aktualisierung des Wissens, um den Patienten die wirksamsten und am wenigsten invasiven Behandlungsmethoden anbieten zu können.

Reaktion auf neue Herausforderungen im Bereich der öffentlichen Gesundheit

Im Zusammenhang mit **neu auftretenden Krankheiten**, **Pandemien** und neuen globalen Gesundheitsbedrohungen ist die Weiterbildung besonders wichtig. Die **COVID-19-Pandemie** hat deutlich gemacht, wie wichtig es für das Pflegepersonal ist, sich rasch in der Behandlung von Patienten mit dieser neuen Krankheit fortzubilden, indem es die geeigneten Pflegeprotokolle, Techniken für den Umgang mit beatmeten Patienten oder persönliche Schutzmaßnahmen zur Vermeidung einer Ansteckung erlernt. Die Notwendigkeit, sich in der Anwendung von Impfstoffen gegen COVID-19 und in der Leitung von Impfkampagnen zu schulen, unterstrich ebenfalls die Bedeutung der Weiterbildung, um schnell und effektiv auf Gesundheitskrisen reagieren zu können.

Darüber hinaus ist die **Antibiotikaresistenz** eine weitere wachsende Herausforderung in der medizinischen Welt, die eine ständige Fortbildung über den vernünftigen Einsatz von Antibiotika und die verfügbaren Alternativen erfordert. Das Pflegepersonal muss lernen, diese Behandlungen sinnvoll zu verschreiben, um die Entwicklung bakterieller Resistenzen zu verhindern, und sich gleichzeitig an neue Pflegeprotokolle anzupassen, die alternative oder innovative Behandlungen beinhalten können.

Die Integration neuer Technologien

Neue Technologien spielen eine große Rolle bei der Umgestaltung des medizinischen Sektors. Innovationen im Bereich der **künstlichen Intelligenz** beispielsweise beginnen, die Art und Weise, wie Diagnosen gestellt werden, zu verändern, indem sie eine schnelle und genaue Analyse medizinischer Bilder oder genomischer Daten ermöglichen. Ebenso haben **vernetzte Objekte und telemedizinische Anwendungen** die Fernbehandlung von Patienten verändert, was neue Fähigkeiten für das Gesundheitspersonal erforderlich macht.

Ein weiterer Bereich, der sich rasant entwickelt, ist die **medizinische Robotik**. In der Chirurgie ermöglichen Systeme wie der **Da Vinci-Roboter** präzisere und weniger invasive Eingriffe. Diese technologischen Innovationen erfordern jedoch, dass Chirurgen, aber auch OP-Teams, kontinuierlich geschult werden, um sich mit diesen neuen Werkzeugen vertraut zu machen und sie optimal einzusetzen.

Diese neuen Technologien ersetzen nicht das menschliche Fachwissen, sondern erfordern eine ständige Anpassung, damit sie wirksam in die Patientenversorgung integriert werden können. Die Weiterbildung bietet Pflegekräften die Möglichkeit, diese Werkzeuge zu beherrschen und zu lernen, wie sie ergänzend mit ihnen arbeiten können, um eine bessere Pflege zu bieten.

Vermeidung von medizinischen Fehlern und Verbesserung der Pflegequalität

Die **Vermeidung von medizinischen Fehlern** und die kontinuierliche Verbesserung der **Qualität der Gesundheitsversorgung** sind zwei weitere entscheidende Aspekte der Fortbildung. Indem sie ihr Wissen regelmäßig auffrischen, minimieren die Angehörigen der Gesundheitsberufe das Risiko, Diagnose- oder Behandlungsfehler zu begehen. Die Aktualisierung der Kenntnisse in Pharmakologie ist beispielsweise entscheidend, um gefährliche Wechselwirkungen zwischen Medikamenten oder Dosierungsfehler zu vermeiden.

Vor allem das Pflegepersonal muss sich über die neuesten **Hygienepraktiken** und Protokolle zum Umgang mit nosokomialen Infektionen auf dem **Laufenden** halten. Hygieneprotokolle wie das Händewaschen, die Verwendung persönlicher Schutzausrüstung (PSA) oder der Umgang mit **infektiösen Abfällen** von **Pflegetätigkeiten (DASRI)** werden ständig weiterentwickelt, um neuen Empfehlungen und epidemiologischen Zusammenhängen gerecht zu werden. Eine kontinuierliche Fortbildung in diesem Bereich ermöglicht die Aufrechterhaltung eines hohen Sicherheitsniveaus für Patienten und Pflegepersonal.

Darüber hinaus entwickelt sich auch die **ethische Reflexion** mit dem medizinischen Fortschritt weiter. Medizinische Fachkräfte müssen sich regelmäßig über die **ethischen Grundsätze** fortbilden, die auf neue medizinische Technologien, klinische Versuche oder auch auf die Behandlung am Lebensende angewandt werden, um sicherzustellen, dass die getroffenen Entscheidungen sowohl die Patienten als auch die bioethischen Grundsätze respektieren.

Förderung von Innovation und Kooperationsgeist

Fortbildungen sind nicht nur ein Weg, um mit Wissen und Techniken auf dem Laufenden zu bleiben, sondern auch eine Möglichkeit, **Innovationen** zu fördern und den Geist der Zusammenarbeit in medizinischen Teams anzuregen. Fortbildungen sind oftmals Orte des Austauschs, an denen Fachkräfte mit unterschiedlichem Hintergrund ihre Erfahrungen austauschen und bewährte Verfahren diskutieren, was den Teamgeist und die kontinuierliche Verbesserung der Pflege stärkt.

Diese Schulungen fördern auch die Entstehung neuer Ideen und Ansätze und ermöglichen es den Pflegekräften, sich innovative Techniken anzueignen oder über effektivere Wege der Organisation der Pflege nachzudenken. Beispielsweise hat sich die Einführung der **patientenzentrierten Pflege**, die die psychologische und soziale Dimension des Patienten berücksichtigt, dank Schulungen entwickelt, die interdisziplinäre Ansätze integrieren und die Beziehung zwischen Pfleger und Pflegebedürftigem neu überdenken.

Die Motivation aufrechterhalten und Burnout vorbeugen

Die Weiterbildung spielt auch eine Schlüsselrolle für die **Motivation** von Pflegekräften und Ärzten. Sie trägt dazu bei, dass sie sich von der raschen Entwicklung der Medizin nicht überfordert fühlen und dass sie angesichts der neuen Erwartungen der Patienten und der Gesundheitssysteme kompetent bleiben. Regelmäßige Weiterbildung bietet die Möglichkeit, neue Fähigkeiten zu erlernen, neue Fachgebiete zu entdecken und in der Karriere voranzukommen, wodurch das Selbstwertgefühl und das berufliche Engagement gestärkt werden.

Darüber hinaus bietet die Weiterbildung in einem Umfeld, in dem **Stress** und **Arbeitsbelastung** oft hoch sind, einen Moment des Rückzugs und des Auftankens. Indem sie sich neues Wissen aneignen oder neue Werkzeuge beherrschen, können Pflegekräfte besser mit komplexen Situationen umgehen und das Gefühl des Ausgebranntseins vermeiden. Die Fortbildung wird somit zu einer wesentlichen Ressource, um **Burnout** vorzubeugen und die Resilienz von Gesundheitsfachkräften zu stärken.

○ Zertifizierungen und Spezialisierungen in Infektionskrankheiten

Zertifizierungen und **Spezialisierungen** im Bereich Infektionskrankheiten spielen eine entscheidende Rolle bei der Ausbildung von Gesundheitsfachkräften, da sie ihnen spezielle Fähigkeiten für die Behandlung komplexer Infektionen und die Bewältigung von Epidemien vermitteln. Angesichts des Auftauchens neuer Krankheitserreger, der wachsenden Bedrohung durch antibiotikaresistente Infektionen und globaler Gesundheitskrisen wie der COVID-19-Pandemie ist der Bedarf an spezialisiertem Fachwissen im Bereich Infektionskrankheiten größer als je zuvor. Diese Zertifizierungen und Spezialisierungen gewährleisten eine fundierte Ausbildung, die auf die aktuellen Herausforderungen des öffentlichen Gesundheitswesens zugeschnitten ist, und befähigen das Pflegepersonal, die Herausforderungen des Infektionsmanagements sowohl auf individueller als auch auf kollektiver Ebene zu bewältigen.

Die Bedeutung von Spezialisierungen auf Infektionskrankheiten

Infektionskrankheiten sind ein großes und komplexes medizinisches Gebiet. Sie umfassen eine Vielzahl von Krankheitsbildern, von Virusinfektionen wie Grippe und HIV über bakterielle Erkrankungen wie Tuberkulose und nosokomiale Infektionen bis hin zu Pilz- und Parasitenerkrankungen. Da sich die **Antibiotikaresistenz** zu einem großen globalen Problem entwickelt, müssen sich Spezialisten für Infektionskrankheiten zudem ständig auf immer schwieriger zu behandelnde Krankheitserreger einstellen.

Diese Spezialisten spielen eine Schlüsselrolle in mehreren Bereichen:

- **Diagnose und Behandlung**: Sie sind dafür verantwortlich, genaue Diagnosen zu stellen, oft angesichts komplexer oder atypischer Krankheiten. Dank ihres Fachwissens können sie die am besten geeigneten

159

Behandlungsmethoden verschreiben, einschließlich gezielter Therapien bei resistenten Infektionen oder opportunistischen Infektionen bei immungeschwächten Patienten.

- **Prävention und Management von Epidemien** : Ärzte für Infektionskrankheiten spielen eine führende Rolle bei der Bewältigung von Epidemien, von lokalen Ausbrüchen bis hin zu globalen Pandemien. Dank ihres Fachwissens können sie über Präventionsmaßnahmen, Infektionskontrolle und Impfkampagnen beraten.
- **Forschung und Innovation**: Dieser Bereich erfordert auch einen erheblichen Beitrag zur Forschung, sei es zur Entwicklung neuer Behandlungsmethoden, Impfstoffe oder zur Verbesserung des Verständnisses der Resistenzmechanismen von Krankheitserregern.

Die verschiedenen Zertifizierungen in Infektionskrankheiten

Die Zertifizierungen und Spezialisierungen im Bereich Infektionskrankheiten sind je nach Land und Institution unterschiedlich, haben jedoch ein gemeinsames Ziel: die Ausbildung von Fachkräften, die in der Lage sind, sich den aktuellen Herausforderungen im Bereich Infektionen zu stellen und wirksame Lösungen zu finden.

Infektionsmedizin

Die **Infektionsmedizin** ist in den meisten Ländern ein anerkanntes medizinisches Fachgebiet. Nach der allgemeinen Ausbildung in Medizin absolvieren Praktiker eine mehrjährige Fachausbildung, die sich auf die Behandlung von Infektionen konzentriert, unabhängig davon, ob es sich um akute, chronische oder opportunistische Infektionen handelt. Diese Spezialisierung umfasst Kompetenzen in der **mikrobiologischen Diagnostik**, der **Pharmakologie von Antiinfektiva** (Antibiotika, Virostatika,

Antimykotika usw.) und der **Intensivpflege**, um Patienten mit schweren oder multiresistenten Infektionen zu behandeln.

Spezialisten für Infektionskrankheiten müssen oft eng mit Mikrobiologen, Epidemiologen und anderen Spezialisten zusammenarbeiten, um ihre Arbeit erfolgreich zu erledigen. Sie spielen auch eine entscheidende Rolle beim Umgang mit nosokomialen Infektionen in Krankenhäusern, insbesondere auf Intensivstationen, wo die Patienten besonders anfällig für schwere Infektionen sind.

Krankenschwestern und Krankenpfleger mit Spezialisierung auf Infektionskrankheiten

Neben Ärzten spielen Krankenpfleger, **die auf Infektionskrankheiten spezialisiert** sind, eine grundlegende Rolle bei der Behandlung von Patienten mit schweren Infektionen. Diese Pflegekräfte erhalten spezielle Schulungen, in denen sie fortgeschrittene Fähigkeiten in der Infektionspflege erwerben. **Zertifizierungen in der Infektionspflege** vermitteln umfassende Kenntnisse in der **Pflege von immungeschwächten Patienten**, im Umgang mit nosokomialen Infektionen und in der Infektionskontrolle in Krankenhäusern.

Krankenschwestern und Krankenpfleger werden auch darin geschult, Patienten über den Umgang mit chronischen Infektionskrankheiten wie HIV oder Hepatitis aufzuklären und eine regelmäßige Überwachung der Behandlung zu gewährleisten, einschließlich der Überwachung von Nebenwirkungen antiinfektiöser Medikamente. Sie spielen auch eine wichtige Rolle bei der **Prävention von** Infektionen, indem sie Hygieneprotokolle strikt anwenden und andere Pflegekräfte und Familien sensibilisieren.

Klinische Mikrobiologie

Die **klinische Mikrobiologie** ist ein Fachgebiet, das mit Infektionskrankheiten in Verbindung steht, aber stärker auf Labor und Diagnose ausgerichtet ist. Spezialisierte Mikrobiologen spielen eine entscheidende Rolle bei der Identifizierung der für Infektionen verantwortlichen Krankheitserreger, wobei sie modernste Methoden wie Bakterienkulturen, molekulare Tests oder Serologie anwenden. Ihre Arbeit ist entscheidend, um Kliniker auf die richtige Behandlung hinzuweisen, die sich nach der genauen Art der Infektion und möglichen bakteriellen oder viralen Resistenzen richtet.

Diese Spezialisierung ist vor allem im Zusammenhang mit Antibiotikaresistenzen relevant. Mikrobiologen können die Empfindlichkeit von Krankheitserregern gegenüber verschiedenen Antibiotika testen, sodass Ärzte ihre Behandlung anhand der Ergebnisse anpassen können. Die **Zusammenarbeit** zwischen Mikrobiologen und Spezialisten für Infektionskrankheiten ist für eine genaue Diagnose und eine schnelle Behandlung unerlässlich.

Infektiöse Epidemiologie

Die **Infektionsepidemiologie** ist eine Schlüsseldisziplin für die Bewältigung von Epidemien und Pandemien. Epidemiologen, die sich auf Infektionskrankheiten spezialisiert haben, überwachen die Infektionsmuster in der Bevölkerung, identifizieren Ausbrüche und empfehlen Kontrollstrategien, um die Ausbreitung von Krankheiten einzudämmen. Sie analysieren Daten, um die Übertragungsdynamiken zu verstehen, und beraten die Gesundheitsbehörden hinsichtlich der zu ergreifenden Maßnahmen.

Diese Spezialisierung ist im Zusammenhang mit globalen Gesundheitskrisen von entscheidender Bedeutung. Während der COVID-19-Pandemie beispielsweise spielten Epidemiologen eine zentrale Rolle bei der Modellierung der Ausbreitung des Virus, der Vorhersage von Infektionswellen und der Durchführung von Eindämmungs- oder Impfmaßnahmen. Sie arbeiten auch an **globalen Gesundheitsproblemen** wie vernachlässigten Tropenkrankheiten oder Zoonosen, die zunehmend von Tieren auf den Menschen überzugehen drohen.

Spezialisierungen für spezifische Kontexte

Neben den allgemeinen Zertifizierungen gibt es auch Spezialisierungen, die auf bestimmte Kontexte oder Pathologien ausgerichtet sind. Diese Spezialisierungen ermöglichen eine Verfeinerung der Kompetenzen in sehr spezifischen Bereichen, in denen Fachwissen besonders gefragt ist.

*   **HIV und chronische Infektionen**: HIV ist in vielen Teilen der Welt nach wie vor eine wichtige Infektionskrankheit. Fachkräfte, die sich auf die Betreuung von HIV-Patienten spezialisieren, erwerben Fachwissen in der Überwachung der antiretroviralen Therapie, im Umgang mit Komorbiditäten und in der Prävention opportunistischer Infektionen, von denen diese Patienten häufig betroffen sind.

*   **Tropische und parasitäre Krankheiten**: Fachärzte für **Tropenkrankheiten** werden in der Behandlung von Krankheiten ausgebildet, die speziell in tropischen Regionen auftreten, wie Malaria, Dengue-Fieber oder Gelbfieber. Diese Krankheiten sind zwar lokal begrenzt, betreffen aber Millionen von Menschen auf der ganzen Welt, und Spezialisten sind für die Prävention und Behandlung dieser Infektionen von entscheidender Bedeutung, insbesondere im Zusammenhang mit internationalen Reisen und Migration.

*   **Management von Antibiotikaresistenzen**: Angesichts der zunehmenden Antibiotikaresistenzen entscheiden sich einige Pflegekräfte dafür, sich auf das Management von resistenten Infektionen zu spezialisieren. Diese Ausbildung umfasst die **Antibiotikaresistenz**, die Einführung einer **Antibiotikagovernance-Politik** (Stewardship) und die Suche nach neuen Behandlungsstrategien für schwere Infektionen.

Internationale Zertifizierungen und die Rolle globaler Organisationen

Die internationale Anerkennung von Kompetenzen ist ebenfalls von entscheidender Bedeutung, und mehrere Organisationen bieten standardisierte Zertifizierungen für Infektionskrankheiten an, um die Kompetenzen weltweit zu vereinheitlichen.

Die **Weltgesundheitsorganisation (WHO)** und andere internationale Organisationen arbeiten mit akademischen Einrichtungen und Forschungszentren zusammen, um Ausbildungsprogramme zu entwickeln, die auf die globalen Bedürfnisse zugeschnitten sind. Diese Programme werden häufig in Partnerschaft mit Universitäten oder Schulen für öffentliche Gesundheit angeboten und bieten die Möglichkeit, weltweit anerkannte Zertifizierungen zu erwerben, insbesondere für den Umgang mit **Epidemien** und **internationalen Gesundheitskrisen**.

- **Die Zukunft des Berufs vor dem Hintergrund des technologischen Fortschritts**
  - Die Integration neuer Technologien in die Pflege (Telemedizin, Robotik)

Die **Integration neuer Technologien in die Gesundheitsversorgung** hat den medizinischen Bereich grundlegend verändert und den Weg für Innovationen geebnet, die die Wirksamkeit von Behandlungen, den Zugang zur Gesundheitsversorgung und die Lebensqualität der Patienten verbessern. Bedeutende Fortschritte wie **Telemedizin**, **medizinische Robotik, künstliche Intelligenz** und **vernetzte Objekte transformieren** nicht nur die Art und Weise, wie Pflege geleistet wird, sondern auch die Beziehung zwischen Pfleger und Patient. Diese bahnbrechenden Technologien helfen dabei, die modernen Herausforderungen im Gesundheitswesen zu meistern, insbesondere angesichts der Globalisierung, des Mangels an

Pflegepersonal und der steigenden Erwartungen der Patienten an eine personalisierte Pflege.

Telemedizin: ein erleichterter und erweiterter Zugang zur Gesundheitsversorgung

Die **Telemedizin** ist eine der markantesten Veränderungen in der Art und Weise, wie medizinische Versorgung geleistet wird, insbesondere seit der COVID-19-Pandemie. Sie ermöglicht es Patienten, medizinische Fachkräfte aus der Ferne über Online-Plattformen, Videoanrufe oder spezielle Anwendungen zu konsultieren, und bietet so Zugang zu medizinischer Versorgung, ohne dass sie physisch anwesend sein müssen.

Diese Technologie hat vor allem in ländlichen oder unterversorgten Gebieten, in denen der Zugang zu Fachärzten manchmal eingeschränkt ist, erhebliche Vorteile gebracht. Durch Fernkonsultationen können geografische Barrieren überwunden und sichergestellt werden, dass Patienten auch in Umgebungen mit unzureichender medizinischer Versorgung versorgt werden. Darüber hinaus bietet die Telemedizin eine wertvolle Lösung für Menschen mit eingeschränkter Mobilität oder chronischen Erkrankungen, die eine regelmäßige Nachsorge erfordern, und verringert so häufige Fahrten zu Gesundheitseinrichtungen.

Die Telemedizin entlastet auch die Gesundheitssysteme, indem sie schnellere Konsultationen für Fälle anbietet, die keinen persönlichen Besuch erfordern, und gleichzeitig Ressourcen für Notfälle und komplexe Behandlungen freigibt. Viele Fachrichtungen wie Dermatologie, Psychiatrie oder Allgemeinmedizin haben die Telemedizin in ihre tägliche Praxis integriert und so die Effizienz der Versorgung verbessert.

Parallel dazu hat die Telemedizin die Entwicklung der **spezialisierten Telekonsultation** ermöglicht, bei der Ärzte aus der Ferne zusammenarbeiten und ihr Fachwissen teilen können, um komplexe oder seltene Fälle zu diagnostizieren. Diese Art der Zusammenarbeit ist besonders nützlich bei

Infektionskrankheiten oder **chronischen Krankheiten**, bei denen die Betreuung der Patienten häufig fachübergreifendes Fachwissen erfordert.

Medizinische Robotik: Präzisere und weniger invasive Eingriffe

Die **Medizinrobotik** ist ein weiterer revolutionärer Fortschritt, der die Gesundheitsfürsorge, insbesondere im Bereich der Chirurgie, verändert hat. Medizinische Roboter, wie das berühmte **Da-Vinci-System**, ermöglichen es Chirurgen, komplexe Eingriffe mit größerer Präzision und Fingerfertigkeit durchzuführen und gleichzeitig die Größe der Schnitte und damit das Risiko von Komplikationen für den Patienten zu verringern.

Einer der Hauptvorteile von Chirurgierobotern ist die Möglichkeit, **minimalinvasive Operationen** durchzuführen, die eine schnellere Genesung der Patienten und weniger Schmerzen nach der Operation ermöglichen. Chirurgische Roboter verfügen über hochpräzise Gelenkarme, die Handgriffe ausführen können, die für die menschliche Hand allein unmöglich sind, wodurch das Risiko von Fehlern verringert und die Qualität der Versorgung verbessert wird. Bei **Prostatektomie-Operationen** beispielsweise ermöglicht das Da-Vinci-System eine präzise Exzision des erkrankten Gewebes unter Schonung von Nerven und empfindlichen Strukturen, wodurch Komplikationen verringert werden.

Die Robotertechnologie ist nicht auf die Chirurgie beschränkt. In Rehabilitationsabteilungen werden Roboter beispielsweise eingesetzt, um Patienten nach einem Schlaganfall oder einer Verletzung bei der Wiederherstellung ihrer Mobilität zu helfen. Diese Geräte ermöglichen es, die Rehabilitationsübungen an die spezifischen Bedürfnisse jedes einzelnen Patienten anzupassen, indem sie den Fortschritt aufzeichnen und die Protokolle kontinuierlich anpassen.

Ein weiterer Bereich, in dem die Robotik eine Schlüsselrolle spielt, ist die **Unterstützung bei der häuslichen Pflege**. Es werden Assistenzroboter entwickelt, die älteren Menschen oder Patienten mit chronischen Krankheiten bei alltäglichen Aufgaben wie Aufstehen, Fortbewegen oder Füttern helfen und so ihre Selbstständigkeit verbessern und gleichzeitig die Pflegekräfte entlasten.

Künstliche Intelligenz und Datenanalyse: Auf dem Weg zu einer prädiktiven Medizin

Künstliche Intelligenz (KI) und **Algorithmen des maschinellen Lernens** werden in der Patientenversorgung immer häufiger eingesetzt und ermöglichen es, die Diagnose, Behandlung und sogar die Prävention von Krankheiten zu revolutionieren. Durch die Analyse großer Mengen medizinischer Daten ist KI in der Lage, Muster zu erkennen, die für das menschliche Auge unsichtbar sind, und hilft so Ärzten, genauere und schnellere Diagnosen zu stellen.

Besonders vielversprechend ist die KI in der **medizinischen Bildgebung**, wo sie Röntgenbilder, MRTs oder CTs analysieren kann, um Anomalien wie Tumore oder frühe Verletzungen zu erkennen, oft bevor Symptome sichtbar werden. Dadurch kann früher eingegriffen und die Heilungschancen des Patienten verbessert werden. In der Onkologie wird KI zum Beispiel eingesetzt, um Bilder von Lungen- oder Brustkrebs zu analysieren und dabei subtile Merkmale zu erkennen, die dem menschlichen Auge entgehen könnten.

Künstliche Intelligenz wird auch in Systeme der **prädiktiven Medizin** integriert, die darauf abzielen, das Krankheitsrisiko von Patienten auf der Grundlage von genetischen Daten, Krankengeschichte und Umweltfaktoren zu antizipieren. Diese Systeme ermöglichen es, Personen mit einem erhöhten Risiko für Erkrankungen-Kreislauf-Herz, Krebs oder Stoffwechselstörungen zu identifizieren und Präventivmaßnahmen auf der Grundlage ihres persönlichen Profils anzupassen. Dies ermöglicht den

167

Übergang von einem reaktiven Ansatz in der Medizin, bei dem Symptome behandelt werden, zu einem proaktiven Ansatz, bei dem Krankheiten vorgebeugt wird, bevor sie auftreten.

Im Bereich der Behandlung ermöglicht die KI auch die Personalisierung von Therapieprotokollen. In der Onkologie können Algorithmen beispielsweise dabei helfen, die am besten geeignete Behandlung auf der Grundlage des genetischen Profils des Tumors des Patienten zu bestimmen, wodurch die Erfolgsaussichten optimiert und gleichzeitig die Nebenwirkungen verringert werden.

Vernetzte Objekte und Ferngesundheit

Vernetzte Gegenstände stehen auch im Mittelpunkt der technologischen Revolution im Gesundheitswesen. Diese Geräte, die von intelligenten Uhren bis hin zu tragbaren biometrischen Sensoren reichen, ermöglichen die Echtzeitüberwachung wichtiger Gesundheitsparameter wie Herzfrequenz, Blutdruck, Blutzuckerspiegel oder Sauerstoffgehalt des Blutes. Die gesammelten Daten werden dann an Ärzte weitergeleitet, die die Behandlung entsprechend anpassen und den Gesundheitszustand des Patienten aus der Ferne überwachen können.

Diese vernetzten Gegenstände sind besonders nützlich für Patienten mit **chronischen Krankheiten** wie Diabetes oder Bluthochdruck, da sie eine kontinuierliche Überwachung ermöglichen, ohne dass häufige Arztbesuche erforderlich sind. Sie verbessern die Betreuung, indem sie die Patienten beim Umgang mit ihrer Krankheit unabhängiger machen und gleichzeitig die Ärzte bei Problemen alarmieren, wodurch Notfalleinweisungen ins Krankenhaus vermieden werden können.

Im Bereich der **öffentlichen Gesundheit** können diese Technologien auch eine wesentliche Rolle bei der Überwachung der Entwicklung bestimmter Epidemien spielen. Beispielsweise können Sensoren eingesetzt werden, um die Ausbreitung von Viren wie Grippe oder Dengue-Fieber zu verfolgen, indem

Gesundheitsdaten in Echtzeit analysiert und Ausbrüche vorhergesagt werden, bevor sie sich großflächig ausbreiten.

Ethische Herausforderungen und Datensicherheit

Obwohl diese Technologien die Gesundheitsfürsorge dramatisch verändert haben, werfen sie auch **ethische Herausforderungen** und Fragen der **Datensicherheit** auf. Angesichts der massiven Sammlung von Gesundheitsdaten durch KI, Telemedizin und vernetzte Gegenstände wird es entscheidend, die **Vertraulichkeit** der medizinischen Informationen von Patienten zu gewährleisten.

Darüber hinaus wirft der zunehmende Einsatz von Technologie in der Pflege Fragen zur **menschlichen Beziehung** in der Medizin auf. Maschinen können zwar technische Aufgaben mit hoher Präzision erledigen, sie können jedoch die menschliche Interaktion, das Einfühlungsvermögen und die psychologische Unterstützung, die Pflegekräfte den Patienten zukommen lassen, nicht ersetzen. Daher ist es von entscheidender Bedeutung, ein Gleichgewicht zwischen der Einführung von Technologien und der Bewahrung des menschlichen Aspekts der Pflege zu finden.

○ Die Auswirkungen von künstlicher Intelligenz auf die Infektionsüberwachung

Künstliche Intelligenz (KI) revolutioniert die Infektionsüberwachung und verändert die Art und Weise, wie Epidemien erkannt, überwacht und gemanagt werden. Durch die Möglichkeit, große Datenmengen in Echtzeit zu analysieren, eröffnet KI neue Möglichkeiten, Infektionen zu antizipieren und einzudämmen, unabhängig davon, ob sie durch Viren, Bakterien oder Pilze verursacht werden. Ob es um die Früherkennung von Ausbrüchen, die Vorhersage von Infektionstrends oder die Optimierung von Präventionsstrategien geht, KI ist zu einem unverzichtbaren Werkzeug im Umgang mit Infektionskrankheiten geworden. Dieser Einfluss zeigt sich in vielen Bereichen, von der

öffentlichen Gesundheit bis hin zur **Krankenhausüberwachung**, und verbessert gleichzeitig die Fähigkeit, schnell auf Gesundheitskrisen zu reagieren.

Früherkennung und Vorhersage von Ausbrüchen

Einer der größten Vorteile der KI in der Infektionsüberwachung ist ihre Fähigkeit, Signale für einen Ausbruch **frühzeitig zu erkennen,** noch bevor dieser für herkömmliche Systeme sichtbar wird. Mithilfe von Algorithmen des maschinellen Lernens kann KI massive Datenmengen aus einer Vielzahl von Quellen analysieren: Krankenakten, soziale Netzwerke, Wetterdaten, Laborberichte und sogar Bevölkerungsbewegungen.

KI-Systeme wie **BlueDot** haben ihre Effektivität bei der Erkennung potenzieller Epidemien vor den Gesundheitsbehörden unter Beweis gestellt. Im Jahr 2019 erkannte BlueDot beispielsweise die ersten Anzeichen eines Ausbruchs der atypischen Lungenentzündung in China, die sich zur **COVID-19-Pandemie** entwickeln sollte, Tage bevor die Weltgesundheitsorganisation (WHO) ihre ersten Stellungnahmen abgab. Durch diese Art der Schnellanalyse kann wertvolle Zeit gewonnen werden, um eine Epidemie bereits im Vorfeld durch Präventions- oder Einschränkungsmaßnahmen einzudämmen.

KI kann auch **die Trends** einer Epidemie **vorhersagen**, indem sie Faktoren wie Klimadaten, Bevölkerungsbewegungen und Muster der Krankheitsübertragung analysiert. Bei saisonalen Krankheiten wie Grippe oder Dengue-Fieber können Algorithmen beispielsweise anhand historischer Daten Infektionsspitzen vorhersagen und die Gesundheitsbehörden darauf hinweisen, um Impf- oder Präventionskampagnen vorzubereiten.

Analyse von Massendaten für eine Echtzeitüberwachung

In einer Zeit, in der neu auftretende Krankheiten und nosokomiale Infektionen eine ständige Bedrohung darstellen, ist die Fähigkeit der KI, **große Datenmengen** (Big Data) zu verarbeiten und zu analysieren, von **großem** Vorteil. Diese Daten sind oft disparat und in großen Mengen vorhanden und stammen aus verschiedenen Quellen wie Krankenhäusern, Gesundheitszentren, mobilen Anwendungen zur Symptomverfolgung, Netzwerken zur epidemiologischen Überwachung oder öffentlichen Gesundheitssystemen. Mithilfe von KI können diese Informationen in Echtzeit integriert werden, wodurch ein **umfassender** und aktueller **Überblick** über die epidemiologische Situation auf lokaler, nationaler oder internationaler Ebene entsteht.

KI erleichtert somit die Überwachung von **nosokomialen Infektionen** in Krankenhäusern, wo die Früherkennung von internen Ausbrüchen entscheidend ist, um die Ausbreitung auf andere gefährdete Patienten zu verhindern. Durch die Analyse von Daten aus Krankenhausüberwachungssystemen wie Katheter- oder Atemwegsinfektionen kann die KI **abnormale Muster** erkennen und potenzielle Ausbrüche melden, bevor sie **außer** Kontrolle geraten. Dadurch können die medizinischen Teams schnell mit Isolationsmaßnahmen eingreifen oder die Hygieneverfahren intensivieren, um die Ausbreitung zu begrenzen.

Darüber hinaus wird die nationale und internationale Infektionsüberwachung durch KI erleichtert, indem **Daten** aus verschiedenen Institutionen **zusammengeführt** werden, seien es Krankenhäuser, Labore oder öffentliche Datenbanken. Durch die Erkennung subtiler Veränderungen in den Infektionsraten hilft KI dabei, aufkommende Ausbrüche selbst in geografisch abgelegenen Regionen oder in Gemeinden mit unterversorgter Gesundheitsinfrastruktur zu erkennen. Diese Art der proaktiven und schnellen Überwachung ist entscheidend für die Eindämmung **globaler Pandemien**, bei denen jeder Tag zählt, um die Ausbreitung zu begrenzen.

Optimierung von Interventionen im Bereich der öffentlichen Gesundheit

Künstliche Intelligenz kann nicht nur Epidemien erkennen, sondern auch **die Reaktionen darauf planen und optimieren**. Sobald ein Ausbruch identifiziert ist, können KI-Systeme verschiedene Einsatzszenarien modellieren und die Auswirkungen von Kontrollmaßnahmen (Eindämmung, Impfung, Grenzschließung usw.) auf die Ausbreitung der Krankheit vorhersagen. Diese **prädiktiven Modellierungen** helfen den Behörden bei der Auswahl der wirksamsten Strategien unter Berücksichtigung der lokalen Gegebenheiten und der verfügbaren Ressourcen.

Während der COVID-19-Pandemie wurde KI zum Beispiel umfassend eingesetzt, um die Auswirkungen von sozialer Eingrenzung oder Distanzierung zu modellieren. Mithilfe von Algorithmen konnten die Folgen unterschiedlicher Einschränkungen vorhergesagt werden, was den Regierungen dabei half, ihre Gesundheitspolitik in Echtzeit anzupassen. Darüber hinaus hat KI im Bereich der Impfstofflogistik dazu beigetragen, die Verteilung von Impfstoffen auf die am stärksten betroffenen Gebiete und die vorrangigen Bevölkerungsgruppen zu optimieren und so eine bessere Abdeckung und eine effizientere Nutzung der verfügbaren Ressourcen zu gewährleisten.

KI kann auch **demografische und epidemiologische Daten** analysieren, um bei einem Ausbruch die am stärksten gefährdeten Bevölkerungsgruppen zu ermitteln und so die Maßnahmen zu priorisieren, sei es durch Impfungen, die Verteilung von Behandlungen oder Isolationsmaßnahmen. Durch die Kombination von Daten wie Alter, Krankengeschichte oder sozioökonomischem Status können Algorithmen die am stärksten gefährdeten Personen identifizieren und sicherstellen, dass die

Ressourcen dort eingesetzt werden, wo sie am dringendsten benötigt werden.

Überwachung von behandlungsresistenten Infektionen

Ein weiterer Bereich, in dem die KI eine entscheidende Rolle spielt, ist die Überwachung von **antibiotikaresistenten Infektionen**, die eine der größten Bedrohungen für die öffentliche Gesundheit darstellen. Antimikrobielle Resistenzen, die durch den übermäßigen und unsachgemäßen Einsatz von Antibiotika verschärft werden, machen die Behandlung vieler Infektionen schwierig oder gar unmöglich. Mithilfe von Systemen-KI ist es möglich, die Ausbreitung von multiresistenten Bakterien zu verfolgen und die Richtlinien für den Einsatz von Antibiotika entsprechend anzupassen.

Mithilfe von KI können Daten aus mikrobiologischen Labors analysiert werden, um **neu auftretende Resistenzen** schnell zu erkennen. Beispielsweise kann sie die Ergebnisse von Antibiogrammen (Antibiotikaempfindlichkeitstests) verschiedener Patienten vergleichen und zunehmende Resistenzen gegen bestimmte Behandlungen in einer bestimmten Population erkennen. Diese Informationen sind entscheidend, um Behandlungsprotokolle schnell anzupassen und die Ausbreitung dieser resistenten Bakterien in Krankenhäusern und in der Gemeinschaft zu begrenzen.

Künstliche Intelligenz kann auch bei der Entwicklung neuer Behandlungsmethoden helfen. Durch die Analyse tausender Moleküle und ihrer Wechselwirkungen mit Krankheitserregern kann KI **vielversprechende Kandidaten** für die Entwicklung neuer Antibiotika oder antiviraler Behandlungen identifizieren. Diese Fähigkeit, Millionen von Kombinationen in Rekordzeit zu erforschen, beschleunigt die Forschung und Entwicklung, die angesichts resistenter Krankheitserreger von entscheidender Bedeutung ist.

Herausforderungen und ethische Überlegungen

Trotz ihres Potenzials bringt die Integration von KI in die Infektionsüberwachung **Herausforderungen und ethische Überlegungen mit sich**. Eine der größten Herausforderungen ist die **Vertraulichkeit von** Gesundheitsdaten. KI-Systeme erfordern den Zugang zu sensiblen Patientendaten, und ihre Erhebung und Nutzung muss reguliert werden, um die Privatsphäre des Einzelnen zu schützen. Die Richtlinien für die Sicherheit und den Austausch von Daten müssen verstärkt werden, um Missbrauch oder Verletzungen der Privatsphäre zu verhindern.

Darüber hinaus kann die KI zwar Trends erkennen und Prognosen liefern, es ist jedoch von entscheidender Bedeutung, dass Entscheidungen im Bereich der öffentlichen Gesundheit unter menschlicher Kontrolle bleiben. Die ethische Verantwortung für die Intervention muss bei den Angehörigen der Gesundheitsberufe und den öffentlichen Behörden liegen, die möglicherweise Kontextfaktoren berücksichtigen, die die KI ignorieren könnte.

Schließlich ist es wichtig zu betonen, dass KI von der **Qualität der Daten** abhängt. Wenn die Daten unvollständig oder verzerrt sind, können die Algorithmen falsche Vorhersagen erzeugen. Dies unterstreicht die Bedeutung einer robusten Dateninfrastruktur und der kontinuierlichen Schulung von Fachkräften im Umgang mit KI-Tools, um die Ergebnisse richtig interpretieren zu können.

Kapitel 6

Die Besonderheiten der verschiedenen Infektionskrankheiten

- **Überblick über die wichtigsten Infektionskrankheiten**
  - ∘ Bakterielle Infektionen: Tuberkulose, Meningitis, Staphylokokken

Bakterielle Infektionen stellen aufgrund ihrer Vielfalt und ihrer potenziell schwerwiegenden Auswirkungen auf die menschliche Gesundheit eine große Herausforderung für die öffentliche Gesundheit dar. Zu den besorgniserregendsten bakteriellen Infektionen gehören **Tuberkulose, Meningitis** und **Staphylokokkeninfektionen**, die jeweils mit spezifischen klinischen Manifestationen und schweren Komplikationen einhergehen, wenn sie nicht schnell und richtig behandelt werden. Diese Infektionen können verschiedene Teile des Körpers betreffen, von der Lunge über die Haut bis hin zum zentralen Nervensystem, und erfordern rigorose diagnostische und therapeutische Ansätze.

Tuberkulose: eine globale Lungeninfektion

Die **Tuberkulose (TB)** ist eine der ältesten und tödlichsten bakteriellen Infektionen der Welt. Sie wird durch ein Bakterium namens **Mycobacterium tuberculosis** verursacht und befällt hauptsächlich die **Lunge**, obwohl auch andere Organe betroffen sein können. Trotz Fortschritten bei der Impfung und der Behandlung mit Antibiotika bleibt die Tuberkulose ein großes Problem für die öffentliche Gesundheit, insbesondere in Ländern mit niedrigem Einkommen und bei gefährdeten Bevölkerungsgruppen.

Die Übertragung von Tuberkulose erfolgt durch die **Luft**, wenn eine infizierte Person beim Husten oder Niesen Tröpfchen mit den Bakterien ausstößt. Wenn die Bakterien eingeatmet werden, können sie sich in der Lunge festsetzen und eine Infektion auslösen. In manchen Fällen ist die Infektion latent, d. h., das Immunsystem kann die Bakterien eindämmen, ohne dass Symptome auftreten. Wenn das Immunsystem jedoch geschwächt wird, z. B. durch eine andere Krankheit wie **HIV**, kann die Tuberkulose aktiv werden.

Zu den Symptomen einer aktiven Tuberkulose gehören **anhaltender Husten**, der oft von **Blut** begleitet wird, **Nachtschweiß**, ungewollter Gewichtsverlust und starke Müdigkeit. Ohne Behandlung kann sich die Tuberkulose zu schweren Formen entwickeln, bei denen die Lunge irreversibel geschädigt wird und sich die Infektion im ganzen Körper ausbreitet (miliare Tuberkulose).

Die Behandlung der Tuberkulose beruht auf einer Kombination mehrerer Antibiotika, wie **Rifampicin** und **Isoniazid**, die über einen Zeitraum von **sechs Monaten** oder länger verabreicht werden. Multiresistente Tuberkulose (MDR-TB) ist jedoch ein wachsendes Problem, da einige Stämme des Bakteriums gegen Standardbehandlungen resistent geworden sind. Die Behandlung dieser Fälle erfordert längere und komplexere Behandlungen, die von den Patienten oft weniger gut vertragen werden.

Bakterielle Meningitis: ein medizinischer Notfall

Die **bakterielle Meningitis** ist eine Entzündung der **Meningen**, der Membranen, die das Gehirn und das Rückenmark umgeben, die durch eine bakterielle Infektion verursacht wird. Die Krankheit ist ein medizinischer Notfall und kann tödlich verlaufen, wenn sie nicht schnell behandelt wird. Zu den häufigsten Bakterien, die eine Meningitis verursachen, gehören **Neisseria meningitidis**(Meningokokken), **Streptococcus pneumoniae**(Pneumokokken) und **Haemophilus influenzae**.

Meningitis wird in der Regel durch engen Kontakt mit einer infizierten Person über Atemtröpfchen oder Speichel übertragen. Die ersten Symptome einer bakteriellen Meningitis können denen einer Grippe oder einer gewöhnlichen Infektion ähneln, mit **Fieber, Kopfschmerzen** und **Nackensteifigkeit**. Es kann sich jedoch sehr schnell entwickeln und neurologische Anzeichen wie **Krampfanfälle, geistige Verwirrung** oder **Bewusstseinsstörungen** auftreten, die auf eine Schädigung des Gehirns hinweisen.

Eine bakterielle Meningitis kann zu **schweren Komplikationen** wie bleibenden Hirnschäden, Hörverlust, kognitiven Störungen und in einigen Fällen zum Tod führen. Die Behandlung beruht auf der raschen **intravenösen** Verabreichung von **Antibiotika**, die häufig mit Kortikosteroiden kombiniert werden, um die Entzündung der Hirnhaut zu reduzieren. Eine frühzeitige Behandlung in einer Krankenhausumgebung ist entscheidend, um die Prognose der Patienten zu verbessern.

Impfungen haben eine wichtige Rolle bei der Prävention bestimmter Formen von Meningitis gespielt, insbesondere die Impfungen gegen Meningokokken, Pneumokokken und Haemophilus influenzae Typ B (Hib). Diese Impfprogramme haben die Inzidenz der bakteriellen Meningitis in vielen Teilen der Welt, insbesondere bei Kleinkindern, erheblich gesenkt.

Staphylokokken-Infektionen: ein breites Spektrum

Staphylokokken sind eine Gruppe von Bakterien, die häufig auf der Haut und den Schleimhäuten vorkommen. Meistens verursachen sie keine gesundheitlichen Probleme, können aber krankheitserregend werden, wenn sie durch eine Wunde oder einen Schnitt in den Körper gelangen. Unter den **Staphylokokken** ist **Staphylococcus aureus** der gefürchtetste, weil er Infektionen verursachen kann, die von harmlosen wie Hautabszessen bis zu schweren wie **Sepsis**, **Endokarditis** oder **Lungenentzündung** reichen.

Staphylokokken-Infektionen können in der Gemeinschaft auftreten, sind aber besonders häufig in Krankenhäusern anzutreffen, wo sie für viele **nosokomiale Infektionen** verantwortlich sind. Eine der besorgniserregendsten Formen ist die Infektion mit **Methicillin-resistenten Staphylococcus aureus (MRSA)**, einem Bakterium, das Resistenzen gegen häufig verwendete Antibiotika entwickelt hat, wodurch seine Behandlung erheblich erschwert wird.

Durch Staphylokokken verursachte Hautinfektionen sind häufig und umfassen Abszesse, Furunkel oder Impetigo, die sich durch Rötung, Schwellung und Eiterbildung bemerkbar machen. Wenn die Infektion nicht richtig behandelt wird, können sich die Bakterien auf andere Teile des Körpers ausbreiten, insbesondere über das Blut, was zu schwereren Infektionen wie **Bakteriämie** (Bakterien im Blut) oder **Osteomyelitis** (Knocheninfektion) führt.

Die Behandlung von Staphylokokken-Infektionen hängt von der Schwere der Infektion und der Empfindlichkeit des Bakteriums gegenüber Antibiotika ab. Bei leichten Infektionen reichen in der Regel orale Antibiotika aus, während bei schweren Infektionen ein Krankenhausaufenthalt und die intravenöse Verabreichung von Antibiotika erforderlich sind. Bei Infektionen mit resistenten Stämmen wie MRSA sind spezielle Antibiotika wie **Vancomycin** oder **Daptomycin** erforderlich.

Die Prävention von Staphylokokkeninfektionen in Krankenhäusern beruht auf strengen **Hygienemaßnahmen** wie Händewaschen, dem Tragen von Handschuhen und der Desinfektion von Oberflächen und medizinischen Geräten. Wundmanagement und die Überwachung von Kathetern und Sonden sind ebenfalls entscheidend, um die Kolonisierung und Ausbreitung der Bakterien zu verhindern.

       o   Virusinfektionen: HIV, Hepatitis, Grippe, Herpes, COVID-19

Virusinfektionen sind eine Gruppe von Krankheiten, die zu den am weitesten verbreiteten gehören und sich in Bezug auf Schweregrad, Übertragungswege und Auswirkungen auf die öffentliche Gesundheit stark unterscheiden. Von chronischen Infektionen wie **HIV** und **Hepatitis** über saisonale Erkrankungen wie die **Grippe** bis hin zu hartnäckigen Infektionen wie **Herpes** und globalen Pandemien wie **COVID-19** - diese Viren befallen jedes Jahr Millionen von Menschen und erfordern angemessene medizinische und gesundheitliche Reaktionen. Jede dieser Virusinfektionen stellt spezifische Herausforderungen dar, sowohl bei der Prävention als auch bei der Behandlung, aber sie zeigen auch die enormen Fortschritte in Forschung und Pflege.

HIV: eine chronische Infektion unter Kontrolle

Das **Humane** Immundefizienzvirus **(HIV)** ist eine der bekanntesten und seit seinem Auftreten in den 1980er Jahren auch eine der gefürchtetsten Virusinfektionen. Das Virus greift direkt die Zellen des Immunsystems an, insbesondere die **CD4-T-Lymphozyten,** und schwächt so nach und nach die Abwehrkräfte des Körpers. Ohne Behandlung entwickelt sich die HIV-Infektion zu **AIDS** (Acquired Immunodeficiency Syndrome), einer Phase, in der das Immunsystem so geschwächt ist, dass der Körper anfällig für opportunistische Infektionen und Krebs wird.

HIV wird hauptsächlich durch **Geschlechtsverkehr, Blutkontakt** (Transfusionen, gemeinsame Benutzung von Spritzen) oder von der Mutter auf das Kind während der Geburt oder beim Stillen übertragen. Im Gegensatz zu anderen Virusinfektionen kann HIV nicht vom Körper eliminiert werden und bleibt ein Leben lang bestehen.

Dank der **antiretroviralen Therapie (ART)** ist HIV heute eine gut kontrollierbare chronische Infektion. Diese Medikamente, die täglich eingenommen werden, verhindern die Replikation des Virus und ermöglichen es Menschen mit HIV, eine nicht nachweisbare Viruslast aufrechtzuerhalten, wodurch das Risiko einer Übertragung verringert und ein relativ normales Leben gewährleistet wird. Die ARVs haben die Lebenserwartung von HIV-Patienten verändert, die nun genauso lange leben können wie die Allgemeinbevölkerung. Darüber hinaus ermöglichen Fortschritte wie die **Präexpositionsprophylaxe (PrEP),** die Infektion bei Menschen mit hohem Risiko zu verhindern.

Nichtsdestotrotz ist der Kampf gegen HIV noch nicht beendet. Trotz aller Fortschritte gibt es immer noch keinen Impfstoff oder ein Heilmittel, um das Virus auszurotten, und der Zugang zu Behandlungen bleibt weltweit ungleich verteilt, insbesondere in Ländern mit geringen Ressourcen.

Virale Hepatitis: eine globale Belastung

Virushepatitis ist eine Infektion der **Leber**, die durch verschiedene Viren verursacht wird, hauptsächlich durch die Hepatitisviren A, B und C. Sie variieren in ihrem Schweregrad von akuten, harmlosen Infektionen bis hin zu chronischen Formen, die zu schweren Komplikationen wie **Leberzirrhose** oder **Leberkrebs** führen können.

- **Hepatitis A** wird **fäkal-oral** übertragen, insbesondere durch die Aufnahme von kontaminierten Lebensmitteln oder Wasser. Sie verursacht eine akute Infektion, die häufig keine langfristigen Folgen hat, und kann durch Impfung verhindert werden.

- **Hepatitis B** wird durch den **Kontakt mit Körperflüssigkeiten** übertragen, z. B. durch ungeschützten Geschlechtsverkehr, Bluttransfusionen oder die Mutter-Kind-Übertragung. Diese Infektion kann chronisch werden und zu schweren Komplikationen führen. Glücklicherweise steht ein hochwirksamer **Impfstoff** zur Verfügung, der in vielen Ländern Teil der Impfprogramme für Kinder ist. Ungeimpfte Personen sind jedoch weiterhin gefährdet, und chronische Hepatitis B erfordert oft eine langfristige antivirale Behandlung.

- **Hepatitis C** hingegen wird hauptsächlich durch Blut übertragen, insbesondere beim gemeinsamen Gebrauch von Spritzen. Im Gegensatz zu den anderen Formen gibt es gegen Hepatitis C keinen Impfstoff. Jüngste Fortschritte haben jedoch die Entwicklung **direkter antiviraler Therapien** ermöglicht, die die meisten Infektionen innerhalb weniger Wochen heilen. Diese Behandlungen stellen einen großen Fortschritt im Kampf gegen Hepatitis

C dar, doch in einigen Teilen der Welt ist der Zugang zu ihnen noch immer begrenzt.

Die Grippe: eine saisonale Bedrohung

Die durch **Influenzaviren** verursachte **Grippe** ist eine äußerst ansteckende Virusinfektion der Atemwege, die jedes Jahr in Form von **saisonalen Schüben** wieder auftritt. Die Grippe wird durch **Tröpfcheninfektion der Atemwege** übertragen, wenn infizierte Personen husten oder niesen. Sie äußert sich durch Symptome wie **Fieber, Gliederschmerzen, Halsschmerzen**, trockenen **Husten** und große **Müdigkeit**.

Obwohl sie oft als harmlose Krankheit wahrgenommen wird, kann die Grippe für Risikogruppen wie ältere Menschen, Schwangere, Kleinkinder und immungeschwächte Personen schwerwiegend und sogar tödlich sein. Jedes Jahr verursacht die Grippe weltweit Millionen von Infektionen und ist für schwere Komplikationen wie **Lungenentzündungen** und **Ateminsuffizienz** verantwortlich.

Das wichtigste Instrument zur Vorbeugung gegen Grippe ist die **jährliche Impfung**, die jedes Jahr angepasst wird, um den zirkulierenden Virusstämmen zu entsprechen. Aufgrund der Fähigkeit der Influenzaviren, schnell zu mutieren, bietet die Impfung jedoch keinen vollständigen Schutz, aber sie verringert den Schweregrad der Erkrankung und das Risiko von Komplikationen erheblich. Ergänzend können antivirale Medikamente wie **Oseltamivir** zur Behandlung schwerer Formen eingesetzt werden, obwohl sie am wirksamsten sind, wenn sie innerhalb der ersten 48 Stunden nach Auftreten der Symptome verabreicht werden.

Herpes: eine hartnäckige Virusinfektion

Herpes ist eine Infektion, die durch zwei Arten von Viren verursacht wird: das **Herpes-simplex-Virus Typ 1 (HSV-1)**, das normalerweise Lippenherpes (Fieberbläschen) verursacht, und das

Herpes-simplex-Virus Typ 2 (HSV-2), das genitale Infektionen hervorruft. Beide Herpesformen sind weltweit extrem häufig und werden durch direkten Kontakt mit Hautläsionen oder Schleimhäuten übertragen.

Herpes ist eine **chronische** Infektion, die lebenslang im Körper vorhanden bleibt, mit **Latenzphasen** und periodischen **Reaktivierungen**. Bei Reaktivierungen kann das Virus schmerzhafte Ausschläge an den Lippen oder den Genitalien verursachen. Obwohl die Häufigkeit von Reaktivierungsepisoden mit der Zeit tendenziell abnimmt, können sie durch Faktoren wie Stress, Müdigkeit oder eine Infektion ausgelöst werden.

Es gibt keine heilende Behandlung für Herpes, aber antivirale Medikamente wie **Acyclovir** können die Dauer der Ausbrüche verkürzen und die Häufigkeit der Ausbrüche verringern. Diese Behandlungen sind besonders hilfreich für Menschen mit häufigen oder schweren Reaktivierungen. Genitalherpes kann eine Quelle **sozialer Stigmatisierung** sein, und die Betreuung der Patienten umfasst häufig auch psychologische Unterstützung.

COVID-19: Eine globale Pandemie

Das **SARS-CoV-2**, das für **COVID-19** verantwortlich ist, hat eine der verheerendsten Pandemien der modernen Geschichte ausgelöst und die Gesundheitssysteme, Volkswirtschaften und Gesellschaften weltweit erschüttert. Das 2019 aufgetretene Virus wird hauptsächlich durch **Tröpfcheninfektion der Atemwege** übertragen und kann leichte bis schwere Symptome hervorrufen, darunter **Fieber, Husten, Atembeschwerden** sowie **Verlust des Geschmacks- und Geruchssinns**. In schweren Fällen, vor allem bei älteren Menschen oder Menschen mit Komorbiditäten, kann COVID-19 zu **schwerer Lungenentzündung, akutem Atemnotsyndrom** (ARDS) und sogar zum Tod führen.

Die weltweite Reaktion auf COVID-19 war von beispiellosen **Maßnahmen im Bereich der öffentlichen Gesundheit** geprägt, wie z. B. Einschließung, soziale Distanzierung, allgemeines

Tragen von Mundschutz und Reisebeschränkungen. Es war jedoch die rasche Entwicklung mehrerer wirksamer **Impfstoffe**, die insbesondere auf der Boten-RNA-Technologie (mRNA) basierten, die die Ausbreitung des Virus unter Kontrolle brachte und die Schwere der Fälle verringerte.

Trotz Impfung mutiert das Virus weiter und bringt neue **Varianten** hervor, die entweder übertragbarer oder gegen die Immunantwort resistent sind, was regelmäßige Anpassungen der Impf- und Therapiestrategien erforderlich macht. Auch antivirale Medikamente wie **Remdesivir** und monoklonale Therapien haben bei der Behandlung schwerer Fälle eine entscheidende Rolle gespielt.

◦ Pilz- und Parasiteninfektionen: Candidose, Malaria

Pilz- und **parasitäre Infektionen** machen weltweit einen großen Teil der Infektionskrankheiten aus und betreffen jedes Jahr Millionen von Menschen. Obwohl sie in den Medien weniger Beachtung finden als bestimmte bakterielle oder virale Infektionen, stellen sie dennoch eine große Herausforderung für die öffentliche Gesundheit dar, insbesondere in tropischen und subtropischen Regionen. Zu den häufigsten Pilzinfektionen gehört die **Candidose**, eine Pilzinfektion, die hauptsächlich die Schleimhäute und die Haut befällt, während **Malaria** (oder Malaria) eine der verheerendsten parasitären Krankheiten ist, die hauptsächlich in den Entwicklungsländern vorkommt. Diese Infektionen sind zwar in Bezug auf ihren Ursprung und ihre Übertragungswege sehr unterschiedlich, haben aber das gemeinsame Merkmal, dass sie in der Gesundheitspolitik häufig vernachlässigt werden und daher verstärkte Anstrengungen in den Bereichen Prävention, Diagnose und Behandlung erforderlich sind.

Candidose: eine häufige Pilzinfektion

Candidose ist eine Infektion, die durch Pilze der Gattung **Candida** verursacht wird, von denen **Candida albicans** am häufigsten vorkommt. Dieser Pilz ist Teil der **normalen Flora** von Haut, Mund, Verdauungstrakt und Vagina, kann aber eine Infektion verursachen, wenn Bedingungen herrschen, die seine übermäßige Vermehrung begünstigen. Die Candidose kann verschiedene Körperteile betreffen, von den Schleimhäuten (wie Mund oder Vagina) bis zur Haut, und in schweren Fällen kann sie sich zu einer invasiven Form entwickeln, die das Blut und die inneren Organe befällt, insbesondere bei immungeschwächten Personen.

Eine Candidose wird häufig durch ein **Ungleichgewicht des Immunsystems** oder durch die langfristige Einnahme von **Antibiotika** oder **Kortikosteroiden** ausgelöst, die das natürliche Gleichgewicht der Mikroorganismen im Körper stören. Patienten mit chronischen Krankheiten wie **Diabetes** oder **HIV** sowie Patienten, die sich einer Chemotherapie unterziehen, sind besonders anfällig für diese Infektion.

- **Mundkandidose**: Diese Form der Candidose wird auch als **Soor** bezeichnet und befällt die Schleimhäute im Mund und Rachen. Sie äußert sich durch weiße oder cremige Beläge auf der Zunge, den Wangen und am Gaumen, die oft von Schmerzen und Brennen begleitet werden. Soor tritt häufig bei Babys, älteren Menschen und immungeschwächten Patienten auf.

- **Vaginale Candidose**: Diese Form der Candidose kommt bei Frauen sehr häufig vor und verursacht Juckreiz, Brennen und weißlichen Ausfluss. Obwohl die vaginale Candidose keine sexuell übertragbare Infektion (STI) ist, kann sie durch Faktoren wie hormonelle Veränderungen, Schwangerschaft oder die Einnahme von oralen Verhütungsmitteln begünstigt werden.

- **Invasive Candidose**: In schwereren Fällen, insbesondere bei Patienten mit geschwächtem Immunsystem, kann Candidose in den Blutkreislauf gelangen und sich auf andere Organe ausbreiten, was zu schweren Infektionen wie **Candidämie** (Pilzinfektion des Blutes) oder zur Schädigung innerer Organe wie Leber, Niere oder Herz führt.

Die Behandlung von oberflächlichen Candidosen beruht in der Regel auf **lokalen Antimykotika** wie **Fluconazol** oder **Nystatin**. Bei invasiven Formen ist eine aggressivere Behandlung mit systemischen Antimykotika erforderlich. Die **Resistenz** einiger Candida-Stämme, wie **Candida auris**, gegen herkömmliche Antimykotika stellt jedoch ein zunehmendes Problem in Krankenhausumgebungen dar.

Malaria: eine globale parasitäre Geißel

Malaria, auch **Malaria** genannt, ist eine parasitäre Infektion, die durch den Stich von **infizierten** Anophelesmücken übertragen wird. Sie wird durch Parasiten der Gattung **Plasmodium** verursacht, von denen **Plasmodium falciparum** der gefährlichste ist und für die meisten Todesfälle im Zusammenhang mit der Krankheit verantwortlich ist. Malaria kommt vor allem in den Tropen und Subtropen vor, insbesondere in Afrika südlich der Sahara, in Südasien und Lateinamerika.

Der Lebenszyklus des Parasiten ist komplex und bezieht sowohl den Menschen als auch die Mücke mit ein. Wenn eine infizierte Mücke einen Menschen sticht, gelangen die Parasiten in den Blutkreislauf und nisten sich in der Leber ein, wo sie sich vermehren, bevor sie die roten Blutkörperchen infizieren. Diese Infektion der roten Blutkörperchen führt zur Zerstörung dieser Zellen und setzt die Parasiten in den Blutkreislauf frei, was zu den **charakteristischen Symptomen** der Krankheit führt.

Die anfänglichen Symptome der Malaria ähneln denen vieler anderer Tropenkrankheiten, mit **Fieber**, **Schüttelfrost**,

Muskelschmerzen, Kopfschmerzen und manchmal auch Magen-Darm-Beschwerden. Die Fieberzyklen können regelmäßig sein und alle zwei oder drei Tage auftreten, je nachdem, welche Plasmodium-Art beteiligt ist. Wenn sie nicht schnell behandelt wird, kann sich die **Plasmodium falciparum-Malaria** zu schweren Formen entwickeln, mit Komplikationen wie **zerebraler Malaria**, schwerer Anämie, Nieren- oder Atemwegsversagen und schließlich dem Tod.

Die Behandlung der Malaria beruht auf Malariamedikamenten wie **Artemisinin** und seinen Derivaten, die oft mit anderen Molekülen kombiniert werden, um die Entwicklung von Resistenzen zu verhindern. Das früher häufig verwendete **Chloroquin** ist in vielen Regionen aufgrund der Resistenz des Parasiten unwirksam geworden. Die Bekämpfung von Malaria umfasst auch **Präventionsmaßnahmen**, wie die Verwendung von **mit** Insektiziden **imprägnierten** Moskitonetzen, das Besprühen von Innenräumen mit Insektiziden und die Einnahme von prophylaktischen Medikamenten für Reisende in Risikogebiete.

Trotz erheblicher Fortschritte bei der Bekämpfung der Malaria, insbesondere durch Präventions- und Behandlungsprogramme, stellt die Krankheit mit jährlich über 200 Millionen Fällen und mehreren hunderttausend Todesfällen, hauptsächlich bei Kindern unter fünf Jahren, nach wie vor eine große Belastung dar. Die jüngste Entwicklung eines **Malaria-Impfstoffs**, der zwar noch nicht vollständig wirksam ist, stellt einen großen Fortschritt bei der Prävention dieser Krankheit dar.

Herausforderungen bei der Bekämpfung von Pilz- und parasitären Infektionen

Die Bekämpfung von Pilz- und parasitären Infektionen wie Candidose und Malaria ist komplex und erfordert **Präventions-, Diagnose-** und **Behandlungsstrategien**, die auf die örtlichen Gegebenheiten und die biologischen Besonderheiten dieser Infektionen zugeschnitten sind. Im Gegensatz zu vielen bakteriellen oder viralen Infektionen gibt es für diese Krankheiten nicht immer allgemein wirksame Impfstoffe oder Behandlungen, und **Resistenzen gegen Behandlungen** sind ein wachsendes Problem.

Bei der **Candidose** unterstreicht die Verbreitung von gegen Antimykotika resistenten Stämmen wie **Candida auris** in Krankenhäusern die Notwendigkeit, neue antimykotische Medikamente zu entwickeln und die Maßnahmen zur Kontrolle nosokomialer Infektionen zu verstärken. Darüber hinaus stellen immungeschwächte Personen wie Krebs- und HIV-Patienten oder Patienten, die Immunsuppressiva einnehmen, eine besonders gefährdete Bevölkerungsgruppe dar, was strenge Präventionsprotokolle erfordert.

Bei der **Malaria** haben die weltweiten Bemühungen, die Krankheit unter Kontrolle zu bringen, zu einer deutlichen Senkung der Sterblichkeitsrate geführt, doch der Parasit **Plasmodium** hat Resistenzen gegen Malariabehandlungen entwickelt, was die Kontrolle erschwert. Die Bekämpfung der Malaria beruht nicht nur auf wirksamen Behandlungsmethoden, sondern auch auf kontinuierlichen Bemühungen, die Population der Überträgermücken zu reduzieren, sowie auf der Suche nach besseren Impfstoffen und neuen Behandlungsstrategien, um aufkommenden Resistenzen entgegenzuwirken.

- **Anpassung der Pflege an die jeweilige Pathologie**
  - Verschiedene Vorsichtsmaßnahmen und Protokolle je nach Krankheitserreger

Die im medizinischen Bereich angewandten **Vorsichtsmaßnahmen** und **Protokolle** hängen von der Art der betreffenden **Krankheitserreger** und der Art ihrer Übertragung ab. Diese Maßnahmen sollen sowohl Patienten als auch Pflegepersonal und Krankenhausmitarbeiter schützen, indem sie die Ausbreitung von Infektionen, seien es Viren, Bakterien, Pilze oder Parasiten, eindämmen. Die Infektionskontrolle beruht auf der strikten Anwendung geeigneter Protokolle, die häufig nach S t a n d a r d v o r k e h r u n g e n u n d z u s ä t z l i c h e n Vorsichtsmaßnahmen definiert sind, je nach dem von den einzelnen Krankheitserregern ausgehenden Risiko. Diese Maßnahmen richten sich nach der Schwere der Krankheit, der Art der Übertragung (Kontakt, Tröpfchen oder Luft) und der Anfälligkeit der betroffenen Personen.

Standardvorkehrungen: eine wichtige Grundlage

Die **Standardvorkehrungen** bilden die Grundlage für die I n f e k t i o n s p r ä v e n t i o n i n a l l e n B e r e i c h e n d e r Gesundheitsversorgung. Sie werden ständig und unabhängig vom Patienten angewendet und sollen das Risiko einer Übertragung von Krankheitserregern in Blut, Sekreten oder Exkrementen begrenzen. Diese Maßnahmen stützen sich auf eine Reihe von Barrierehandlungen und guten Hygienepraktiken.

Zu den **wichtigsten Maßnahmen der Standardvorkehrungen** gehören :

- **Handhygiene**: Sie ist eine der wirksamsten Maßnahmen zur Verhinderung der Kreuzübertragung von Infektionen. Das Händewaschen oder die Verwendung von hydroalkoholischen Lösungen vor und nach jedem Patientenkontakt, nach dem Ausziehen von Handschuhen oder nach der Handhabung von Medizinprodukten ist unerlässlich.

- **Tragen von persönlicher Schutzausrüstung (PSA)**: Je nach Expositionsrisiko muss das Personal **Handschuhe, Kittel, Masken** oder **Schutzbrillen** verwenden. Diese Ausrüstungen sind unerlässlich, um den direkten Kontakt mit biologischen Flüssigkeiten oder Sekreten zu vermeiden.

- **Umgang mit verunreinigtem Material** : Medizinische Instrumente müssen nach Gebrauch desinfiziert oder sterilisiert werden, und medizinische Abfälle müssen sortiert und gemäß den Protokollen für die Entsorgung von **Abfällen aus infektiösen Pflegetätigkeiten (DASRI)** entsorgt werden.

- **Vorsichtsmaßnahmen bei invasiven Manipulationen**: Asepsis beim Legen von Kathetern, Sonden oder anderen invasiven Eingriffen ist entscheidend, um nosokomiale Infektionen zu verhindern.

Die Standardvorkehrungen müssen strikt eingehalten werden, da viele Krankheitserreger schon vor dem Auftreten von Symptomen übertragen werden können, wodurch jeder Patient potenziell ansteckend ist.

Zusätzliche Vorsichtsmaßnahmen: angepasst an die Art der Übertragung

Neben den Standardvorkehrungen sind **zusätzliche Vorsichtsmaßnahmen** erforderlich, wenn bestimmte Krankheitserreger eine besondere Art der Übertragung aufweisen. Diese Vorsichtsmaßnahmen zielen darauf ab, die Verbreitung von Krankheitserregern durch **Kontakt**, **Tröpfchen** oder über die **Luft zu** kontrollieren. Sie werden je nach Art der Krankheit, ihrer Ansteckungsfähigkeit und der Art der Isolierung des Patienten angewendet.

1. Vorsichtsmaßnahmen "Kontakt"

Kontaktvorkehrungen werden getroffen, um die Übertragung von Krankheitserregern zu verhindern, die sich hauptsächlich durch **direkten** oder **indirekten Kontakt** verbreiten. Zu den betroffenen Krankheitserregern gehören **multiresistente Bakterien** (wie der Methicillin-resistente Staphylococcus aureus, MRSA), **Clostridium difficile** oder bestimmte Viren wie das **Norovirus**.

Diese Vorsichtsmaßnahmen beinhalten :

- Das **Tragen von Handschuhen** und **Kitteln** bei jeglichem Kontakt mit dem Patienten oder seiner unmittelbaren Umgebung (Bett, medizinische Geräte).
- Die Nutzung von **Einzelzimmern** für Patienten, wenn dies möglich ist.
- Die **rigorose** und regelmäßige **Reinigung** der Umgebung des Patienten sowie die Desinfektion von Oberflächen und Materialien.

Das Pflegepersonal muss die Handschuhe und den Kittel ausziehen, bevor es das Zimmer verlässt, um die Ausbreitung von Krankheitserregern in andere Bereiche des Krankenhauses zu verhindern. Außerdem sind Patienten in der Kontaktisolation häufig in ihrer Bewegungsfreiheit innerhalb der Einrichtung eingeschränkt, um eine Verbreitung der Infektion zu verhindern.

2. Vorsichtsmaßnahmen "Tröpfchen"

Die **Tröpfchen-Vorsorge** bezieht sich auf Infektionen, die durch **Tröpfchen der Atemwege** übertragen werden, die beim Husten, Niesen oder Sprechen verspritzt werden. Diese Tröpfchen sind schwerer als Aerosole und legen nur eine Strecke von etwa einem Meter zurück, bevor sie wieder auf eine Oberfläche fallen. Sie sind für die Übertragung von Infektionen wie **Grippe**, **bakterielle Meningokokken-Meningitis**, **Keuchhusten** oder **COVID-19** verantwortlich.

Zu diesen Vorsichtsmaßnahmen gehören:

- Das Tragen von **chirurgischen Masken** für das Pflegepersonal und Besucher, wenn sie das Patientenzimmer betreten.
- Die Unterbringung des Patienten in einem **Einzelzimmer** oder in Kohortenisolation, wenn mehrere Patienten an der gleichen Krankheit leiden.

- Die Einschränkung der Bewegung des Patienten im Krankenhaus; wenn eine Bewegung erforderlich ist, muss der Patient auch eine chirurgische Maske tragen.

Das Tragen einer chirurgischen Maske ist eine entscheidende Maßnahme, um die Verbreitung infektiöser Tröpfchen in der Umgebungsluft einzuschränken und zu verhindern, dass sie auf andere Personen oder kontaminierte Oberflächen gelangen.

3. Vorsichtsmaßnahmen "in der Luft"

Die **"luftbezogenen"** **Vorsichtsmaßnahmen** werden bei Krankheitserregern angewandt, die als **Aerosole** in der Luft schweben und sich über große Entfernungen ausbreiten können. Dazu gehören schwere Krankheiten wie **Tuberkulose, Masern**, Windpocken und bestimmte Formen von **COVID-19** in bestimmten Kontexten (wie Intubation oder aerosolbildende Handlungen).

Zu den spezifischen Maßnahmen gehören :

- Die **Unterdruckkammer**, in der die kontaminierte Luft gefiltert wird, damit sie nicht in andere Bereiche des Krankenhauses entweicht. Dieser Zimmertyp ist mit HEPA-Filtern ausgestattet, um die Luft zu reinigen.
- Das Tragen von **FFP2-** (oder N95-) **Atemschutzmasken** durch das Pflegepersonal, die eine bessere Filterung der in der Luft befindlichen Partikel gewährleisten als chirurgische Masken.
- Die strikte Begrenzung der Besuche und Reisen des Patienten.

Diese Vorsichtsmaßnahmen sind bei hochansteckenden Krankheiten, die über die Luft übertragen werden, von entscheidender Bedeutung, da virale oder bakterielle Partikel über lange Zeiträume in der Luft schweben und sich über den üblichen Sicherheitsabstand hinaus bewegen können.

Isolierung von Patienten und Umgang mit Ausbrüchen

Die **Isolierung von** infektiösen **Patienten** ist eine grundlegende Maßnahme, um die Ausbreitung von Krankheitserregern in Gesundheitseinrichtungen zu verhindern. Je nach Schweregrad der Infektion und der Art ihrer Übertragung können unterschiedliche Isolationsstufen angewandt werden, von der Isolierung in **Einzelzimmern** bis hin zur **Kohortenisolierung** von Patienten mit derselben Infektion. Ziel ist es, unnötige Kontakte zwischen dem infizierten Patienten und anderen Patienten oder nicht-pflegerischem Personal einzuschränken.

Im Falle einer **Epidemie** oder einer **Gesundheitskrise** können spezielle Protokolle aktiviert werden, um die Ausbreitung einzudämmen. Während der **COVID-19-Pandemie** wurden beispielsweise in vielen Krankenhäusern auf der ganzen Welt strenge Einschließungsmaßnahmen, die Schließung bestimmter Abteilungen und Besuchsbeschränkungen eingeführt. Außerdem wurden Protokolle angepasst, um den massiven Einsatz von **PSA** und Masken zu ermöglichen und die **systematische Desinfektion** von Oberflächen zu gewährleisten.

- ◦ Überwachung der spezifischen Symptome jeder Infektion

Die **Überwachung der** spezifischen **Symptome** jeder Infektion ist ein entscheidender Schritt im Prozess der Diagnose und Behandlung von Infektionskrankheiten. Jeder Krankheitserreger - ob viral, bakteriell, pilzartig oder parasitär - verursacht bestimmte klinische Manifestationen, die je nach betroffenem Organ, Schwere der Infektion und Immunstatus des Patienten variieren können. Eine sorgfältige Beobachtung der Symptome ermöglicht nicht nur eine schnelle Orientierung bei der Diagnose, sondern auch die Erkennung schwerer Formen und die Vermeidung von Komplikationen. Die symptomatische Überwachung erfordert einen systematischen Ansatz und eine genaue Kenntnis der klinischen Merkmale, die für jede Krankheit typisch sind, um wirksam eingreifen und die Übertragung einschränken zu können.

1. Virusinfektionen: Unterschiedliche Symptome je nach Ziel des Virus

Virusinfektionen betreffen häufig verschiedene Körpersysteme und erzeugen ein breites Spektrum an Symptomen. Die **Art der Symptome** und ihr Auftreten können wertvolle Hinweise für die Ausrichtung der Diagnose und der Behandlung liefern.

- **HIV**: Das **Humane Immundefizienzvirus** verursacht in der akuten Phase zunächst leichte und unspezifische Symptome wie **Fieber**, **Kopfschmerzen**, **Muskelschmerzen** und geschwollene Lymphknoten. Langfristig macht die Zerstörung der Immunzellen durch HIV den Patienten anfällig für **opportunistische Infektionen** (Tuberkulose, Pneumocystis) und bestimmte Krebsarten. Die Überwachung von Anzeichen von **Gewichtsverlust, chronischer Müdigkeit** und Symptomen der Atemwege oder des Verdauungstrakts ist bei der Behandlung von HIV von entscheidender Bedeutung, um eine Entwicklung zu AIDS zu verhindern.

- **Virale Hepatitis**: Insbesondere Hepatitis B und C können in ihren Anfangsstadien **asymptomatisch** sein, entwickeln sich aber häufig zu chronischen Formen. Die Überwachung auf **Anzeichen von Gelbsucht** (Ikterus), **Müdigkeit, Bauchschmerzen** und **dunklem Urin** ist von entscheidender Bedeutung, da diese Symptome auf eine fortschreitende Leberschädigung hinweisen können. In schweren oder chronischen Fällen **können** Anzeichen einer **Leberzirrhose** oder eines **Leberversagens** auftreten (Aszites, geistige Verwirrung).

- **COVID-19**: Diese durch **SARS-CoV-2** verursachte Atemwegsinfektion weist eine Vielzahl von Symptomen auf, die von einer asymptomatischen Form bis hin zu Anzeichen **akuter Atemnot** reichen. Die Überwachung beruht zunächst auf leichten Anzeichen wie **Fieber, trockenem Husten** und **Verlust des Geschmacks- und Geruchssinns**, sollte aber rasch intensiviert werden, wenn Symptome wie **Atemnot**, verminderte **Sauerstoffsättigung** oder **Brustschmerzen auftreten, die** auf eine mögliche Entwicklung hin zu einer schweren Lungenentzündung oder einem Atemnotsyndrom hinweisen.

- **Grippe**: Die saisonale Grippe ist durch ein plötzliches Auftreten von **hohem Fieber, Muskel- und** Gelenkschmerzen, **starker Müdigkeit** und **trockenem Husten** gekennzeichnet. Bei älteren oder immungeschwächten Menschen muss die Überwachung verstärkt werden, da es schnell zu schweren Komplikationen wie **Lungenentzündung** oder Exazerbationen chronischer Herz- oder Atemwegserkrankungen kommen kann.

2. Bakterielle Infektionen: lokalisierte und systemische Symptome

Bakterielle Infektionen können verschiedene Organe befallen und Symptome hervorrufen, die von leichten, lokal begrenzten Formen bis hin zu schweren systemischen Manifestationen reichen.

- **Tuberkulose**: Die **Lungentuberkulose** äußert sich durch **anhaltenden Husten** (manchmal mit blutigem Auswurf), **Nachtschweiß, Gewichtsverlust** und **Müdigkeit**. Die Überwachung muss in Risikogruppen (Immunsupprimierte, Bevölkerungsgruppen mit niedrigem Einkommen) besonders sorgfältig erfolgen, um schwere Formen wie die disseminierte (miliare) oder extrapulmonale Tuberkulose frühzeitig zu erkennen, die Knochen, Gehirn (tuberkulöse Meningitis) oder andere Organe befallen können.

- **Bakterielle Meningitis**: Die Meningitis, die insbesondere durch **Neisseria meningitidis** oder **Streptococcus pneumoniae** verursacht wird, ist ein medizinischer Notfall. **Nackensteifigkeit, hohes Fieber, starke Kopfschmerzen** und **Lichtscheu** sind charakteristische Anzeichen. Andere Symptome wie **Erbrechen** oder **Krämpfekönnen** auf eine Schädigung des Gehirns hinweisen. Eine engmaschige Überwachung ist erforderlich, um Anzeichen eines **septischen Schocks** oder neurologischer Komplikationen wie Krampfanfälle oder Koma frühzeitig zu erkennen.

- **Staphylokokken-Infektionen**: Infektionen mit **Staphylococcus aureus** äußern sich häufig in Form von **Hautläsionen** wie Abszessen oder Furunkeln. Bei schweren Formen wie Bakteriämie oder **Endokarditis** treten jedoch systemische Symptome auf, wie Fieber, Gelenkschmerzen und Anzeichen einer Sepsis. Besondere Vorsicht ist in Krankenhausumgebungen geboten, wo **nosokomiale Infektionen** durch resistente Stämme wie **MRSA** (Methicillin-resistenter Staphylococcus aureus) häufig vorkommen.

3. Pilzinfektionen: oft unauffällige, aber gefährliche Symptome

Pilzinfektionen sind häufig opportunistisch, betreffen immungeschwächte Patienten und können anfangs leichte Symptome verursachen, bevor sie sich zu schweren invasiven Formen entwickeln.

- **Candidose**: Die orale Candidose äußert sich durch **weiße Flecken** im Mund oder Rachen, während die vaginale Candidose zu **Juckreiz, Brennen** und **dickem Ausfluss** führt. Bei invasiven Formen wie der **Candidämie** (Blutpilzinfektion) sollten systemische Symptome wie anhaltendes Fieber, Bauchschmerzen oder eine Beeinträchtigung des Allgemeinzustands genau beobachtet werden, da sich diese Form der Infektion schnell zu einem Multiorganversagen entwickeln kann.

- **Aspergillose**: Dieser Pilz, der häufig in der Umwelt vorkommt, kann bei immungeschwächten Personen die Lunge infizieren und zu **anhaltendem Husten, Atemnot** und **Brustschmerzen** führen. Die Überwachung ist entscheidend, um Komplikationen wie ein **Aspergillom** (Pilzmasse in der Lunge) oder invasive Formen, die das Gehirn und andere Organe befallen können, zu erkennen.

4. Parasitäre Infektionen: spezifische, aber oft späte Symptome

Parasitäre Infektionen können in ihrer Anfangsphase subtil sein, aber ihre Symptome werden schwerwiegend, wenn die Parasiten in verschiedene Organe eindringen.

- **Malaria (Malaria)** : Diese durch **Plasmodium** verursachte parasitäre Infektion ist durch zyklische Episoden von **Fieber, Schüttelfrost, Schweißausbrüchen** und **Kopfschmerzen** gekennzeichnet. Wenn keine Behandlung erfolgt, können schwere Formen auftreten, wie z. B. **zerebrale Malaria** (neurologische Störungen), schwere Anämie oder Multiorganversagen. Die Überwachung von Symptomen einer Verschlechterung, wie **Verwirrung, Krämpfe** oder ein **starker Abfall des Hämoglobinspiegels**, ist entscheidend, insbesondere bei Kindern und schwangeren Frauen.

- **Amöbiasis**: Die Infektion mit **Entamoeba histolytica** führt zu Verdauungssymptomen wie **Bauchschmerzen, blutigem Durchfall** und manchmal Fieber. Bei Komplikationen, insbesondere einem **Leberabszess**, können starke Schmerzen unter den Rippen auftreten, die von Fieber begleitet werden. Die Nachsorge muss sorgfältig erfolgen, um eine Entwicklung zu schweren Formen zu verhindern, die einen chirurgischen Eingriff erfordern.

- **Der klinische Verlauf von schweren Infektionen**
  - ◦ Erkennen von Komplikationen: Sepsis, septischer Schock, Multiorganversagen

Das **Erkennen** schwerer **Komplikationen** bei Infektionen ist ein entscheidender Schritt bei der Behandlung von Patienten, da sich diese Komplikationen schnell entwickeln und lebensbedrohlich werden können. Zu den gefürchtetsten gehören die **Sepsis**, der **septische Schock** und das **Multiorganversagen**. Diese Zustände treten in der Regel auf, wenn die Reaktion des Körpers auf eine Infektion unkontrolliert wird und eine Kaskade von Entzündungsreaktionen auslöst, die die Regulierungsfähigkeit des Körpers übersteigt. Dies kann schnell zu einer Verschlechterung des Allgemeinzustands führen, mit potenziell tödlichen Folgen, wenn nicht rechtzeitig gegengesteuert wird.

Sepsis: eine systemische Entzündungsreaktion

Sepsis ist eine potenziell lebensbedrohliche Komplikation einer Infektion. Sie tritt auf, wenn der Körper übermäßig auf eine Infektion reagiert und eine **systemische Entzündungsreaktion** hervorruft, die mehrere Organe und Gewebe befällt. Diese Reaktion führt zu Ungleichgewichten im Blutkreislauf, einer Immundysfunktion und einer Beeinträchtigung der Organfunktion, die oft schleichend eintritt.

Eine Sepsis kann durch eine bakterielle, virale, pilzliche oder parasitäre Infektion ausgelöst werden, die lokal oder systemisch auftreten kann. Relativ harmlose Infektionen wie eine Lungenentzündung, eine Harnwegsinfektion oder eine

Blinddarmentzündung können sich zu einer Sepsis entwickeln, wenn sie nicht schnell diagnostiziert und behandelt werden.

Die **klinischen Anzeichen** einer Sepsis sind anfangs oft subtil, umfassen aber :

- **Hohes Fieber** oder in einigen Fällen **Unterkühlung**.
- **Tachykardie** (beschleunigter Herzschlag).
- **Tachypnoe** (schnelle Atmung).
- **Geistige Verwirrung** oder verändertes Bewusstsein
- **Extreme Schwäche** und allgemeine Müdigkeit

Die Überwachung der Vitalparameter und der Anzeichen einer fortschreitenden Verschlechterung ist von entscheidender Bedeutung, da eine **verzögerte Behandlung** in den ersten Stunden der Sepsis zu schwerwiegenden Komplikationen führen kann. Der **SOFA-Score** (Sequential Organ Failure Assessment) wird üblicherweise verwendet, um den Schweregrad der Sepsis zu beurteilen, wobei Indikatoren wie Blutdruck, Nierenfunktion, Atmung und Bewusstseinsniveau überwacht werden.

Die Behandlung der Sepsis beruht auf der **raschen Verabreichung von Antibiotika**, **intravenösen Flüssigkeiten** zur Stabilisierung des Blutdrucks und der Behandlung der zugrunde liegenden Ursache der Infektion. Ein frühzeitiges Eingreifen ist entscheidend, um das Fortschreiten zu schwereren Formen zu verhindern.

Septischer Schock: ein absoluter medizinischer Notfall

Der **septische Schock** ist eine der schwersten Formen der Sepsis und stellt einen echten medizinischen Notfall dar. Er tritt auf, wenn die Infektion zu einem schweren Kreislaufversagen führt, bei dem der **Blutdruck** trotz intravenöser Flüssigkeitszufuhr deutlich absinkt. Dieser kritische Blutdruckabfall verhindert, dass das Blut die lebenswichtigen Organe wirksam erreicht, was zu einem **Mangel an Sauerstoff** und wichtigen Nährstoffen im ganzen Körper führt. Ohne dringende Behandlung führt der septische Schock zu einem schnellen Organversagen und zum Tod.

Zu den charakteristischen Anzeichen eines septischen Schocks gehören :

- **Anhaltende Hypotonie** (extrem niedriger Blutdruck), die nicht auf intravenöse Flüssigkeiten anspricht.
- **Kalte**, marmorierte **Extremitäten** als Zeichen einer schlechten Blutversorgung.
- **Geistige Verwirrung** oder **Unruhe** aufgrund eines verminderten Blutflusses zum Gehirn.
- **Oligurie** (stark verminderte Urinproduktion), die auf ein Nierenversagen hinweist.

Patienten mit septischem Schock weisen eine **metabolische Azidose** auf, eine Senkung des Blut-pH-Werts aufgrund der Ansammlung von Laktaten, die ein Zeichen dafür ist, dass die Zellen nicht genügend Sauerstoff erhalten. Eine **schnelle Behandlung auf der Intensivstation** ist unerlässlich. Die Behandlungen umfassen die Verabreichung von **Vasopressoren** zur Wiederherstellung des Blutdrucks, **Breitbandantibiotika** zur Beseitigung der Infektion und unterstützende Maßnahmen wie Sauerstofftherapie oder künstliche Beatmung.

Die **Prognose** des septischen Schocks hängt davon ab, wie schnell er erkannt und behandelt wird. Je später die Behandlung erfolgt, desto größer ist das Risiko irreversibler Komplikationen wie Multiorganversagen.

Multiorganversagen: die ultimative Konsequenz

Das **Multiorganversagen** ist das tragische Ende einer unkontrollierten Sepsis oder eines septischen Schocks. Es tritt auf, wenn mehrere Organe aufgrund von Kreislaufversagen, Sauerstoffmangel und systemischen Entzündungen, die den gesamten Körper betreffen, nicht mehr funktionieren. Die am häufigsten betroffenen Organe sind die **Nieren**, die **Lunge**, das **Herz** und **die Leber**, aber das Versagen kann auch das Gehirn und das Verdauungssystem betreffen.

Das Fortschreiten zum Multiorganversagen zeigt sich in :

- **Ateminsuffizienz**: Erfordert häufig eine mechanische Beatmung, da die Lunge nicht mehr in der Lage ist, das Blut ausreichend mit Sauerstoff zu versorgen.
- **Akutes Nierenversagen**: gekennzeichnet durch eine verminderte oder fehlende Urinproduktion, die eine Dialyse erforderlich macht.
- **Herzfunktionsstörung**: äußert sich in der Unfähigkeit des Herzens, einen ausreichenden Blutfluss aufrechtzuerhalten, was den Blutdruckabfall verschlimmert.
- **Leberversagen**: verbunden mit einer Ansammlung von Toxinen im Blut, die zu geistiger Verwirrung und Ikterus (Gelbsucht) führen.

Patienten mit Multiorganversagen werden häufig auf die **Intensivstation** verlegt, wo sie eine kontinuierliche Überwachung und eine systemübergreifende Betreuung benötigen. Diese Betreuung kann Dialyse, mechanische Beatmung, die Verwendung von Vasopressoren zur Aufrechterhaltung des Blutdrucks und manchmal Bluttransfusionen zur Behandlung von Gerinnungsstörungen umfassen. Die Prognose von Patienten mit Multiorganversagen ist äußerst zurückhaltend, mit hohen Sterblichkeitsraten, insbesondere wenn mehrere lebenswichtige Organe betroffen sind.

Risikofaktoren und Prävention von schweren Komplikationen

Bestimmte Faktoren erhöhen das Risiko eines Fortschreitens hin zu Sepsis, septischem Schock oder Multiorganversagen. Zu diesen Faktoren gehören :

- **Hohes Alter**: Ältere Menschen haben ein geschwächtes Immunsystem und sind anfälliger für schwere Infektionen.
- **Immunsuppression**: Patienten mit Krankheiten wie HIV, Krebs oder Transplantationspatienten sind anfälliger für schwere Infektionen.
- **Chronische** Krankheiten: Patienten mit Krankheiten wie Diabetes, Herz- oder Niereninsuffizienz haben ein höheres Risiko, schwere Komplikationen zu entwickeln.

Die Prävention beruht vor allem auf der **Früherkennung** von Infektionen und der **sofortigen Behandlung**. Die Impfung gegen häufige Infektionen (Lungenentzündung, Grippe, Meningitis) spielt ebenfalls eine Schlüsselrolle bei der Reduzierung schwerer Fälle von Sepsis.

◦ Die Rolle der Pflegekraft bei der Prävention von nosokomialen Infektionen

Die Rolle der Pflegekraft bei der Prävention von **nosokomialen Infektionen** ist von entscheidender Bedeutung, da diese im Krankenhaus erworbenen Infektionen schwerwiegende Folgen für die Gesundheit der Patienten haben können. An vorderster Front der täglichen Pflege agiert der Pflegehelfer als **Hüter der Krankenhaushygiene** und ist aktiv daran beteiligt, die Übertragung von Krankheitserregern innerhalb von Gesundheitseinrichtungen zu begrenzen. Nosokomiale Infektionen, die häufig mit resistenten Bakterien in Verbindung gebracht werden, betreffen etwa 5-10 % der Krankenhauspatienten und haben schwerwiegende Auswirkungen auf ihre Gesundheit und die Dauer ihres Krankenhausaufenthalts. Der Beitrag von Pflegekräften zu ihrer Prävention durch die strikte Einhaltung von Hygieneprotokollen und aseptischen Praktiken ist daher unerlässlich, um die Sicherheit der Pflege zu gewährleisten und die Ausbreitung von Infektionen zu verringern.

1. Handhygiene: die grundlegende Geste

Die **Händehygiene** ist wahrscheinlich die wichtigste Maßnahme zur Vermeidung von nosokomialen Infektionen, und die Pflegekraft spielt dabei eine herausragende Rolle. Krankheitserreger können über die Hände von einem Patienten zum anderen oder von einem Patienten zum Personal übertragen werden. Eine regelmäßige und gründliche Desinfektion der Hände ist daher von entscheidender Bedeutung.

Pflegekräfte müssen an mehreren wichtigen Punkten ihrer Tätigkeit **Hände waschen** oder **hydroalkoholische Lösungen** verwenden:

- Vor und nach dem direkten Kontakt mit einem Patienten.
- Vor jedem noch so kleinen invasiven Eingriff (Anlegen eines Verbands, Hilfe bei der Körperpflege).
- Nach dem Berühren von potenziell kontaminiertem Material (Bett, Harnkatheter).
- Nach dem Ausziehen von Handschuhen oder persönlicher Schutzausrüstung (PSA).

Durch die Einhaltung der **fünf Indikationen für das Händewaschen** (vor dem Berühren eines Patienten, vor einer aseptischen Handlung, nach einem Risiko der Exposition gegenüber biologischen Flüssigkeiten, nach dem Berühren eines Patienten und nach dem Berühren seiner Umgebung) können Kreuzinfektionen wirksam reduziert werden.

2. Verwendung von persönlicher Schutzausrüstung (PSA)

Die korrekte Verwendung von **persönlicher Schutzausrüstung (PSA)** wie **Handschuhen**, **Kitteln** und **Masken** ist für die Verhinderung der Übertragung von Infektionen von entscheidender Bedeutung. Pflegehilfskräfte sollten darauf achten, diese Ausrüstungen angemessen zu tragen, insbesondere in Situationen, in denen ein hohes Ansteckungsrisiko besteht (z. B.

bei isolierten Patienten mit Infektionen durch **multiresistente Bakterien**).

Handschuhe sollten verwendet werden, wenn das Risiko besteht, mit biologischen Flüssigkeiten in Berührung zu kommen, und nach jedem Patienten gewechselt werden. Das Tragen von Handschuhen ersetzt jedoch niemals die Handhygiene, die vor und nach dem Gebrauch der Handschuhe weiterhin obligatorisch ist. **Kittel** und **Masken** sind auch bei der Pflege von Patienten erforderlich, die an Infektionen leiden, die durch Kontakt oder über die Luft übertragen werden, wie Infektionen mit Clostridium difficile oder Tuberkulose.

Die richtige Verwendung von PSA schützt nicht nur die Patienten vor Kreuzkontaminationen, sondern auch die Pflegekräfte selbst vor schweren Infektionen.

3. Desinfektion und Pflege von medizinischen Geräten

Pflegehilfskräfte sind häufig für die Pflege und Reinigung von medizinischem Material zuständig, das einen häufigen Ansteckungsweg darstellt, wenn diese Schritte nicht ordnungsgemäß durchgeführt werden. Bei der **Desinfektion von Materialien** (Betten, Wagen, Bettpfannen, Thermometern usw.) müssen strenge Protokolle eingehalten werden, um die Verbreitung von Keimen zu verhindern.

Die Verwendung **geeigneter Desinfektionsmittel** und die Einhaltung der erforderlichen **Kontaktzeiten** sind entscheidend, um die Abtötung von Krankheitserregern zu gewährleisten. Pflegehilfskräfte sollten auch darauf achten, dass wiederverwendbare Materialien **sterilisiert** werden, insbesondere Instrumente, die mit Schleimhäuten oder sterilen Körperbereichen in Berührung kommen.

Darüber hinaus ist die Pflegekraft an der Entsorgung von **medizinischem** Risikomüll beteiligt, indem sie dafür sorgt, dass infektiöse Abfälle von Pflegetätigkeiten (DASRI) ordnungsgemäß sortiert und in den entsprechenden Behältern entsorgt werden. Eine schlechte Abfallentsorgung erhöht das Risiko der Verbreitung von Krankheitserregern innerhalb des Krankenhauses.

4. Überwachung von invasiven medizinischen Geräten

Invasive medizinische Geräte wie **Katheter, Harnwegskatheter** oder **Beatmungsgeräte** sind potenzielle Eintrittspforten für nosokomiale Infektionen. Die Pflegekraft ist zwar nicht direkt für das Anlegen dieser Geräte verantwortlich, spielt aber eine entscheidende Rolle bei deren **Überwachung** und **Pflege**.

Er muss insbesondere sicherstellen, dass die **Einstichstellen** (Einstichstellen für Katheter oder Sonden) sauber und steril gehalten werden, wobei er bei der Wundversorgung und der Überprüfung der Verbände mit dem Krankenpfleger zusammenarbeitet. Die Pflegekraft sollte auch bei der Handhabung dieser Geräte auf die Einhaltung aseptischer Maßnahmen achten und eine externe Kontamination vermeiden. Die Überwachung dieser Geräte umfasst auch die sofortige Meldung **aller Anzeichen einer Infektion** (Rötung, Hitze, Schwellung, eitriger Ausfluss), um eine frühzeitige Behandlung zu ermöglichen.

5. Vorbeugung von Atemwegsinfektionen

Atemwegsinfektionen, wie z. B. nosokomiale Pneumonien, sind bei bettlägerigen oder beatmeten Patienten besonders häufig. Die Pflegekraft kann durch ihre Rolle bei der **Mobilisierung** der Patienten und der Unterstützung bei der Körperpflege oder der Mundpflege dazu beitragen, diese Infektionen zu verhindern.

Bei beatmeten oder tracheotomierten Patienten ist die Überwachung des Atemsystems zur Vermeidung von

Kontaminationen von entscheidender Bedeutung. Die Pflegekraft sollte die Patienten auch dazu ermutigen und ihnen dabei helfen, **Atemübungen** durchzuführen oder regelmäßig die Position zu wechseln, um **Lungenkomplikationen** aufgrund von Sekretstauungen vorzubeugen.

6. Bekämpfung der Kreuzübertragung und Isolierung von Patienten

Die **Kreuzübertragung** ist ein besonders häufiger Mechanismus für die Verbreitung nosokomialer Infektionen. Um sie zu verhindern, sollten Pflegehilfskräfte darauf achten, unnötige Bewegungen zwischen den Zimmern einzuschränken und indirekte Ansteckungen durch den Umgang mit gemeinsam genutzten Gegenständen oder Materialien zu vermeiden.

In Abteilungen, in denen einige Patienten aufgrund von Hochrisikoinfektionen wie **MRSA** oder **Clostridium difficile isoliert** werden, spielt die Pflegekraft eine Schlüsselrolle, indem sie darauf achtet, dass die strengen Isolationsprotokolle eingehalten werden. Dazu gehört das Tragen der richtigen PSA, aber auch die Einhaltung der **Entkleidungsverfahren** beim Verlassen des Zimmers, um die Verbreitung von Keimen außerhalb des Isolationsbereichs zu verhindern.

7. Weiterbildung und Bewusstseinsbildung

Schließlich trägt die Pflegekraft zur Prävention nosokomialer Infektionen bei, indem sie regelmäßig an **Schulungen** und **Workshops zur Sensibilisierung** für Hygienepraktiken und neue Protokolle teilnimmt. Diese Weiterbildung ist von entscheidender Bedeutung, um seine Kenntnisse auf den neuesten Stand zu bringen, neue Risiken im Zusammenhang mit neu auftretenden Infektionen zu verstehen und die Qualität der Pflege zu verbessern.

Die Pflegekraft kann Patienten und ihre Familien auch über gute Hygienepraktiken wie **Händewaschen** oder das Einhalten von Isolationsvorschriften aufklären, um eine weitere Übertragung zu verhindern.

Kapitel 7

Der Umgang mit Epidemien und Pandemien in Krankenhäusern

- **Die wichtigsten Grundsätze für den Umgang mit einer Epidemie**
  - ○ Organisation und Anpassung der Gesundheitsversorgung in Zeiten einer Gesundheitskrise

Die **Organisation und Anpassung der Gesundheitsversorgung in gesundheitlichen Krisenzeiten** ist eine große Herausforderung für die Gesundheitssysteme, die mit einer erhöhten Nachfrage nach Gesundheitsversorgung, begrenzten Ressourcen und der Notwendigkeit konfrontiert sind, sowohl die Patienten als auch das Pflegepersonal zu schützen. Ob es sich um eine Pandemie, einen lokalen Ausbruch oder eine Naturkatastrophe mit einem Massenansturm von Patienten handelt, eine **schnelle** und effiziente **Reorganisation** der medizinischen Dienste ist unerlässlich, um auf den Notfall zu reagieren und gleichzeitig die Kontinuität der grundlegenden Versorgung zu gewährleisten. Gesundheitskrisen wie die Pandemie-19-COVID haben deutlich gemacht, dass eine ständige Anpassung sowohl auf logistischer als auch auf klinischer Ebene erforderlich ist, um eine optimale Versorgung unter hohem Druck zu gewährleisten.

1. Neuorganisation der Pflegedienste

In Zeiten einer Gesundheitskrise besteht eine der ersten Maßnahmen darin, die Pflegedienste neu zu organisieren, um einen **Massenansturm von Patienten zu** bewältigen und gleichzeitig die Ausbreitung von Infektionen zu verhindern. Dies bedeutet häufig, dass Krankenhausabteilungen **umstrukturiert**, spezielle Bereiche eingerichtet und das Pflegepersonal neu verteilt werden müssen.

- **Einrichtung von dedizierten Bereichen** : Um die Ausbreitung einer Infektion zu begrenzen, ist es von entscheidender Bedeutung, infizierte Patienten von anderen zu trennen. Während der COVID-19-Pandemie richteten viele Krankenhäuser spezielle Abteilungen für Patienten mit dem Virus ein, oft mit differenzierten

Zirkulationswege für das Pflegepersonal, um eine Kreuzkontamination zu verhindern. An den Eingängen der Krankenhäuser wurden **Triagebereiche** eingerichtet, in denen verdächtige Patienten schnell identifiziert und isoliert werden konnten.

- **Neuzuweisung von Ressourcen**: Nicht unbedingt erforderliche Leistungen wie geplante Behandlungen oder nicht dringende Konsultationen können verschoben oder neu organisiert werden, um die Ressourcen auf die Notfallversorgung und die schwersten Patienten zu konzentrieren. Dazu gehört auch die Umwandlung von medizinischen Abteilungen in **Intensivstationen**, um auf die Zunahme schwerer Fälle zu reagieren, z. B. durch die Neuzuweisung von Betten, Beatmungsgeräten und Ventilatoren.

- **Mobilisierung von Aufnahmekapazitäten**: Wenn Krankenhäuser überlastet sind, können kapazitätssteigernde Maßnahmen erforderlich sein, z. B. die Einrichtung von **Feldkrankenhäusern**, die Nutzung temporärer Gesundheitszentren oder die Beschlagnahmung privater Gesundheitseinrichtungen zur Aufnahme von Patienten.

2. Anpassung der Reanimationspflege und Management kritischer Ressourcen

Bei einer Gesundheitskrise wird die **Intensivstation** zu einem zentralen Element bei der Behandlung schwerer Fälle, insbesondere wenn die Infektion akute Komplikationen wie **Atemversagen** oder einen **septischen Schock** verursacht. Die Anpassung der Pflege auf der Intensivstation ist unerlässlich, um der steigenden Nachfrage gerecht zu werden.

- **Verwaltung kritischer Geräte**: Beatmungsgeräte, Infusionen, Monitore und spezielle Medikamente (insbesondere Beruhigungsmittel, Vasopressoren und

Antibiotika) werden in Krisen zu knappen Ressourcen. Ein **optimiertes** Bestands- und Nachschubmanagement ist von entscheidender Bedeutung, um Engpässe zu vermeiden. Außerdem werden Protokolle erstellt, um Prioritäten für den Einsatz dieser Mittel festzulegen, die sich nach der Schwere der Fälle und der Prognose der Patienten richten.

- **Triage von Patienten** : In Situationen, in denen **die Krankenhauskapazitäten ausgelastet** sind, wird die **medizinische Triage** zu einer großen ethischen Herausforderung. Dabei geht es um die Priorisierung der Behandlung auf der Grundlage des Schweregrads der Patienten und ihrer Überlebenswahrscheinlichkeit. Dies kann bedeuten, dass die begrenzten Ressourcen den Patienten mit den höchsten Genesungschancen zugewiesen werden müssen, während die Qualität der Versorgung für die anderen aufrechterhalten wird.

3. Anpassung des medizinischen Personals und Weiterbildung

Das **Pflegepersonal** ist während einer Gesundheitskrise die tragende Säule der Versorgung, doch die erhöhte Nachfrage kann schnell zu einer Überlastung oder sogar zu Personalmangel führen, insbesondere auf Intensivstationen. Daher ist es von entscheidender Bedeutung, **die Teams neu zu organisieren** und die Aufgabenverteilung anzupassen.

- **Verstärkung der Teams** : Im Krisenfall müssen Krankenhäuser das gesamte verfügbare Personal mobilisieren. Das kann bedeuten, dass Pflegekräfte aus anderen Abteilungen in die angespannten Abteilungen **versetzt werden** oder dass pensioniertes oder beurlaubtes Personal zurückbeordert wird. Pflegekräfte aus anderen Fachbereichen können in Notfällen auf der Intensivstation ausgebildet werden, um die Reanimationsteams zu unterstützen.

- **Fortbildung und Krisenprotokoll**: Gesundheitskrisen, insbesondere wenn neue Krankheitserreger involviert sind, erfordern eine **kontinuierliche Fortbildung** des Pflegepersonals in Bezug auf die spezifischen Behandlungsprotokolle. Während der COVID-19-Pandemie wurden beispielsweise zahlreiche Schulungen zum Umgang mit der **persönlichen Schutzausrüstung (PSA)**, zur Behandlung von beatmeten Patienten und zu verschärften Hygieneprotokollen zur Vermeidung von Kreuzkontaminationen durchgeführt.

4. Prävention und Kontrolle von Infektionen

Die Anpassung der Pflege in Zeiten gesundheitlicher Krisen muss auch strenge Maßnahmen zur **Prävention und Kontrolle von Infektionen** umfassen, sowohl zum Schutz der Patienten als auch des Pflegepersonals.

- **Einführung von verschärften Protokollen** : Die Anpassung der **Pflege** setzt die Anwendung **strenger Hygieneprotokolle** voraus, die der Art der Krise angepasst sind. Um die Übertragung des betreffenden Krankheitserregers zu begrenzen, werden Maßnahmen wie das systematische Tragen von **PSA**, die regelmäßige Desinfektion von Oberflächen und eine angemessene Belüftung der Pflegebereiche wesentlich.

- **Patienten- und Familienschulung**: Es ist auch entscheidend, Patienten und ihre Angehörigen über Präventionsmaßnahmen aufzuklären, z. B. durch **Besuchsbeschränkungen**, strenge Desinfektionsverfahren und Aufklärung über bewährte Praktiken zur Verringerung des Ausbreitungsrisikos.

5. Einsatz von Telemedizin und digitalen Technologien

Eine Möglichkeit, die Versorgung während einer Gesundheitskrise anzupassen, ist der Einsatz von **Telemedizin** und anderen **digitalen Hilfsmitteln**, die den Zugang zur Versorgung aufrechterhalten und gleichzeitig den physischen Kontakt einschränken können.

- **Telemedizin zur Überwachung von Patienten** : Während einer Gesundheitskrise können viele chronische Patienten oder Patienten mit leichten Erkrankungen mithilfe der Telemedizin aus der Ferne betreut werden. Dadurch werden Krankenhausressourcen für schwere Fälle freigesetzt und das Risiko einer Virusexposition für Patienten und Personal verringert. Mithilfe virtueller Sprechstunden, Plattformen zur Überwachung von Symptomen und Gesundheits-Apps kann der Zustand der Patienten zu Hause überwacht werden.

- **Symptomüberwachung und Ferntriage**: Digitale Plattformen können genutzt werden, um **Patienten** aus der Ferne zu **triagieren**, bevor sie sich ins Krankenhaus begeben. Mithilfe von Online-Fragebögen und telefonischen Beratungen kann der Schweregrad der Symptome eingeschätzt und entschieden werden, ob eine Krankenhauseinweisung erforderlich ist, wodurch der Druck auf die Notfalldienste verringert wird.

6. Psychologische Unterstützung und Stressbewältigung für Pflegekräfte

Gesundheitskrisen setzen das Pflegepersonal unter extremen Druck, was ein erhöhtes Risiko für **Burnout** und **emotionalen Stress** mit sich bringt. Daher ist es wichtig, **psychologische Unterstützung für** Pflegekräfte bereitzustellen, um ihr

Wohlbefinden und ihre Fähigkeit, weiterhin qualitativ hochwertige Pflege zu leisten, zu gewährleisten.

- **Unterstützungszellen**: Es sollten psychologische Unterstützungszellen eingerichtet werden, in denen Pflegekräfte ihren Stress, ihre Sorgen und ihre Müdigkeit ausdrücken können. Diese von Psychologen geleiteten Räume zum Zuhören können helfen, **Burnout** vorzubeugen.

- **Rotation und Management von Teams** : Die Organisation der Teams sollte überdacht werden, um den Pflegern **regelmäßige Pausen** zu ermöglichen und eine Rotation des Personals zuzulassen, um zu verhindern, dass sie langfristig ausbrennen. Die Unterstützung von Kollegen, die Bildung von solidarischen Teams und die Anerkennung der geleisteten Arbeit können dazu beitragen, die Moral in Krisenzeiten hoch zu halten.

  ◦ Einrichtung dedizierter Teams und Anpassung der Protokolle in Notfällen

Die **Einrichtung spezieller Teams** und die **Anpassung von Protokollen im Notfall** sind wesentliche Elemente einer wirksamen Reaktion auf eine Gesundheitskrise oder eine kritische Pflegesituation. Wenn eine Epidemie ausbricht, ein unerwartetes Ereignis einen Massenansturm von Patienten erzeugt oder eine Naturkatastrophe eintritt, müssen Krankenhäuser und andere Gesundheitseinrichtungen schnell reagieren, um die **Kontinuität der Versorgung** zu gewährleisten und gleichzeitig den Notfall zu bewältigen. Dies erfordert eine flexible Organisation und die Fähigkeit, Teams und Verfahren in kürzester Zeit umzustrukturieren. Dieser Prozess erfordert eine **enge Koordination**, eine **reibungslose Kommunikation** zwischen den verschiedenen Abteilungen und eine schnelle Anpassung an neue Gesundheitsanforderungen.

1. Bildung von speziellen Teams für das Krisenmanagement

Wenn eine Krise eintritt, besteht der erste Schritt oft darin, spezielle **Teams** zusammenzustellen, die speziell für die Bewältigung des Notfalls zuständig sind. Diese Teams bestehen aus Fachkräften verschiedener medizinischer und paramedizinischer Fachrichtungen, die zusammenarbeiten, um die Patienten zu versorgen und dabei die neuen, durch die Situation auferlegten Zwänge zu beachten.

- **Ermittlung der erforderlichen Kompetenzen**: Je nach Art der Krise (Epidemie, Pandemie, Zustrom von Verletzten usw.) ist es von entscheidender Bedeutung, die richtigen Kompetenzen zusammenzubringen. Beispielsweise war es während der **COVID-19-Pandemie** notwendig, Teams zu mobilisieren, die aus **Infektiologen**, Intensivmedizinern, auf Intensivpflege **spezialisierten Krankenschwestern** und -pflegern sowie **Pflegekräften** bestanden, die im Umgang mit beatmeten Patienten geschult waren. Diese Neuorganisation erforderte manchmal die **schnelle Ausbildung** von Fachkräften, die ursprünglich nicht auf diesen Bereich spezialisiert waren, wie z. B. Pflegekräfte aus allgemeinmedizinischen Abteilungen, die zur Verstärkung der Reanimationsteams herangezogen wurden.

- **Umverteilung von Aufgaben**: Die Einrichtung dedizierter Teams bedeutet häufig eine **Umverteilung von Aufgaben** innerhalb der verschiedenen Abteilungen. Beispielsweise können Pflegekräfte von weniger dringenden Stationen (wie ambulanten oder nicht kritischen Stationen) auf Intensivstationen oder Triagebereiche umverteilt werden. Die Flexibilität der Teams ist entscheidend, um sich an die wechselnden Bedürfnisse anpassen zu können.

- **Interdisziplinäre Koordination**: Diese Teams müssen **interdisziplinär** arbeiten, mit einer reibungslosen

Kommunikation zwischen Ärzten, Krankenpflegern, Pflegekräften und anderen Gesundheitsfachkräften (Apotheker, Labortechniker, Psychologen usw.). Regelmäßige Besprechungen und Lagebesprechungen sind erforderlich, um die Behandlungsstrategien in Echtzeit anzupassen und die Bemühungen aller Beteiligten zu koordinieren.

2. Anpassung der Protokolle für die Notfallversorgung

Angesichts einer Gesundheitskrise ist es oft notwendig, **die** Behandlungsprotokolle **zu überarbeiten**, um sie an die neuen Umstände, Ressourcenbeschränkungen oder die Art des Krankheitserregers oder des aktuellen Notfalls anzupassen. Diese Anpassungen müssen schnell, wirksam und auf der Grundlage der besten verfügbaren Daten erfolgen.

- **Aktualisierung der Hygiene- und Sicherheitsprotokolle**: In Krisenzeiten wie bei einem Ausbruch müssen die **Hygieneprotokolle** verschärft werden, um die Übertragung von Infektionen sowohl unter den Patienten als auch unter dem Pflegepersonal zu minimieren. Dazu gehört die Einführung oder Erhöhung von Protokollen über die Verwendung **persönlicher Schutzausrüstung (PSA)**, die häufigere Desinfektion von Oberflächen und die Verschärfung der **Isolationspraktiken** für infektiöse Patienten. Während der Pandemie-19-COVID wurden beispielsweise spezielle Protokolle eingeführt, um das Tragen von Masken, Handschuhen und Kitteln zu steuern und den **Patientenkreislauf** im Krankenhaus zu organisieren, wobei Kreuzungen zwischen infizierten und nicht infizierten Patienten vermieden werden sollten.

- **Anpassung der Pflege an die Ressourcen**: Eine Krise kann zu einem **Mangel an Ressourcen** führen, sei es Personal, Material oder Medikamente. Daher müssen die

217

Protokolle angepasst werden, um diese Einschränkungen zu berücksichtigen. Dies kann **Prioritäten** beim Einsatz von Beatmungsgeräten auf der Intensivstation, die Anpassung von Medikamentendosen zur Maximierung der Wirksamkeit oder die Vereinfachung bestimmter Verfahren zur Entlastung überlasteter Teams beinhalten.

- **Einführung neuer Verfahren**: Als Reaktion auf eine Krise müssen unter Umständen dringend neue Verfahren eingeführt werden, z. B. die **Intubation von Patienten** im Rahmen der Behandlung schwerer Atemnot oder die Einführung von **Triageprotokollen**, um schnell festzustellen, welche Patienten vorrangig behandelt werden müssen. Im Rahmen einer Epidemie oder Pandemie führen die Gesundheitsbehörden außerdem häufig spezielle **Behandlungsprotokolle** ein, die auf internationalen Empfehlungen oder beschleunigten klinischen Versuchen beruhen.

3. Schnelle Ausbildung und Anpassung der Fähigkeiten

Um die Effektivität der dedizierten Teams zu gewährleisten, ist eine **schnelle Schulung** der beteiligten Fachkräfte von entscheidender Bedeutung. In Krisensituationen kann es vorkommen, dass Pflegekräfte Krankheiten behandeln oder Materialien verwenden müssen, mit denen sie nicht vertraut sind. Die Anpassung ihrer Fähigkeiten wird dann zu einer Priorität.

- **Beschleunigte Ausbildung von Teams** : Wenn Pflegekräfte auf kritische Stationen (z. B. Intensivstationen) umverteilt werden, ist eine beschleunigte Schulung erforderlich, um ihnen den Umgang mit Spezialgeräten wie **Beatmungsgeräten** oder **Monitoren** zur Überwachung der Vitalfunktionen beizubringen oder sie mit den spezifischen Pflegeprotokollen vertraut zu machen. **Online-Schulungen** oder schnelle Simulationsworkshops können

218

organisiert werden, um möglichst viele Menschen in kurzer Zeit zu schulen.

- Betreuung der **Teams durch Experten**: Es ist auch notwendig, **sich auf Experten aus den** einzelnen Bereichen zu **stützen**, um die Pflege zu überwachen und weniger erfahrene Teams zu betreuen. Spezialisten für Infektionskrankheiten können z. B. allgemeine Teams bei der Betreuung von Patienten mit komplexen Erkrankungen anleiten, wie z. B. bei einer Pandemie.

4. Steuerung des Patientenflusses und Einführung von Triage-Strategien

In Krisenzeiten ist es entscheidend, den **Patientenstrom** effektiv zu steuern, um eine Überlastung der Pflegedienste zu vermeiden. Dies erfordert die Optimierung von **Triage-Strategien**, um Patienten nach dem Schweregrad ihres Zustands und den verfügbaren Ressourcen zu priorisieren.

- **Triage bei der Einlieferung in die Einrichtungen** : Sobald Patienten im Krankenhaus ankommen, muss ein **Triage-System** eingerichtet werden, um ihren Zustand schnell zu beurteilen und festzustellen, ob sie dringend behandelt werden müssen oder ob sie an eine ambulante oder häusliche Versorgung weitergeleitet werden können. Durch die Triage werden die Ressourcen auf die am schwersten betroffenen Patienten gelenkt und gleichzeitig die Überlastung der Notaufnahmen verringert.

- **Einrichtung von temporären Gesundheitszentren**: Um den Patientenüberschuss aufzufangen, können **temporäre Gesundheitszentren** eingerichtet werden, z. B. mobile Einheiten oder Feldkrankenhäuser. Diese Strukturen ermöglichen es, einen Teil der Krankenhausaktivitäten auszulagern, insbesondere die Behandlung weniger kritischer Patienten, während die Intensivstationen für die schwersten Fälle reserviert bleiben.

5. Flexibilität und Kommunikation in Echtzeit

Schließlich erfordert die Bewältigung einer Gesundheitskrise ständige **Flexibilität** und die Fähigkeit, Protokolle und Teams anzupassen, wenn sich die Situation verändert. Dies erfordert eine reibungslose Kommunikation zwischen den verschiedenen Akteuren in Echtzeit.

- **Häufige Treffen und Lagebesprechungen: Regelmäßige Treffen** zwischen dem medizinischen und dem Verwaltungsteam ermöglichen es, die Entwicklung der Krise, den Bedarf an Ressourcen und die Überarbeitung der Protokolle zu besprechen. Diese Lagebesprechungen sind entscheidend, um die Betreuungsstrategien rasch anzupassen.

- **Kommunikation zwischen den** Abteilungen: Die Koordination zwischen den verschiedenen Krankenhausabteilungen (Notaufnahme, Intensivstation, Allgemeinmedizin, Labor) ist von entscheidender Bedeutung, um eine einheitliche Behandlung zu gewährleisten und Engpässe zu vermeiden. Informationen über den Stand der verfügbaren Ressourcen, Intensivbetten oder Patienten mit hoher Priorität müssen schnell zirkulieren.

- **Lehren aus den jüngsten Ausbrüchen**
    - Erfahrungen mit H1N1, Ebola, SARS, MERS und COVID-19

Die jüngsten Epidemien, die durch Viren wie **H1N1, Ebola, SARS, MERS** und **COVID-19** verursacht wurden, markierten entscheidende Phasen in der Geschichte des globalen Gesundheitswesens. Jede dieser Gesundheitskrisen hat die Schwachstellen der Gesundheitssysteme aufgezeigt und gleichzeitig wertvolle Lektionen über den Umgang mit

Pandemien, die Prävention und die Anpassungsfähigkeit an neu auftretende Krankheitserreger vermittelt. Obwohl diese Virusinfektionen unterschiedliche Merkmale, Übertragungswege und Auswirkungen haben, haben sie alle eines gemeinsam: die Notwendigkeit einer **schnellen Reaktion** und **internationalen Koordination,** um ihre Ausbreitung einzudämmen. Diese Erfahrungen haben auch die Bedeutung der epidemiologischen Wachsamkeit und der Krisenvorsorge unterstrichen.

Die H1N1-Grippe: eine weltweite Grippepandemie

2009 führte das Auftreten des **H1N1-Grippevirus**, auch **Schweinegrippe** genannt, zur ersten **Pandemie** des 21. Jahrhunderts. Das Virus, das Elemente der Schweine-, Vogel- und Menschengrippe in sich vereinte, tauchte in Mexiko auf und breitete sich dann rasch über die ganze Welt aus. Obwohl das Virus weniger virulent war als ursprünglich befürchtet, infizierte es in nur wenigen Monaten Millionen von Menschen.

Die Erfahrungen mit **H1N1** haben mehrere Herausforderungen aufgezeigt:

- **Schnelle und massive Übertragung**: Das Virus breitete sich über die Atemwege schnell aus und betraf vor allem junge Erwachsene und Kinder, was **massive Impfkampagnen** erforderlich machte. Durch die rasche Entwicklung eines Impfstoffs konnten die Folgen der Pandemie gemildert werden, obwohl Verzögerungen bei der Verteilung des Impfstoffs seine anfängliche Wirkung einschränkten.
- **Neuorganisation der Gesundheitssysteme**: Die Krankenhäuser waren überlastet, vor allem in den Notfall- und Intensivstationen. Diese Pandemie machte deutlich, dass eine **effektive Steuerung der Patientenströme** und eine vorausschauende Planung erforderlich sind, um eine Überlastung der Gesundheitsdienste zu verhindern.
- **Mutationsrisiko**: Die Gesundheitsbehörden mussten auch genau auf mögliche Mutationen des Virus achten, da sie

befürchteten, dass es tödlicher oder resistenter gegen antivirale Behandlungen werden könnte. Glücklicherweise kam es nicht dazu, aber die genaue Überwachung diente als Modell für zukünftige Pandemien.

Ebola: Eine wegen ihrer Sterblichkeitsrate gefürchtete Epidemie

Der Ausbruch des **Ebola-Virus**, der Westafrika in den Jahren 2014-2016 heimsuchte, ist aufgrund seiner **extrem hohen Sterblichkeitsrate** von bis zu 90 % ohne angemessene Versorgung nach wie vor eine der dramatischsten Gesundheitskrisen. Das Virus, das durch direkten Kontakt mit den Körperflüssigkeiten infizierter Personen übertragen wird, hat in nur wenigen Jahren mehr als 11 000 Menschen das Leben gekostet.

Die Ebola-Epidemie hat mehrere Schwachstellen aufgedeckt und zu wichtigen Lehren geführt:

- Schwache **Gesundheitssysteme**: Die Epidemie breitete sich aufgrund der schwachen Gesundheitssysteme in den betroffenen Ländern, insbesondere in Guinea, Liberia und Sierra Leone, schnell aus. Die Infrastruktur war unzureichend, und der Mangel an Schutzausrüstung und geschultem Personal trug zur Ausbreitung des Virus bei.
- **Strenge Isolation**: Angesichts der **Ansteckungsfähigkeit** des Virus mussten sowohl für die Kranken als auch für das Pflegepersonal **drakonische Isolationsmaßnahmen** ergriffen werden. Die vor Ort eingesetzten internationalen medizinischen Teams spielten eine entscheidende Rolle bei der Umsetzung **strenger Hygieneprotokolle** und schränkten so die Übertragung ein.
- **Globale Reaktion und Innovationen** : Der Ausbruch von Ebola hat zu einer beispiellosen **globalen Mobilisierung** geführt. Die schnelle Entwicklung von **experimentellen Impfstoffen** und Diagnoseinstrumenten war ein Wendepunkt im Umgang mit Epidemien. Die Krise hat

auch gezeigt, wie wichtig **humanitäre** Korridore und die Koordination zwischen internationalen Organisationen wie der WHO und NGOs sind.

SARS: Die erste Warnung vor einem globalen Coronavirus

Das durch ein Coronavirus verursachte **Severe** Respiratory Acute **Syndrome (SARS)** trat 2002 in China auf und breitete sich dann über Asien und andere Teile der Welt aus. Dieses Atemwegsvirus, das durch **Tröpfcheninfektion** übertragen wurde, löste aufgrund seiner Ansteckungsfähigkeit und seiner relativ hohen Sterblichkeitsrate (ca. 10 %) eine weltweite Panik aus.

SARS diente als **erste Warnung vor der** potenziellen Ernsthaftigkeit von **Coronaviren**. Zu den wichtigsten Lehren, die aus dieser Krise gezogen wurden, gehören :

- **Isolation und Quarantäne**: Die **strikte Isolation** der Patienten und die Einführung **strenger Quarantänemaßnahmen** waren die wichtigsten Strategien zur Eindämmung der Epidemie. Diese Maßnahmen erwiesen sich als wirksam und begrenzten die Ausbreitung auf etwa 8000 Fälle, obwohl die Krankheit 774 Menschen das Leben kostete.
- **Überwachung und Transparenz**: SARS hat anfängliche Probleme mit der Transparenz im Umgang mit Epidemien aufgedeckt. Da die ersten offiziellen Mitteilungen über den Ausbruch nur langsam erfolgten, konnte sich das Virus schneller ausbreiten, bevor umfassende Maßnahmen ergriffen wurden. Dies führte dann zu einer **Reform der Überwachungssysteme**, um neue Ausbrüche schneller zu erkennen.
- **Notfallprotokoll**: Die Protokolle, die zur Bekämpfung von SARS eingeführt wurden (Distanzierungsmaßnahmen, Schließung der Grenzen,

Einsatz von PSA), bildeten eine Grundlage für künftige Epidemien, insbesondere den Ausbruch von COVID-19.

MERS: Ein weiteres Coronavirus mit hohem Risiko

Das **Middle East Respiratory Syndrome (MERS)**, das ebenfalls durch ein Coronavirus verursacht wird, trat 2012 in Saudi-Arabien auf. Wie SARS verursacht es schwere Atemwegsinfektionen, allerdings mit einer noch höheren Sterblichkeitsrate (ca. 35 % der bestätigten Fälle). Obwohl der MERS-Ausbruch lokal begrenzt blieb und hauptsächlich im Nahen Osten auftrat, zeigte er die **extreme Gefährlichkeit** von Coronaviren, wenn sie die Artenschranke überwinden.

Zu den aus MERS gewonnenen Erkenntnissen gehören :

- **Zoonotische Übertragung**: MERS hat das Risiko **zoonotischer Übertragungen** aufgezeigt, d. h. die Übertragung von Viren von Tieren auf Menschen. Das **Dromedar** wurde als Hauptreservoir für dieses Virus identifiziert. Diese Art der Übertragung unterstreicht, wie wichtig es ist, die Interaktionen zwischen Mensch und Tier genau zu überwachen, insbesondere in Regionen, in denen solche Kontakte häufig vorkommen.
- **Gezielte internationale** Reaktion: Dank einer schnellen und gezielten Reaktion hat MERS keine globale Pandemie ausgelöst. Er unterstrich jedoch, wie wichtig die **Überwachung lokaler Ausbrüche** ist, um zu verhindern, dass sich eine Krankheit global ausbreitet.

COVID-19: Die beispiellose globale Pandemie

Die **COVID-19-Pandemie**, die durch das **SARS-CoV-2** verursacht wird, ist wohl die markanteste der letzten Jahrzehnte. Die Ende 2019 in China aufgetretene Viruserkrankung hat sich mit einer nie dagewesenen Geschwindigkeit ausgebreitet und Millionen von Menschen in fast jedem Land der Welt befallen.

Innerhalb weniger Monate führte sie zu **Masseneinschließungen**, weltweiten wirtschaftlichen Störungen und **Millionen von Todesfällen**.

Die Erfahrungen mit COVID-19 haben grundlegende Lehren für den Umgang mit Pandemien gebracht:

- **Globale Gesundheitsreaktion**: Die Pandemie hat gezeigt, wie wichtig eine **internationale Koordination** für die Bewältigung von Pandemien ist, aber auch, wie schwierig die Umsetzung ist. Die Strategien der Eindämmung, der sozialen Distanzierung, des Tragens von Mundschutz und der Impfung waren von Land zu Land unterschiedlich und führten zu unterschiedlichen Ergebnissen. Die Bedeutung von **Impfstoffen** wurde hervorgehoben, wobei eine beispiellose Mobilisierung **zur** Entwicklung von **Boten-RNA-Impfstoffen in** Rekordzeit erfolgte.
- **Anpassungsfähigkeit der Gesundheitssysteme**: COVID-19 hat die Gesundheitssysteme, insbesondere die Intensivstationen, überlastet. Die **Anpassung der Krankenhäuser**, die Einrichtung **temporärer Krankenhäuser** und die Telemedizin waren entscheidende Maßnahmen zur Bewältigung des Massenzustroms von Patienten.
- **Lehren aus Überwachung und Transparenz**: Wie bei SARS war die anfängliche Transparenz ein Problem, und die WHO betonte erneut die Notwendigkeit einer strengeren Überwachung und einer schnelleren Berichterstattung über neue Infektionsausbrüche.

   ◦ Rückblick auf bewährte Praktiken und notwendige Verbesserungen

Die Bewältigung von Gesundheitskrisen, seien es Pandemien, Epidemien oder Einzelereignisse, hat eine Reihe **bewährter Praktiken** ans Licht gebracht, die für die Abmilderung der Auswirkungen dieser Krisen von entscheidender Bedeutung waren. Allerdings haben diese Erfahrungen auch **Lücken** und

verbesserungsbedürftige Bereiche aufgezeigt, um künftigen Gesundheitsnotfällen besser begegnen zu können. Ein Rückblick auf die Lehren, die aus großen Krisen wie H1N1, Ebola, SARS, MERS und COVID-19 gezogen wurden, zeigt, dass zwar erhebliche Fortschritte erzielt wurden, aber noch **wesentliche Anpassungen** bei der Vorbereitung, der Pflege, der internationalen Koordination und der Kommunikation erforderlich sind.

1. Bewährte Praktiken: Ein solides Fundament für das Krisenmanagement

Die jüngsten Gesundheitskrisen haben Praktiken hervorgebracht, die sich als wirksam erwiesen haben, um die Ausbreitung von Krankheiten einzudämmen, gefährdete Bevölkerungsgruppen zu schützen und die Gesundheitssysteme zu unterstützen.

- **Schnelle Reaktion und internationale Koordination**: Die Einrichtung von Netzwerken zur **epidemiologischen Überwachung** und **Frühwarnung** spielte eine Schlüsselrolle bei der schnellen Erkennung von Epidemien und der Koordination der Reaktionen. Beispielsweise ermöglichten die nach SARS eingerichteten Überwachungssysteme eine schnellere Erkennung von MERS und COVID-19. Die Einbeziehung internationaler Organisationen wie der WHO und des Europäischen Zentrums für die Prävention und die Kontrolle von Krankheiten (ECDC) erleichterte den Informationsaustausch und den Einsatz von Ressourcen. **Krisenreaktionsprogramme** mit einer Kombination aus Eindämmung, Massenscreening und Reisebeschränkungen trugen dazu bei, die Ausbreitung zu begrenzen, insbesondere während des Ebola-Ausbruchs.

- **Verwendung von persönlicher Schutzausrüstung (PSA)**: **PSA** hat sich als entscheidend für den Schutz des

Gesundheitspersonals und der Bevölkerung erwiesen. Während der COVID-19-Pandemie trugen Masken, Handschuhe, Kittel und andere Schutzvorrichtungen dazu bei, die Übertragung des Virus sowohl in Krankenhäusern als auch in der Gemeinschaft zu verringern. **Strenge Isolationsprotokolle** und die Einführung spezieller Kreisläufe für infizierte Patienten, wie beim Umgang mit Ebola, waren ebenfalls grundlegende Elemente, um die Ausbreitung von Krankheitserregern zu verhindern.

- **Impfung**: Einer der größten Erfolge der letzten Gesundheitskrisen war die **schnelle Entwicklung von Impfstoffen**, insbesondere während der COVID-19-Pandemie. Die Mobilisierung der weltweiten wissenschaftlichen Ressourcen zur Herstellung von Impfstoffen in weniger als einem Jahr, insbesondere mithilfe der **Boten-RNA-Technologie**, stellte einen Wendepunkt im Umgang mit Pandemien dar. Auch die Erfahrungen mit dem H1N1-Virus haben gezeigt, wie wichtig eine **weltweite Impfkampagne** ist, auch wenn es noch Herausforderungen bei der Verteilung gibt.

- **Anpassung der Gesundheitssysteme**: Die **schnelle Anpassung der** Krankenhäuser an den Patientenansturm mit Intensivstationen und der Einrichtung von **Feldkrankenhäusern** war ein Schlüsselelement für die Bewältigung der Überlastung. Darüber hinaus trug die Ausweitung der **Telemedizin**, die eine Fernbetreuung von nicht kritischen Patienten ermöglicht, zur Entlastung der Krankenhäuser bei.

- **Transparente und klare Kommunikation**: Eine **kohärente** und auf die Öffentlichkeit zugeschnittene **Kommunikation** war ein Grundpfeiler des Krisenmanagements. Bei Ausbrüchen wie H1N1 und COVID-19 trugen Sensibilisierungskampagnen dazu bei, die Öffentlichkeit über **Barrieregesten, Impfungen** und Maßnahmen zur **sozialen Distanzierung** zu informieren, und förderten so die Einhaltung der Empfehlungen des öffentlichen Gesundheitswesens.

2. Notwendige Verbesserungen: Lücken schließen

Zwar wurden bewährte Verfahren weitgehend übernommen, doch jede Krise offenbarte auch **Unzulänglichkeiten**, die behoben werden müssen, um die Widerstandsfähigkeit gegen künftige Gesundheitskrisen zu stärken.

- **Stärkung der Kapazitäten zur Herstellung und Verteilung von Impfstoffen**: Obwohl die Entwicklung von Impfstoffen während der COVID-19-Pandemie schnell voranging, hat die **ungleiche Verteilung** zwischen reichen Ländern und Entwicklungsländern die **globalen Ungleichheiten beim Zugang zur Gesundheitsversorgung** deutlich gemacht. Um diese Ungleichheit zu beheben, sind Anstrengungen erforderlich, um die Kapazitäten für die **lokale Impfstoffproduktion** in den am wenigsten entwickelten Regionen zu stärken und die globalen **Verteilungsketten** zu verbessern. Dazu bedarf es einer verstärkten Zusammenarbeit zwischen Regierungen, internationalen Organisationen und Pharmaunternehmen.

- **Verbesserung der Verwaltung von PSA-Beständen und Medikamenten** : Der **Mangel an persönlicher Schutzausrüstung** zu Beginn der COVID-19-Pandemie hat eine Schwachstelle in den globalen Gesundheitssystemen offengelegt. Es ist entscheidend, das **strategische Bestandsmanagement** zu verbessern, indem sichergestellt wird, dass Krankenhäuser über ausreichende Vorräte für Krisensituationen verfügen, und indem die Bezugsquellen diversifiziert werden, um Lieferengpässe in Zeiten hoher Nachfrage zu vermeiden.

- **Effektivere globale Koordination**: Die internationale Zusammenarbeit hat zwar geholfen, einige Krisen zu bewältigen, doch manchmal stieß sie auf **Koordinationsmängel** und **unterschiedliche Politiken** in den einzelnen Ländern. Während der COVID-19-Pandemie trugen einige unkoordinierte nationale Reaktionen dazu bei, dass die Wirksamkeit der Maßnahmen verzögert wurde. In Zukunft werden **einheitlichere** Mechanismen der **internationalen Zusammenarbeit** mit **standardisierten Protokollen**, die für alle Länder gelten, erforderlich sein, um auf Krisen einheitlicher reagieren zu können.

- **Verbesserung des Patientenmanagements** : Die **medizinische Triage** ist in Krisensituationen ein kritischer Faktor, wurde jedoch manchmal schlecht gehandhabt, was zu einer unnötigen Überlastung der Krankenhäuser führte. Die Erfahrungen mit COVID-19 haben gezeigt, dass die **Patiententriage** besser organisiert werden muss, insbesondere durch den verstärkten Einsatz von **Telemedizin** und die Einrichtung von temporären Behandlungszentren für nicht schwerwiegende Patienten. Eine bessere Antizipation und Planung der **Patientenströme** ist unerlässlich, um eine Überlastung der Krankenhausabteilungen zu vermeiden.

- **Investitionen in Forschung und Überwachung**: Die Finanzierung der **Forschung über neu auftretende Krankheitserreger** und Schnelldiagnosetechnologien ist nach wie vor unzureichend. Die **Überwachungskapazitäten** müssen ausgebaut werden, insbesondere in Gebieten mit hohem Risiko einer zoonotischen Übertragung. Die COVID-19-Pandemie und das Auftreten von Viren wie MERS oder Ebola haben gezeigt, dass die globale **epidemiologische Überwachung** verbessert werden muss, um neue Gesundheitsgefahren zu erkennen, bevor sie zu Krisen werden.

- **Stärkung der Gesundheitssysteme in ressourcenschwachen Ländern**: Die Gesundheitssysteme in vielen Teilen der Welt sind noch zu **schwach**, um große Krisen zu bewältigen. Der Ebola-Ausbruch in Westafrika hat gezeigt, dass eine **schwache Gesundheitsinfrastruktur** und **schlecht ausgebildetes** medizinisches Personal eine Epidemie verschlimmern können. Investitionen in die **grundlegenden Gesundheitssysteme**, einschließlich einer besseren Ausbildung des Gesundheitspersonals und einer verbesserten Infrastruktur, sind von entscheidender Bedeutung, um künftige Krisen zu verhindern.

- **Psychologische Unterstützung und Stressbewältigung für Pflegekräfte** : Die Gesundheitskrise hat auch die **emotionale und physische Verletzlichkeit von Pflegekräften** offenbart, die unter extremem Druck stehen. Die Pflegekräfte waren häufig mit Erschöpfung, **Burn-out** und extrem schwierigen Arbeitsbedingungen konfrontiert. **Maßnahmen zur psychologischen Unterstützung** und zum **Stressmanagement** sind zwingend erforderlich, nicht nur zum Schutz des medizinischen Personals, sondern auch, um die Qualität und Kontinuität der Pflege in Krisenzeiten zu gewährleisten.

- **Die Steuerung der Patientenströme im Falle einer Pandemie**
  - Die Bedeutung der Isolierung von Verdachtsfällen und bestätigten Fällen

Die **Isolierung von Verdachtsfällen und bestätigten Fällen** ist eine der wirksamsten Strategien, um die Ausbreitung von Infektionskrankheiten zu kontrollieren, unabhängig davon, ob es sich um globale Pandemien oder lokale Epidemien handelt. Diese Maßnahme zielt darauf ab, den Kontakt zwischen infizierten oder potenziell infizierten Personen und gesunden Individuen einzuschränken, um **die Übertragungsketten** der Krankheitserreger zu **unterbrechen**. Wenn die Isolierung richtig und frühzeitig angewendet wird, spielt sie eine Schlüsselrolle bei der Reduzierung von Sekundärfällen, dem Schutz gefährdeter Bevölkerungsgruppen und der schnellen Eindämmung von Epidemieausbrüchen. Von der Pandemie-19-COVID bis zum Ebola-Ausbruch hat die Isolierung von Fällen ihre Wirksamkeit im Bereich der öffentlichen Gesundheit unter Beweis gestellt. Ihr Erfolg hängt jedoch von einer rigorosen Umsetzung, angemessenen Ressourcen und einer guten Kommunikation mit den Patienten und der Allgemeinbevölkerung ab.

1. Eindämmung der Übertragung und Schutz der Bevölkerung

Eines der Hauptziele der Isolierung ist es, **die Übertragung** von Infektionen **zu verhindern,** insbesondere in Umgebungen, in denen sich Krankheiten durch direkten Kontakt, respiratorische Tröpfchen oder Aerosole schnell verbreiten können. Wenn ein Patient beim Auftreten von Symptomen oder nach einer bestätigten Diagnose isoliert wird, wird das Risiko einer Ausbreitung auf seine Angehörigen, andere Patienten und das Pflegepersonal erheblich verringert.

- **Isolierung bestätigter Fälle**: Bei Patienten mit bestätigter Diagnose - sei es eine Virusinfektion wie **Grippe**, **COVID-19** oder eine bakterielle Infektion wie **Tuberkulose** - ist die Isolierung entscheidend, um die Übertragung auf andere Personen zu begrenzen. Der Patient wird **streng isoliert**, in der Regel in einem Einzelzimmer mit verstärkten Hygienemaßnahmen (Tragen von persönlicher Schutzausrüstung, Desinfektion von Oberflächen). Dadurch wird die Verbreitung des Erregers in der Krankenhausumgebung oder im häuslichen Umfeld gestoppt, wodurch das Risiko eines großflächigen **Ausbruchs** verringert wird.

- **Isolierung von Verdachtsfällen** : Für Personen, die mit einem infizierten Kranken in Kontakt gekommen sind oder Symptome aufweisen, die mit der Krankheit vereinbar sind, ist die präventive Isolierung ebenfalls von entscheidender Bedeutung. Sie ermöglicht es, die Ergebnisse der diagnostischen Tests abzuwarten und gleichzeitig zu verhindern, dass diese Personen die Krankheit potenziell verbreiten, wenn sie infiziert sind. Die **frühzeitige Isolierung** von Verdachtsfällen kann das Fortschreiten eines Ausbruchs verlangsamen, noch bevor umfassendere Maßnahmen, wie z. B. eine allgemeine **Isolierung**, erforderlich sind.

2. Verringerung des Drucks auf das Gesundheitssystem

Die Isolierung von bestätigten und verdächtigen Fällen **entlastet** auch **das Gesundheitssystem**, da eine schnelle Überlastung der medizinischen Einrichtungen vermieden wird. Wenn die Infektion durch Isolationsmaßnahmen eingedämmt wird, sinkt die Zahl der neuen Fälle, sodass die Krankenhäuser besser mit schweren Patienten umgehen können, die eine Intensivpflege benötigen.

- Vermeidung **nosokomialer Infektionen**: In Krankenhäusern ist die Isolierung infektiöser Patienten entscheidend für die Vermeidung **nosokomialer Infektionen**, d. h. von Infektionen, die sich Patienten oder Personal in Gesundheitseinrichtungen zuziehen. Krankheitserreger können leicht zwischen Zimmern und Stationen zirkulieren, insbesondere in Umgebungen, in denen Patienten anfällig sind, wie z. B. auf Intensivstationen. Die strikte Isolierung bestätigter Fälle in Verbindung mit der Verwendung **persönlicher Schutzausrüstung (PSA)** ist eine wirksame Maßnahme zur Verhinderung solcher Übertragungen in Krankenhäusern.

- **Beherrschung** von **Krankenhausausbrüchen**: Während der Ebola-Ausbrüche in Westafrika war die strikte Isolierung bestätigter Fälle entscheidend für die Beherrschung der Krankheit in Gesundheitseinrichtungen.

Diese Erfahrung hat gezeigt, dass eine strenge Überwachung und Verwaltung von Verdachts- und bestätigten Fällen das Risiko einer Ausbreitung auf das medizinische Personal und andere Patienten und damit die Verbreitung des Ausbruchs in den Gemeinden verringert.

3. Isolation: eine Schutzmaßnahme für Pflegende

Das Pflegepersonal steht bei Epidemien an vorderster Front und ist häufig einem hohen Risiko ausgesetzt, mit Infektionskrankheiten in Berührung zu kommen. Die Isolierung von infizierten Patienten ist eine wesentliche Schutzmaßnahme für das Pflegepersonal, das aufgrund der Nähe zu den Kranken und der Häufigkeit ihrer Einsätze am stärksten gefährdet ist.

- **Verwendung von PSA und Hygieneverfahren**: Zusätzlich zur Isolierung der Patienten müssen die Pflegekräfte strenge Hygieneprotokolle einhalten, einschließlich des Tragens von **persönlicher Schutzausrüstung** (Handschuhe, Masken, Kittel, Schutzbrillen), um das Risiko einer Exposition gegenüber Infektionserregern zu verringern. Das Pflegepersonal muss außerdem strenge Verfahren befolgen, um sich nach jedem Kontakt mit einem isolierten Patienten zu **entkleiden**, um eine Kreuzkontamination zu vermeiden.

- **Verhinderung der Erschöpfung von Pflegekräften** : Indem die Ausbreitung der Infektion durch Isolation eingedämmt wird, wird auch der Druck auf das Pflegepersonal verringert, das sich so besser auf schwere Fälle konzentrieren kann, ohne überlastet zu werden. Darüber hinaus ist die Gesunderhaltung des medizinischen Personals von entscheidender Bedeutung, um die Kontinuität der Versorgung während der gesamten Gesundheitskrise zu gewährleisten. Wenn das Pflegepersonal selbst infiziert ist, kann dies die Versorgungsfähigkeit von Krankenhäusern ernsthaft beeinträchtigen.

4. Gemeinschaftliche Isolation: Eine Barriere gegen die Ausbreitung

Die Isolierung von Patienten ist nicht auf Krankenhäuser beschränkt. Bei Pandemien half die **Isolierung zu Hause** oder in speziellen Zentren, die Ausbreitung der Viren in der Gemeinschaft einzudämmen. Während der COVID-19-Pandemie wurden asymptomatische Personen oder Personen mit milden Formen der Krankheit zu Hause isoliert, mit strengen Empfehlungen, was sie tun sollten, um eine Ansteckung von Familienmitgliedern oder Personen in ihrem Umfeld zu vermeiden.

- **Freiwillige oder obligatorische** Isolierung: Wenn eine Person mit einer infizierten Person in Kontakt kommt oder Symptome aufweist, die auf eine Infektion hindeuten, kann sie aufgefordert werden, sich selbst zu isolieren, bis die Testergebnisse vorliegen. In einigen Fällen, z. B. bei hochansteckenden Krankheiten, können die Behörden eine **Zwangsisolierung** anordnen, um das Risiko einer Ausbreitung zu vermeiden. Um die Einhaltung dieser Maßnahmen zu gewährleisten, ist eine **strenge Überwachung** erforderlich, u. a. durch regelmäßige Telefonanrufe oder Hausbesuche.

- **Isolationszentren**: In bestimmten Kontexten, wie bei der Bewältigung der Ebola-Epidemie oder in überfüllten Regionen, wurden **Isolationszentren** eingerichtet, in denen Patienten während der Dauer ihrer Krankheit untergebracht werden. Diese Zentren bieten eine angemessene Versorgung und begrenzen gleichzeitig die Zirkulation des Virus innerhalb der Gemeinschaft.

5. Psychologischer Umgang mit Isolation

Während die Isolation für die öffentliche Gesundheit von entscheidender Bedeutung ist, kann sie für Patienten schwierig zu ertragen sein, insbesondere für diejenigen, die über längere Zeiträume isoliert sind. **Soziale Isolation** und die Trennung von Angehörigen können zu erheblichen **psychologischen Folgen** führen, wie z. B. Angstzuständen, Depressionen oder einem Gefühl der Isolation.

- **Psychologische Unterstützung**: Es ist daher von entscheidender Bedeutung, dass die Isolation mit **psychologischer Unterstützung** einhergeht, sei es durch Fernkonsultationen mit psychosozialen Fachkräften oder durch die Möglichkeit, regelmäßige Kontakte zu Angehörigen per Telefon oder Videokonferenz aufrechtzuerhalten. Das psychische Wohlbefinden isolierter Patienten muss berücksichtigt werden, um zu verhindern, dass die Isolation zu einem zusätzlichen Belastungsfaktor wird.

- **Transparente Kommunikation** : Einer der Schlüssel zu einem guten Umgang mit der Isolation ist eine **klare Kommunikation** mit den Patienten und ihren Familien. Zu erklären, warum die Isolation notwendig ist, wie lange sie dauern wird und welche Maßnahmen ergriffen werden, um den Patienten und andere zu schützen, hilft, Ängste abzubauen und die Einhaltung der Protokolle zu stärken.

  ○ Die Rolle der Pflegekraft bei der Eindämmung der Ausbreitung innerhalb des Krankenhauses

Die **Rolle der Pflegekraft** bei der **Eindämmung der krankenhausinternen Ausbreitung** von Infektionen ist von entscheidender Bedeutung. Durch den direkten Kontakt mit den Patienten spielt der Pflegehelfer eine zentrale Rolle bei der Prävention von nosokomialen Infektionen, die schwerwiegende Folgen für die Patienten haben können, insbesondere für solche, die bereits gefährdet oder immunsupprimiert sind. Im Alltag achtet der Krankenpflegehelfer auf die strikte Anwendung von

Hygieneprotokollen, achtet auf Anzeichen einer Infektion und arbeitet eng mit dem medizinischen Team zusammen, um eine sichere Krankenhausumgebung zu gewährleisten. Diese aktive Beteiligung ist unerlässlich, um **die Übertragungsketten zu unterbrechen** und ein hohes Sicherheitsniveau in der Gesundheitseinrichtung aufrechtzuerhalten.

1. Handhygiene: Die erste Verteidigungslinie

Die **Händehygiene** ist eine der wirksamsten Maßnahmen, um die Ausbreitung von Infektionen in Krankenhäusern zu verhindern. Die Pflegekraft steht bei der Anwendung dieser einfachen, aber wichtigen Maßnahme an vorderster Front. Sie beseitigt Krankheitserreger, die durch direkten Kontakt mit Patienten oder kontaminierten Oberflächen übertragen werden.

- **Häufigkeit des Händewaschens**: Die Pflegekraft sollte sich regelmäßig die Hände waschen, insbesondere in Schlüsselmomenten: vor und nach jedem Patientenkontakt, nach dem Umgang mit potenziell kontaminierten Gegenständen oder nach dem Ablegen der persönlichen Schutzausrüstung (PSA). Sie sollten entweder die Hände mit Wasser und Seife waschen oder eine hydroalkoholische Lösung verwenden, wenn die Hände nicht sichtbar verschmutzt sind.

- **Kreuzübertragung**: Durch die strikte Einhaltung der Händehygiene schränkt die Pflegekraft die **Kreuzübertragung** von Keimen von einem Patienten auf den anderen ein. Dies ist besonders wichtig bei Patienten, die Träger von multiresistenten Bakterien wie dem **Methicillin-resistenten Staphylococcus aureus (MRSA)** oder Infektionen wie **Clostridium difficile** sind, bei denen eine erhöhte Wachsamkeit erforderlich ist.

2. Verwendung von persönlicher Schutzausrüstung (PSA)

Persönliche Schutzausrüstungen (PSA) wie Handschuhe, Masken, Kittel und Schutzbrillen sind wichtige Barrieren, um eine Ansteckung zu verhindern. Die Pflegekraft muss wissen, wie sie diese richtig anwendet, um sich selbst zu schützen und zu verhindern, dass Krankheitserreger auf andere Patienten oder Kollegen übertragen werden.

- **Angemessenes Tragen der PSA**: Bei der Behandlung infektiöser Patienten muss die Pflegekraft **Handschuhe** tragen, um den direkten Kontakt mit Körperflüssigkeiten zu vermeiden, **Masken**, um sich vor über die Atemwege übertragenen Infektionen zu schützen, und **Kittel**, um eine Kontamination der Kleidung zu vermeiden. Diese PSA muss unter Einhaltung spezieller Protokolle abgelegt werden, um eine **Sekundärkontamination** zu vermeiden. Der Pflegehelfer sollte sich nach dem Ausziehen der Handschuhe auch die Hände desinfizieren, um einen maximalen Schutz zu gewährleisten.

- **Vorsichtsmaßnahmen je nach Übertragungsart**: Die Pflegekraft passt die Verwendung der PSA je nach Übertragungsart der Krankheitserreger an. Bei Infektionen, die durch direkten Kontakt übertragen werden (wie Infektionen mit **Clostridium difficile**), ist das Tragen von Handschuhen und eines Kittels unerlässlich. Bei Infektionen, die durch Tröpfchen oder Aerosole übertragen werden (wie **Grippe** oder **COVID-19**), sind zusätzlich Masken und Schutzbrillen erforderlich.

3. Verwaltung von Material und Flächen

Die Pflegekraft trägt auch zur **Desinfektion von medizinischen Geräten** und Oberflächen bei, was eine Schlüsselrolle bei der

Verringerung der Ausbreitung von Infektionen innerhalb des Krankenhauses spielt. Gegenstände, die von mehreren Patienten gemeinsam genutzt werden, wie Thermometer, Blutdruckmessgeräte oder Pflegewagen, müssen zwischen den einzelnen Anwendungen gereinigt und desinfiziert werden, um eine indirekte Übertragung von Krankheitserregern zu verhindern.

- **Rigorose Desinfektion**: Die Pflegekraft beteiligt sich an der **regelmäßigen Desinfektion** von Oberflächen und medizinischem Material, insbesondere in den Zimmern von infektiösen oder immunsupprimierten Patienten. Indem sie die Desinfektionsprotokolle einhält (Verwendung spezieller Produkte, Einhaltung der Kontaktzeiten), schränkt sie das Überleben von Keimen auf Oberflächen ein und verhindert, dass sie sich auf andere Patienten ausbreiten.

- **Sortieren und Entsorgen von Abfällen** : Die Entsorgung von **Abfällen aus infektiösen Pflegetätigkeiten (DASRI)** ist eine weitere Verantwortung der Pflegekraft. Kontaminierte Abfälle (gebrauchte Handschuhe, verschmutzte Kompressen, Infusionsbesteck) müssen in speziellen Behältern entsorgt werden, um das Risiko einer Ansteckung durch Kontakt mit diesen Gegenständen zu vermeiden.

4. Überwachung auf Anzeichen einer Infektion

Der **Krankenpflegehelfer** spielt eine **klinische** Überwachungsrolle, indem er die Patienten auf mögliche **Anzeichen einer Infektion** hin beobachtet. Durch seinen häufigen Kontakt mit den Patienten kann er subtile Veränderungen beobachten, die erste Anzeichen einer neu auftretenden Infektion sein können, wie z. B. Fieber, Hautrötungen, eitriger Ausfluss oder eine Verschlechterung der Atemwegssymptome.

- **Frühzeitige Meldung**: Indem der Pfleger auf neue oder sich verschlimmernde Symptome bei einem Patienten achtet, kann er Anzeichen einer Infektion schnell an das Pflegepersonal oder den Arzt melden und so eine **schnelle Behandlung** ermöglichen. Diese Überwachung ist wichtig, um nosokomiale Infektionen wie beatmungsassoziierte Pneumonien oder katheterassoziierte Infektionen frühzeitig zu erkennen.

- **Überwachung von Medizinprodukten**: Der Pflegehelfer überwacht auch die bei den Patienten verwendeten Medizinprodukte wie **Harnkatheter** oder **Katheter**, die häufige Eintrittspforten für Infektionen sind. Indem er regelmäßig die Unversehrtheit der Verbände und die Sauberkeit der Geräte überprüft und Anomalien (Rötung, Schmerzen, Ausfluss) meldet, trägt er zur Vermeidung von Infektionen bei, die mit diesen invasiven Geräten verbunden sind.

5. Einhaltung der Isolationsverfahren

In Krankenhäusern werden Patienten mit resistenten Keimen oder ansteckenden Krankheiten häufig **isoliert**, um eine Übertragung auf andere Patienten oder das Personal zu verhindern. Der **Krankenpflegehelfer** spielt eine grundlegende Rolle bei der Verwaltung der **Isolierzimmer** und der Einhaltung der spezifischen Verfahren.

- **Verwaltung der Isolationszimmer** : Der Pfleger muss die Isolationsprotokolle konsequent anwenden und darauf achten, dass er vor dem Betreten der Kammer die richtige PSA verwendet und die medizinischen Geräte nach jedem Eingriff desinfiziert. Er muss auch dafür sorgen, dass kontaminierte Gegenstände im Zimmer bleiben und dass Besucher dieselben Hygieneregeln befolgen, um eine Ausbreitung des Erregers außerhalb des Isolationsbereichs zu verhindern.

- **Aufklärung von Patienten und Angehörigen**: Die Pflegekraft spielt auch eine Rolle bei der Aufklärung von Patienten und Angehörigen, indem sie ihnen erklärt, wie wichtig es ist, Hygienevorschriften wie das Händewaschen einzuhalten, und sie anleitet, wie sie die Schutzausrüstung benutzen sollen, wenn sie das Zimmer eines isolierten Patienten betreten.

6. Zusammenarbeit mit dem medizinischen und paramedizinischen Team

Zusammenarbeit ist für ein effektives Management der Infektionsprävention von entscheidender Bedeutung. Die Pflegekraft arbeitet eng mit Krankenschwestern, Ärzten und dem Personal für Krankenhaushygiene zusammen, um sicherzustellen, dass die Präventionsprotokolle auf allen Ebenen befolgt werden.

- **Aktive Kommunikation**: Durch die regelmäßige Kommunikation mit dem Pflegeteam kann die Pflegekraft schnell auf Anomalien, Mängel in den Protokollen oder spezielle Bedürfnisse der Patienten in Bezug auf die Infektionsprävention hinweisen. Diese **bidirektionale Kommunikation** ermöglicht eine bessere Koordination und eine schnelle Reaktion bei Infektionsverdacht.

- **Teilnahme an Schulungen** : Pflegehilfskräfte müssen regelmäßig an **Schulungen** zu neuen Praktiken der Infektionsprävention teilnehmen, insbesondere um sich über spezielle Protokolle im Zusammenhang mit neu auftretenden Epidemien oder der Entwicklung von Krankheitserregern in Krankenhäusern auf dem Laufenden zu halten. Diese Schulungen ermöglichen es, ein hohes Maß an Kompetenz und Effizienz im Umgang mit Infektionsrisiken aufrechtzuerhalten.

Kapitel 8

Innovation und Forschung im Bereich Infektionskrankheiten

- **Die Bedeutung der Forschung für die Entwicklung der Pflege**
  - Neueste Entdeckungen in der Infektiologie und ihre Auswirkungen auf die Pflegepraxis

Die jüngsten Entdeckungen in der Infektiologie haben die **Praktiken der Gesundheitsversorgung** erheblich verändert und neue Perspektiven für die Prävention, Diagnose und Behandlung von Infektionen eröffnet. Der Aufschwung in der Erforschung neu auftretender Krankheitserreger, therapeutische Innovationen und Fortschritte in der Gesundheitstechnologie haben zu einem besseren Verständnis der Dynamik von Infektionskrankheiten geführt und die Strategien zur Bekämpfung dieser Bedrohungen gestärkt. Diese Entdeckungen beeinflussen die tägliche Versorgung der Patienten und führen gleichzeitig zu einer Neuausrichtung der Praktiken hin zu gezielteren und personalisierten Ansätzen. Die Auswirkungen dieser Fortschritte sind in mehreren Bereichen spürbar: vom Umgang mit antimikrobiellen Resistenzen über die Entwicklung neuer Impfstoffe bis hin zu Schnelldiagnosetechniken und der Entstehung innovativer Therapien.

1. Neue Ansätze im Kampf gegen antimikrobielle Resistenzen

Eine der wichtigsten Entdeckungen der letzten Jahre in der Infektiologie ist die **Resistenz gegen antimikrobielle Mittel**, die eine zunehmende Bedrohung für die globale öffentliche Gesundheit darstellt. Immer mehr Bakterien, wie der **methicillinresistente Staphylococcus aureus (MRSA)** oder **carbapenemresistente Enterobakterien**, entwickeln Resistenzmechanismen gegen häufig verwendete Antibiotika, wodurch Infektionen schwieriger zu behandeln sind. Angesichts dieser Herausforderung haben sich mehrere wichtige Fortschritte herauskristallisiert.

- **Neue Antibiotika**: Die Entdeckung neuer Antibiotika oder die **Reaktivierung alter Moleküle** ist ein entscheidender

Fortschritt. Beispielsweise ermöglichen neue Antibiotikaklassen wie **Cephalosporine der fünften Generation** und Beta-Laktamase-Inhibitoren die Behandlung von multiresistenten Infektionen. Außerdem werden nun Strategien zur Umgehung von Resistenzen erforscht, bei denen mehrere Antibiotika kombiniert werden, um ihre Wirksamkeit zu maximieren.

- **Bakteriophagen und alternative** Therapien: Der Einsatz von **Bakteriophagen**, Viren, die spezifische Bakterien infizieren und abtöten können, kehrt in die Diskussion über Alternativen zu Antibiotika zurück. Obwohl dieser Ansatz noch nicht üblich ist, stellt er einen vielversprechenden Weg dar, um gezielt gegen resistente Infektionen vorzugehen, ohne andere Bakterien in der menschlichen Flora zu beeinträchtigen. Parallel dazu werden **antimikrobielle Peptide**, die auf natürliche Weise vom Körper produziert werden, auf ihre Fähigkeit hin untersucht, Infektionen zu bekämpfen, die gegen die derzeitigen Behandlungsmethoden resistent sind.

Diese Erkenntnisse beeinflussen die klinische Praxis, indem sie zu einem **rationaleren Einsatz von Antibiotika** anregen, durch strenge Protokolle, um die Überverschreibung einzuschränken, und durch die Förderung der regelmäßigen **mikrobiologischen Überwachung**, um die Behandlung an die beobachteten Resistenzen anzupassen.

2. Fortschritte bei der Impfung: neue Impfstoffe und Boten-RNA-Technologien

Die **Fortschritte bei den Impfungen** haben sich auch erheblich auf die Prävention von Infektionskrankheiten ausgewirkt. Eine der wichtigsten Innovationen der letzten Jahre ist die Entwicklung von **Boten-RNA-Impfstoffen (mRNA)**, die erfolgreich zur Bekämpfung von **COVID-19** eingesetzt werden. Diese Impfstoffe bieten eine neue, schnelle, flexible und wirksame Plattform, um auf Epidemien zu reagieren und Infektionen in großem Maßstab zu verhindern.

- Boten-RNA-Impfstoffe: Die Wirksamkeit von Boten-RNA-Impfstoffen, wie die von **Pfizer-BioNTech** und **Moderna** entwickelten Impfstoffe gegen COVID-19, hat den Weg für die Erforschung anderer Krankheitserreger geebnet. Die mRNA kann schnell angepasst werden, um aufkommende neue Viren oder komplexe Krankheiten wie **Grippe, HIV** oder schwere Atemwegsinfektionen ins Visier zu nehmen. Diese Impfstoffe haben auch logistische Vorteile, da sie schneller hergestellt werden können als herkömmliche Impfstoffe auf der Basis von Proteinen oder inaktivierten Wirkstoffen.

- **Neue Impfstoffe gegen resistente Infektionen** : Es werden auch Anstrengungen unternommen, um Impfstoffe gegen besonders resistente Krankheitserreger wie **Staphylococcus aureus** oder **Pseudomonas** zu entwickeln. Wenn solche Impfstoffe verfügbar werden, könnten sie die Notwendigkeit von Antibiotikabehandlungen verringern und die Entstehung neuer Resistenzen einschränken.

Die Auswirkungen dieser Fortschritte auf die Pflegepraxis sind unmittelbar spürbar: Die **Impfprävention** wird zu einem Eckpfeiler, um die Ausbreitung von Infektionen in gefährdeten Bevölkerungsgruppen zu verhindern, insbesondere in Krankenhauskontexten, wo immunsupprimierte oder ältere Patienten ein hohes Risiko für schwere Infektionen haben.

3. Schnelle und personalisierte Diagnosewerkzeuge

Die Entdeckungen in der Infektiologie betrafen auch die Verbesserung der Instrumente für **schnelle** und **personalisierte Diagnosen**, die eine genauere und schnellere Behandlung von Infektionen ermöglichen. Diese Innovationen spielen eine Schlüsselrolle bei der Verkürzung der Zeit zwischen dem

Auftreten von Symptomen und dem Beginn einer geeigneten Behandlung, wodurch die Prognosen verbessert und die Ausbreitung von Krankheiten eingedämmt werden.

- **Schnelltests zur Nukleinsäureamplifikation**: Das Aufkommen von **Schnelltests**, die auf der Amplifikation von Nukleinsäuren beruhen, wie die während der COVID-19-Pandemie verwendeten **PCR-Tests**, hat gezeigt, wie wichtig diese Instrumente für die Früherkennung von viralen und bakteriellen Infektionen sind. Mit diesen Tests kann das Vorhandensein eines Krankheitserregers innerhalb weniger Stunden nachgewiesen werden, wo herkömmliche Methoden der Bakterienkultur mehrere Tage in Anspruch nehmen können.

- **Multiplex-Diagnostik**: Neue Tests, die **mehrere Krankheitserreger gleichzeitig nachweisen** können (Multiplex-Tests), befinden sich ebenfalls in der Entwicklung. Beispielsweise können Atemwegspanels Grippeviren, Coronaviren, Pneumokokken und andere Krankheitserreger in einem einzigen Test identifizieren. Dadurch kann die Behandlung schneller verfeinert und der unnötige Einsatz von Antibiotika verringert werden.

- **Tragbare Diagnosetools und KI**: Tragbare **Diagnosetechnologien** in Kombination mit künstlicher Intelligenz ermöglichen es dem Pflegepersonal auch, Diagnosen vor Ort zu stellen, insbesondere in häuslichen Pflegekontexten oder in abgelegenen Gebieten. Diese Tools, die häufig Algorithmen des maschinellen Lernens zur Datenanalyse in Echtzeit beinhalten, sind ein großer Vorteil bei der frühzeitigen Identifizierung von Epidemieausbrüchen.

Diese Innovationen wirken sich unmittelbar auf die Pflegepraxis aus: Sie ermöglichen eine **schnellere und präzisere Behandlung**, reduzieren diagnostische Fehler und erleichtern die

frühzeitige Isolierung von Infektionsfällen, wodurch die nosokomiale Ausbreitung eingeschränkt wird.

4. Innovative Therapien für Virusinfektionen

Virusinfektionen, die lange Zeit als schwer behandelbar galten, wenn man von der Impfung oder dem Einsatz begrenzter antiviraler Mittel absieht, haben in den letzten Jahren große Fortschritte gemacht. Neue **antivirale** und biologische Therapien eröffnen neue Möglichkeiten zur Behandlung chronischer oder akuter Infektionen.

- **Polymerase- und Proteasehemmer**: Im Kampf gegen das **Hepatitis-C-Virus (HCV)** wurden Polymerase- und Proteasehemmer entwickelt, die bei den behandelten Patienten zu Heilungsraten von über 95 % geführt haben. Dieser Ansatz hat die Behandlung dieser chronischen Virusinfektion radikal verändert, von einer symptomatischen Behandlung hin zu einer möglichen Eradikation des Virus bei der Mehrheit der Patienten.

- **Kombinationstherapien für HIV**: Bei **HIV** haben Fortschritte bei der **antiretroviralen Therapie** dazu geführt, dass die Infektion bei Millionen von Menschen weltweit stabilisiert werden konnte. Kombinationstherapien, bei denen mehrere Medikamente kombiniert werden, die verschiedene Stadien des Viruszyklus hemmen, ermöglichen es heute, die Viruslast bei den Patienten wirksam zu kontrollieren und gleichzeitig die Übertragung des Virus zu verringern.

- **Monoklonale Antikörper**: **Monoklonale Antikörper**, die insbesondere gegen COVID-19 entwickelt wurden, stellen einen weiteren wichtigen therapeutischen Fortschritt dar. Diese Moleküle, die spezifisch auf ein Virus abzielen können, bieten wirksame Behandlungsmöglichkeiten für schwere Formen von Virusinfektionen, insbesondere bei immunsupprimierten Patienten oder Patienten mit Komplikationsrisiko.

Diese neuen Therapieansätze verändern die Versorgungspraxis, indem sie **gezieltere Behandlungen** anbieten und die Prognose von Patienten mit chronischen oder schweren Virusinfektionen verbessern und gleichzeitig das Übertragungsrisiko senken.

5. Prävention von nosokomialen Infektionen: Innovationen in der Hygiene

Die Prävention von nosokomialen Infektionen ist ein wichtiges Anliegen, insbesondere in Einrichtungen der Langzeitpflege. Jüngste Innovationen im Bereich der Krankenhaushygiene zielen darauf ab, den Schutz von Patienten und Pflegepersonal zu verbessern.

- **Automatisierte Desinfektionstechnologien**: Der Einsatz von **UV-Desinfektionssystemen** oder **Desinfektionsrobotern** in Krankenhäusern hat die Qualität der Sterilisation von Räumen und Oberflächen erheblich verbessert. Mit diesen Technologien können Krankheitserreger schneller und effizienter als mit manuellen Methoden beseitigt werden, wodurch das Risiko einer Kreuzübertragung verringert wird.

- **Antimikrobielle Materialien** : Die Entwicklung **antimikrobieller Materialien** für Krankenhausausstattungen wie Türgriffe, Betten und Wagen stellt ebenfalls einen Fortschritt bei der Reduzierung nosokomialer Infektionen dar. Diese Materialien, die in der Lage sind, Mikroben abzutöten oder ihr Wachstum zu hemmen, stellen eine zusätzliche Barriere gegen die Ausbreitung von Krankheitserregern in Pflegeumgebungen dar.

Diese Innovationen stärken die Praktiken der Infektionsprävention in Krankenhäusern, indem sie die

Sicherheit der Versorgung erhöhen und zur Bekämpfung von therapieassoziierten Infektionen beitragen, insbesondere auf Intensivstationen oder in onkologischen Abteilungen, wo die Patienten besonders gefährdet sind.

- **Neue Ansätze zur Prävention und Behandlung von Infektionen**
  - Impfungen: Rolle der Pflegekräfte bei der Förderung und Aufklärung

Impfungen sind eines der wirksamsten Instrumente im Bereich der öffentlichen Gesundheit, um Infektionskrankheiten zu verhindern und die Bevölkerung vor potenziell gefährlichen Krankheitserregern zu schützen. Die **Akzeptanz von** Impfungen hängt jedoch nicht nur vom Zugang zu Impfstoffen ab, sondern auch davon, ob die Öffentlichkeit die Bedeutung der Impfstoffe versteht und akzeptiert. **Pflegekräfte**, ob Ärzte, Krankenschwestern oder Pflegehelfer, spielen eine zentrale Rolle bei der **Förderung von** Impfungen und der **Aufklärung** der Patienten. Ihr Einfluss geht weit über einfache technische Handlungen hinaus: Sie sind Vertrauenspersonen, zuverlässige Informationsquellen und Schlüsselakteure bei der Bekämpfung der Desinformation, die Impfungen manchmal umgibt.

1. Die erzieherische Rolle der Pflegekräfte: Informieren, um besser zu schützen

Die erzieherische Rolle des Pflegepersonals ist bei der Förderung von Impfungen von entscheidender Bedeutung. Sie haben die Möglichkeit, **klare und präzise Informationen** über die Bedeutung von Impfungen **zu geben**, Zweifel auszuräumen und die Fragen der Patienten und ihrer Familien zu beantworten. Diese Aufklärungsarbeit ist von entscheidender Bedeutung, da viele zögerliche Impfungen auf mangelndes Verständnis oder Fehlinformationen über den Nutzen von Impfungen und deren Nebenwirkungen zurückzuführen sind.

- **Erklärung des Nutzens von Impfungen**: Pflegekräfte haben die Aufgabe, zwischen wissenschaftlichen Erkenntnissen und der Öffentlichkeit zu **vermitteln**. Sie können erklären, dass Impfungen nicht nur den **Einzelnen vor** einer Infektion **schützen**, sondern auch zum **Schutz der Allgemeinheit** beitragen. Durch die Förderung einer hohen Durchimpfungsrate schränken Impfstoffe die Verbreitung von Krankheitserregern ein und schützen indirekt auch nicht geimpfte Personen wie Neugeborene oder immungeschwächte Personen, die bestimmte Impfstoffe nicht erhalten können.

- **Ängste abbauen und** falsche Vorstellungen **korrigieren**: Viele Patienten äußern **Bedenken** gegenüber Impfungen, die auf falsche Vorstellungen zurückzuführen sind, die in den Medien oder sozialen Netzwerken verbreitet werden, wie z. B. übertriebene **Ängste** vor Nebenwirkungen oder unbegründete Gerüchte über Impfstoffe, insbesondere den Impfstoff gegen COVID-19. Als angesehene medizinische Autoritäten befinden sich Pflegekräfte in einer idealen Position, **um wissenschaftliche Informationen** zu liefern **und** Patienten zu beruhigen. Sie können z. B. erklären, dass schwere Nebenwirkungen von Impfstoffen selten sind und dass der Nutzen die Risiken bei weitem überwiegt.

2. Ein Vorbild und ein vertrauenswürdiger Akteur sein

Pflegekräfte sind nicht nur Erzieher, sondern auch **Vorbilder** für ihre Patienten und die Gesellschaft im Allgemeinen. Ihr Verhalten und ihre eigenen Entscheidungen in Bezug auf Impfungen haben einen großen Einfluss auf die öffentliche Wahrnehmung.

- **Impfung der Pflegekräfte selbst**: Pflegekräfte sollten bei ihren **persönlichen Impfungen** mit gutem Beispiel vorangehen. Indem sie sich gegen Infektionen wie die saisonale Grippe oder COVID-19 impfen lassen, zeigen sie ihr Engagement für den Schutz ihrer eigenen Gesundheit, aber auch der Gesundheit der Patienten, die sie betreuen. Die Tatsache, dass sich Pflegekräfte impfen lassen, stärkt das **Vertrauen der Patienten in** die Sicherheit und Wirksamkeit von Impfstoffen.

- **Einfühlsamer und wohlwollender Dialog** : Das Vertrauensverhältnis zwischen Behandelnden und Patienten ist für die Akzeptanz der Impfung von grundlegender Bedeutung. Ein einfühlsamer **Dialog** ermöglicht es, die Ängste und Zweifel der Patienten mit Respekt und ohne Verurteilung anzusprechen. Durch das aufmerksame Zuhören der Bedenken wird ein Raum geschaffen, in dem sich die Patienten frei fühlen, ihre Sorgen zu äußern, und in dem der Behandler wohlwollend und situationsgerecht reagieren kann.

3. Förderung der Impfung bei gefährdeten Bevölkerungsgruppen

Gefährdete Bevölkerungsgruppen wie ältere Menschen, Kinder, Schwangere oder Menschen mit chronischen Krankheiten erfordern besondere Aufmerksamkeit in Bezug auf die Impfung. Diese Gruppen sind oft am stärksten gefährdet, schwere Formen von Infektionen zu entwickeln, und das Pflegepersonal spielt eine entscheidende Rolle dabei, sicherzustellen, dass sie angemessen informiert und geimpft werden.

- **Impfung von älteren Menschen** : Ältere Menschen sind besonders anfällig für Infektionen wie Grippe, Pneumokokken oder, in jüngster Zeit, COVID-19. Das Pflegepersonal, insbesondere in Einrichtungen der Langzeitpflege, sollte aktiv für die **Grippeimpfung** und andere auf diese Bevölkerungsgruppe zugeschnittene Impfstoffe werben, um die mit diesen Infektionen verbundene Morbidität und Mortalität zu senken. Indem sie die Vorteile der Impfstoffe erläutern und bei der logistischen Organisation von Impfkampagnen helfen, erhöhen die Pflegekräfte die Akzeptanz in dieser oft zögerlichen Altersgruppe.

- **Impfung von schwangeren Frauen und Kleinkindern** : Schwangere Frauen und Kleinkinder sind Gruppen, die besonders anfällig für bestimmte Infektionen sind. Das Pflegepersonal sollte schwangere Frauen über die während der Schwangerschaft empfohlenen Impfungen informieren, wie z. B. die **Keuchhustenimpfung** (zum Schutz des Neugeborenen) oder die Grippeimpfung. Sie sollten auch sicherstellen, dass die Eltern verstehen, wie wichtig die **Kinderimpfung** in den ersten Lebenswochen ist, um die Säuglinge vor schweren Krankheiten wie Masern, Meningitis oder Rotavirus zu schützen.

4. Anpassung der Botschaft an die Impfvorbehalte

Der Erfolg von Impfkampagnen hängt oft davon ab, wie die Botschaft vermittelt wird. Der **Widerstand gegen Impfungen** variiert in Abhängigkeit von zahlreichen Faktoren, darunter kulturelle, religiöse oder individuelle. Das Pflegepersonal muss seine Kommunikation an die spezifischen Widerstände anpassen, auf die es stößt.

- **Die Botschaft personalisieren**: Das Pflegepersonal muss seine Ansprache an die Situation und den Kontext des jeweiligen Patienten anpassen. Beispielsweise sind manche Eltern vielleicht besorgt über die Impfungen ihrer Kinder, während andere neuen Technologien wie Boten-RNA-Impfstoffen misstrauen. Die Rolle des Betreuers besteht darin, sich **diese Bedenken anzuhören**, ihre Gültigkeit anzuerkennen und gleichzeitig sachliche Informationen und Antworten auf der Grundlage wissenschaftlicher Erkenntnisse zu liefern. Indem er die Botschaft personalisiert, kann der Pfleger die Impfung für den Patienten zugänglicher und akzeptabler machen.

- **Aufklärung** in **der Gemeinschaft**: In manchen Gemeinschaften kann es aufgrund historischer, sozialer oder kultureller Faktoren zu stärkeren Widerständen kommen. Pflegekräfte können mit **Gemeindeführern** zusammenarbeiten, **um** Impfbotschaften zu entwickeln, die auf diese spezifischen Kontexte zugeschnitten sind. Beispielsweise haben sich Initiativen, bei denen Pflegekräfte mit religiösen Führern oder angesehenen Persönlichkeiten der Gemeinschaft zusammenarbeiten, als wirksam erwiesen, um die Impfraten zu erhöhen.

5. Impfkampagnen organisieren und nachverfolgen

Das Pflegepersonal ist auch ein Hauptakteur **in der Logistik von Impfkampagnen**. Ob es sich um saisonale Impfkampagnen oder Massenimpfprogramme wie bei COVID-19 handelt, das Pflegepersonal ist für die Verabreichung der Impfstoffe, die Überwachung der Patienten und die Verwaltung der notwendigen Auffrischimpfungen verantwortlich, um eine optimale Durchimpfungsrate zu gewährleisten.

- **Planung und Verabreichung von Impfstoffen**: Das Pflegepersonal organisiert in Zusammenarbeit mit den Gesundheitsbehörden die **Logistik** der Impfkampagnen und sorgt dafür, dass Impfstoffe in ausreichender Menge zur Verfügung stehen, Termine effizient organisiert werden und die Patienten klare Informationen über Auffrischungsimpfungen und mögliche Nebenwirkungen erhalten. Diese **Koordinationsarbeit** ist entscheidend für den Erfolg groß angelegter Impfkampagnen.

- **Nachsorge und Auffrischungsimpfungen** : Pflegekräfte sollten auch die **Nachsorge nach der Impfung** übernehmen, insbesondere im Hinblick auf Nebenwirkungen oder Auffrischungsimpfungen. Indem sie auf mögliche Nebenwirkungen achten und entsprechende Ratschläge geben, beruhigen die Pflegekräfte die Patienten und stärken das Vertrauen in die

Impfung. Auch die Überwachung der Auffrischungsimpfungen, wie bei den Impfungen gegen Hepatitis B oder Tetanus, ist entscheidend, um einen dauerhaften Schutz zu gewährleisten.

○ Einsatz neuer Antibiotika und antiviraler Mittel: Was Sie wissen sollten

Der **Einsatz neuer Antibiotika und antiviraler** Medikamente stellt eine große Herausforderung im Kampf gegen Infektionen dar, insbesondere angesichts der Zunahme antimikrobieller Resistenzen und des Auftretens neuer Viruserkrankungen. Diese therapeutischen Innovationen bieten wesentliche Optionen zur Behandlung von bisher schwer zu bekämpfenden Infektionen, erfordern jedoch eine vorsichtige und informierte Anwendung, um ihre Wirksamkeit zu erhalten. Das Verständnis der Besonderheiten dieser Behandlungen, ihrer Wirkungsmechanismen sowie ihrer klinischen und epidemiologischen Implikationen ist für Pflegekräfte, Verschreiber und alle Angehörigen der Gesundheitsberufe von entscheidender Bedeutung.

1. Neue Antibiotika: eine Antwort auf bakterielle Resistenzen

Das Auftreten **multiresistenter Bakterien** ist eine der größten Bedrohungen für die globale Gesundheit. Angesichts von Infektionen, die immer schwieriger zu behandeln sind, ist die Entwicklung neuer Antibiotika von entscheidender Bedeutung, um therapeutische Lösungen anbieten zu können. Diese Moleküle werden häufig entwickelt, um die von den Bakterien entwickelten Resistenzen gegen ältere Antibiotika zu überwinden.

- **Neue Antibiotikaklassen**: Neuere Forschungen haben zur Entwicklung neuer Antibiotikaklassen geführt, z. B. Cephalosporine **der fünften Generation** (wie Ceftarolin und Ceftobiprol), die gegen resistente Bakterien, insbesondere **Methicillin-resistente Staphylococcus aureus (MRSA)**, wirksam sind. Diese Moleküle zielen auf die bakteriellen Zellwände ab und verhindern so ihre Synthese und ihr Wachstum. Ebenso werden **Beta-Laktamase-Hemmer** wie Avibactam häufig in Kombination mit herkömmlichen Antibiotika eingesetzt, um bakterielle Resistenzen zu überwinden, indem sie die Enzyme blockieren, die manche Bakterien zur Inaktivierung von Beta-Laktam-Antibiotika produzieren.

- **Kombinierte Therapien** : Ein Ansatz zur Bewältigung antimikrobieller Resistenzen ist der Einsatz von **Kombinationstherapien**, bei denen mehrere Antibiotika mit unterschiedlichen Wirkmechanismen kombiniert werden, um die Resistenzstrategien der Bakterien zu umgehen. Beispielsweise wird die Kombination von Colistin mit anderen Antibiotika zur Behandlung von Infektionen eingesetzt, die durch extrem resistente Bakterien wie **Carbapenem-resistente Enterobacteriaceae (CRE)** verursacht werden. Diese Behandlungen sollten jedoch sparsam eingesetzt werden, um die Entstehung neuer Resistenzen nicht zu fördern.

- **Notwendigkeit eines vernünftigen** Gebrauchs: Auch bei der Einführung neuer Antibiotika ist ein **umsichtiger Gebrauch von** entscheidender Bedeutung. Neue Moleküle sollten schweren und resistenten Infektionen vorbehalten bleiben, bei denen ältere Behandlungsmethoden nicht mehr wirksam sind. Die **empirische Antibiotikatherapie**, d. h. die Verabreichung von Antibiotika ohne vorherige mikrobiologische Bestätigung, sollte eingeschränkt und angepasst werden, sobald die Ergebnisse der Empfindlichkeitstests vorliegen. Dadurch soll vermieden werden, dass ein unnötiger

Selektionsdruck entsteht, der die Entstehung neuer Resistenzen begünstigt.

2. Antivirale Mittel: Fortschritte bei komplexen viralen Infektionen

Die Entwicklung **antiviraler** Medikamente ist in den letzten Jahren erheblich vorangekommen, insbesondere mit dem Aufkommen wirksamer Therapien für Virusinfektionen, die lange Zeit als schwer zu behandeln galten. Diese Moleküle wirken in verschiedenen Stadien des Viruszyklus und verhindern die Replikation des Virus in menschlichen Zellen, wodurch die Viruslast verringert und das Fortschreiten der Krankheit gemildert wird.

- **Antivirale** Medikamente **gegen HIV und Hepatitis C**: Einer der Bereiche, in denen antivirale Medikamente den größten Einfluss hatten, ist die Behandlung von **HIV** und **Hepatitis C**. Im Falle von HIV haben **antiretrovirale Kombinationstherapien** (ARVs) wie Reverse-Transkriptase-Inhibitoren und Protease-Inhibitoren dazu beigetragen, die einst tödliche Infektion in eine beherrschbare chronische Krankheit zu verwandeln. Ebenso haben direkte antivirale Medikamente gegen Hepatitis C, wie die NS5B-Polymerasehemmer, innerhalb weniger Behandlungswochen Heilungsraten von über 95 % erreicht.

- **Antivirale Mittel gegen Grippe und COVID-19**: Antivirale Mittel gegen Grippe, wie **Oseltamivir (Tamiflu)**, wurden vielfach eingesetzt, um die Schwere der Symptome und die Dauer der Krankheit zu verringern. In jüngerer Zeit hat sich die Forschung mit dem Ausbruch **der COVID-19-Pandemie** intensiviert. Virostatika wie **Remdesivir**, das ursprünglich gegen Ebola entwickelt wurde, zeigten ermutigende Ergebnisse bei der Verkürzung der Symptomdauer bei hospitalisierten COVID-19-Patienten. Andere antivirale Medikamente wie

Molnupiravir und **Nirmatrelvir-Ritonavir**(Paxlovid) werden nun zur Behandlung von leichten bis mittelschweren Formen von COVID-19 eingesetzt, insbesondere bei Personen, die ein Risiko für schwere Formen haben.

- **Monoklonale Antikörper und unterstützende Therapien**: Ein weiterer neuerer Fortschritt ist die Verwendung **monoklonaler Antikörper**, die als Ergänzung zu herkömmlichen antiviralen Mitteln eingesetzt werden. Diese Antikörper, die so konzipiert sind, dass sie spezifisch auf bestimmte virale Proteine abzielen, hindern das Virus daran, neue Zellen zu infizieren. Sie haben eine vielversprechende Wirksamkeit bei der Behandlung schwerer Formen von COVID-19 oder bei der Verhinderung schwerer Formen bei immungeschwächten Patienten gezeigt.

3. Widerstand begrenzen: eine ständige Herausforderung

Ähnlich wie bei Antibiotika stellt die Entwicklung **antiviraler Resistenzen** ein Risiko dar, insbesondere wenn diese Behandlungen unangemessen oder über lange Zeiträume eingesetzt werden.

- **Resistenz gegen antivirale** Medikamente: Viren, insbesondere HIV oder das Hepatitis-B-Virus, haben die Fähigkeit gezeigt, Resistenzen gegen antivirale Medikamente zu entwickeln, vor allem wenn die Behandlung unterbrochen oder schlecht überwacht wird. Virusmutationen können dazu führen, dass bestimmte Behandlungen weniger wirksam sind, was die Einführung neuer Moleküle oder Kombinationstherapien erforderlich macht. Daher ist es von entscheidender Bedeutung, die antivirale Therapie **strikt einzuhalten** und auf Anzeichen eines Therapieversagens zu achten, um die Behandlungsschemata entsprechend anzupassen.

- **Impfung zur Verringerung des antiviralen Drucks**: Eine der wirksamsten Möglichkeiten, den übermäßigen Einsatz antiviraler Medikamente zu verringern, ist die Förderung von **Impfungen**. Beispielsweise hat die Impfung gegen Hepatitis B die Inzidenz dieser Infektion und damit den Bedarf an antiviralen Therapien gesenkt. Ebenso tragen Impfkampagnen gegen Grippe oder COVID-19 dazu bei, die Schwere von Epidemien zu verringern und den Druck auf antivirale Behandlungen zu reduzieren.

4. Vorsichtsmaßnahmen bei der Verwendung und Überwachung

Die Einführung neuer Antibiotika und Virostatika muss mit strengen **Vorsichtsmaßnahmen bei der Anwendung** einhergehen, um ihre Wirksamkeit zu gewährleisten und die Entstehung von Resistenzen zu verhindern.

- **Überwachung von Nebenwirkungen**: Obwohl neue Antibiotika und Virostatika so konzipiert sind, dass sie wirksamer und besser verträglich sind, sind sie nicht frei von Nebenwirkungen. Einige antivirale Medikamente wie Proteaseinhibitoren können **metabolische Nebenwirkungen** verursachen, während einige starke Antibiotika wie Colistin nephrotoxisch wirken können. Daher ist es von entscheidender Bedeutung, die Patienten während der Behandlung **sorgfältig zu überwachen,** insbesondere gefährdete Bevölkerungsgruppen wie ältere Menschen oder solche mit Komorbiditäten.

- **Personalisierter** Ansatz: Zunehmend verfolgen die Pflegekräfte bei der Anwendung dieser Behandlungen einen **individualisierteren** Ansatz und berücksichtigen dabei die spezifischen Faktoren jedes Patienten (Alter, Vorerkrankungen, genetische Anfälligkeit, Komorbiditäten). Dadurch wird die Wirksamkeit der neuen Behandlungen maximiert, während die Risiken minimiert werden.

- **Schulung von Pflegekräften** : Die Einführung neuer Klassen von Antibiotika und antiviralen Medikamenten erfordert auch eine **kontinuierliche Schulung** des Pflegepersonals. Diese müssen mit den Besonderheiten der neuen Moleküle, ihren Indikationen, Kontraindikationen und der Art und Weise ihrer Verabreichung vertraut sein. Die mikrobiologische und virologische Überwachung ist ebenfalls von entscheidender Bedeutung, um die Behandlung entsprechend den Ergebnissen anzupassen und die Entstehung von Resistenzen zu begrenzen.

- **Die Integration digitaler Technologien in die Infektionspflege**
  - Einsatz digitaler Tools zur Überwachung von Infektionen

Der **Einsatz digitaler Tools** für die **Infektionsüberwachung** revolutioniert die Art und Weise, wie Infektionskrankheiten erkannt, überwacht und kontrolliert werden. Dank des technologischen Fortschritts können diese Werkzeuge Daten in Echtzeit sammeln, analysieren und austauschen, wodurch Gesundheitsfachkräfte einen genaueren und reaktionsschnelleren Überblick über die Entwicklung von Infektionen erhalten. Diese digitalen Systeme spielen eine entscheidende Rolle bei der Früherkennung von Epidemien, der Verwaltung von Gesundheitsressourcen und der Entwicklung schnellerer und besser koordinierter Reaktionen. Digitale Technologien verbessern auch die Kommunikation zwischen den Akteuren des öffentlichen Gesundheitswesens, erleichtern die Entscheidungsfindung und optimieren die Bewältigung von Gesundheitskrisen.

1. Epidemiologische Überwachung in Echtzeit durch digitale Systeme

Eine der größten Stärken digitaler Tools ist ihre Fähigkeit, Daten in **Echtzeit** zu sammeln und zu analysieren, was eine kontinuierliche und proaktive **epidemiologische Überwachung** ermöglicht. Dieser Ansatz ist weitaus effektiver als herkömmliche Überwachungssysteme, die häufig auf Papierberichten beruhten, und ermöglicht die schnelle Identifizierung von Seuchenausbrüchen, bevor diese außer Kontrolle geraten.

- **Integrierte Überwachungssysteme**: Viele Länder haben **nationale Überwachungssysteme** entwickelt,**die** Daten aus verschiedenen Quellen sammeln, darunter Krankenhäuser, Kliniken und Diagnoselabors. Diese zentralisierten Systeme ermöglichen es, die gemeldeten Infektionsfälle in Echtzeit zu verfolgen, wodurch es leichter wird, Trends und Anomalien zu erkennen. So integrieren beispielsweise Plattformen wie **EpiWatch** oder die **Global Health Security Agenda** (GHSA) Daten aus mehreren Ländern, um einen globalen Überblick über die Entwicklung von Infektionskrankheiten zu bieten.

- **Sensoren und vernetzte Technologien** : **Überwachungssensoren** in Krankenhäusern oder Labors können Daten über die Zirkulation von Krankheitserregern wie multiresistenten Bakterien sammeln und die Gesundheitsbehörden alarmieren, sobald ein ungewöhnlicher Anstieg festgestellt wird. Darüber hinaus ermöglichen Technologien wie **vernetzte Armbänder** oder **Gesundheits-Apps** die Fernüberwachung von Patientensymptomen, was die Früherkennung von Epidemien und die Überwachung von Fällen zu Hause verbessert.

- **Integration von Datensystemen des öffentlichen Gesundheitswesens**: Digitale Tools ermöglichen eine bessere **Integration von Daten** aus verschiedenen

Einrichtungen des Gesundheitswesens. Beispielsweise können Krankenhäuser Informationen über bestätigte Fälle von Infektionen, wie COVID-19, sofort mit Gesundheitsbehörden und Laboren austauschen. Dies fördert eine koordinierte und sofortige Reaktion auf neu auftretende Epidemien und hilft, deren Ausbreitung zu verhindern.

2. Künstliche Intelligenz und Modellierung zur Vorhersage und Bekämpfung von Epidemien

Künstliche Intelligenz (KI) und **Modellierungstechniken** sind zu wichtigen Verbündeten in der Infektionsüberwachung geworden, da sie es ermöglichen, **den Verlauf** von Epidemien **vorherzusagen** und die Reaktionen des öffentlichen Gesundheitswesens zu optimieren. Durch die Analyse großer Datenmengen in Echtzeit liefern diese Technologien wertvolle Informationen, um Ausbruchswellen zu antizipieren und eine angemessene Gesundheitsreaktion zu organisieren.

- **Vorhersage der Entwicklung von Epidemien** : KI-Algorithmen können Daten aus verschiedenen Quellen wie Krankenakten, Bevölkerungsbewegungen, Wetterbedingungen und Trends bei der Internetsuche analysieren, um die Entwicklung einer Epidemie vorherzusagen. Das Tool **FluSense**, das zur Überwachung von Grippesymptomen in der Bevölkerung entwickelt wurde, nutzt beispielsweise akustische Daten, um Husten und Niesen an öffentlichen Orten zu erkennen, und hilft so bei der Vorhersage der Ausbreitung der Grippe.

- Epidemiologische **Modellierung**: Mithilfe fortschrittlicher mathematischer Modelle in Verbindung mit Systemen-KI lässt sich die Ausbreitung einer Infektion in verschiedenen Bevölkerungsgruppen simulieren und ihre Auswirkungen vorhersagen. Diese Modelle wurden während der **COVID-19-Pandemie** umfassend genutzt, um die Wirksamkeit von Maßnahmen zur Eindämmung und sozialen Distanzierung zu bewerten und die Überlastung von Krankenhäusern vorherzusagen. Durch die Anpassung von Variablen in Echtzeit liefern diese Instrumente den Behörden präzise Empfehlungen zur Optimierung der Strategien zur Bewältigung von Epidemien.

- **Überwachung von sozialen Netzwerken und Suchmaschinen**: KI-Systeme können auch **Daten aus sozialen Netzwerken** oder Suchmaschinen analysieren, um die ersten Anzeichen einer Epidemie zu erkennen. Während der COVID-19-Pandemie beispielsweise konnten Tools wie **Google Trends** einen Anstieg der Suchanfragen im Zusammenhang mit Atemwegssymptomen feststellen und so frühzeitig Hinweise auf die Ausbreitung des Virus in bestimmten Regionen liefern. Diese **digitale Überwachung** verbessert die Früherkennung neu auftretender Epidemien, oft noch bevor die Fälle offiziell von den Krankenhäusern gemeldet werden.

3. Digitale Tools für die Rückverfolgbarkeit von Kontakten und die Verwaltung von Patientendaten

Die **Rückverfolgbarkeit von Kontaktpersonen** ist ein Schlüsselelement im Kampf gegen die Ausbreitung von Infektionen, insbesondere bei ansteckenden Krankheiten wie Grippe, COVID-19 oder dem Ebola-Virus. Digitale Tools erleichtern diese Aufgabe, indem sie die Datenerhebung automatisieren und eine **genauere Überwachung** der Personen, die Infektionen ausgesetzt sind, gewährleisten.

- **Anwendungen zur Verfolgung von Kontakten** : Die Entwicklung von **Tracking-Apps** wie **StopCovid** in Frankreich, **COVID Alert** in Kanada oder **NHS COVID-19** in Großbritannien hat es ermöglicht, die Interaktionen zwischen Personen mithilfe von Bluetooth-Technologien zu verfolgen. Diese Anwendungen benachrichtigen die Nutzer automatisch, wenn sie mit einer Person in Kontakt gekommen sind, die positiv auf das Virus getestet wurde, und verkürzen so die Reaktionszeit, um sich testen zu lassen oder sich in Isolation zu begeben. Sie helfen auch, die Übertragung zu begrenzen, indem sie gefährdete Kontakte schnell identifizieren.

- **Verwaltung von Patientendaten** : Digitale Hilfsmittel wie **elektronische** Patientenakten (EPA) erleichtern auch die Verwaltung der Daten von Patienten mit Infektionen. Sie ermöglichen dem Pflegepersonal einen einfachen Zugriff auf Krankengeschichten, Testergebnisse und laufende Behandlungen, was die Betreuung von infizierten Patienten verbessert. Darüber hinaus ermöglichen diese Systeme eine **genauere Überwachung** der Ausbreitung von Infektionen innerhalb einer Gesundheitseinrichtung, indem sie das medizinische Personal alarmieren, sobald ein Patient Symptome zeigt, die mit einer übertragbaren Infektion vereinbar sind.

4. Beitrag von Big Data zur Ressourcenverwaltung und Entscheidungsfindung

Big Data spielt eine entscheidende Rolle bei der Verwaltung von Gesundheitsressourcen, da sie eine **fundierte Entscheidungsfindung** und eine bessere Mittelzuweisung angesichts von Infektionen ermöglicht. Durch die Analyse großer Datenmengen in Echtzeit können die Gesundheitsbehörden den Bedarf an Krankenhausbetten, Pflegepersonal und medizinischen Hilfsmitteln vorhersehen und proaktiv auf die Entwicklung von Epidemien reagieren.

- **Optimierung der Krankenhausressourcen**: Mithilfe digitaler Tools kann die Verfügbarkeit von **Intensivbetten**, Beatmungsgeräten und persönlicher Schutzausrüstung (PSA) in Echtzeit überwacht werden, was die **Steuerung der Patientenströme** in den Krankenhäusern erleichtert. Während der COVID-19-Pandemie wurden beispielsweise

Plattformen wie **der COVID-19 Health System Response Monitor** entwickelt, um die Krankenhauskapazitäten zu überwachen und sicherzustellen, dass die medizinischen Ressourcen optimal dort verteilt werden, wo sie am dringendsten benötigt werden.

- **Trendanalysen und strategische Entscheidungen**: Big-Data-Tools ermöglichen auch die Identifizierung großflächiger **epidemiologischer Trends**, indem sie demografische, geografische und verhaltensbezogene Daten integrieren. Diese Analysen erleichtern strategische Entscheidungen, wie z. B. die Einrichtung von Impfzentren oder die Priorisierung von Regionen, die Eindämmungsmaßnahmen erfordern. Sie liefern den Gesundheitsbehörden **aktuelle Daten**, um die Gesundheitspolitik in Echtzeit anzupassen.

5. Bessere Kommunikation und Sensibilisierung durch digitale Werkzeuge

Digitale Tools sind nicht nur Überwachungsinstrumente, sondern auch entscheidend für eine **effektive Kommunikation** mit den Angehörigen der Gesundheitsberufe und der Allgemeinbevölkerung.

- **Echtzeit-Informationsplattformen**: Systeme wie **ProMED** (Programme for Monitoring Emerging Diseases) oder das **Global Outbreak Alert and Response Network** (GOARN) liefern weltweit schnelle Warnungen über das Auftreten neuer Infektionen. Diese Plattformen ermöglichen es Gesundheitsversorgern, Behörden und Forschern, über die Entwicklung neu auftretender Krankheiten und bewährte Verfahren für die Reaktion des Gesundheitswesens auf dem Laufenden zu bleiben.

- **Sensibilisierung der Öffentlichkeit**: Digitale Hilfsmittel, einschließlich Websites und Apps, sind ebenfalls ein

Mittel, um die breite Öffentlichkeit für die Infektionsprävention zu sensibilisieren. Spezielle mobile Apps, wie die für COVID-19 verwendeten, liefern aktuelle Informationen über Gesundheitsmaßnahmen, zu beachtende Symptome und Testzentren und helfen so, die Verbreitung des Virus durch Aufklärung einzudämmen.

○ Die Rolle der Telemedizin bei der Nachsorge von infektiösen Patienten zu Hause

Die **Telemedizin** hat bei der Betreuung von Infektionspatienten eine herausragende Bedeutung erlangt, insbesondere im Zusammenhang mit den jüngsten Pandemien wie **COVID-19**. Sie ermöglicht die Betreuung von Patienten zu Hause und vermeidet gleichzeitig den Weg ins Krankenhaus, was dazu beiträgt, die **Ausbreitung von Infektionen** einzudämmen und Krankenhausressourcen für die schwersten Fälle zu schonen. Durch die Bereitstellung eines sicheren Rahmens für die Beurteilung, Diagnose und Überwachung aus der Ferne erweist sich die Telemedizin als unverzichtbares Instrument zur Aufrechterhaltung der Kontinuität der Versorgung und gewährleistet gleichzeitig die Sicherheit der Behandelnden und anderer Patienten. Ihre Rolle ist facettenreich und umfasst die Überwachung von Symptomen, die Anpassung von Behandlungen und die psychologische Betreuung von Patienten.

1. Symptome bewerten und unnötige Reisen einschränken

Eine der primären Rollen der Telemedizin bei der Behandlung infektiöser Patienten zu Hause besteht darin, eine **klinische Beurteilung aus der Ferne** zu ermöglichen und so die Notwendigkeit persönlicher Konsultationen zu verringern. Dies ist besonders vorteilhaft für Patienten mit Atemwegsinfektionen wie COVID-19 oder Grippe, bei denen die Reise in ein medizinisches Umfeld ein erhöhtes Übertragungsrisiko mit sich bringen kann.

- **Symptomüberwachung aus der Ferne**: Mithilfe der Telemedizin können die Pflegekräfte die Entwicklung der Symptome des Patienten wie Fieber, Husten, Atembeschwerden oder andere klinische Anzeichen verfolgen. Durch Videokonsultationen oder Telefonanrufe können sie mit den Patienten in Kontakt bleiben und beurteilen, ob sich ihr Zustand verschlechtert oder verbessert hat. So können die Ärzte feststellen, ob ein **Krankenhausaufenthalt** erforderlich ist oder ob die Patienten zu Hause weiterbehandelt werden können.

- **Überwachung der Vitalzeichen mit vernetzten Geräten**: Einige Patienten können **mit vernetzten medizinischen Geräten** wie Pulsoximetern, Blutdruckmessgeräten oder Thermometern ausgestattet werden, die die Daten automatisch an das medizinische Fachpersonal weiterleiten. Auf diese Weise können wichtige Parameter wie Sauerstoffsättigung, Körpertemperatur oder Blutdruck in Echtzeit überwacht und bei einer Verschlechterung des Gesundheitszustands schnell eingegriffen werden. Diese Tools sind besonders nützlich für Patienten mit mäßigen Symptomen oder einem Risiko für Komplikationen.

2. Begrenzung der Überlastung von Krankenhäusern und Schonung von Ressourcen

Die Telemedizin spielt eine Schlüsselrolle bei der Verringerung des **Patientenandrangs** in Krankenhäusern, insbesondere in Zeiten von Epidemien oder Pandemien, in denen die Ressourcen oftmals stark beansprucht werden. Indem sie es den Patienten ermöglicht, zu Hause zu bleiben, während sie die erforderliche Behandlung erhalten, trägt sie dazu bei, die **Notaufnahmen** und Intensivstationen **zu entlasten**.

- **Priorisierung der Pflege**: Die Telemedizin hilft dem Pflegepersonal, Prioritäten für Fälle zu setzen, die eine schnelle Behandlung oder eine Krankenhauseinweisung erfordern. Durch die Überwachung von Patienten aus der Ferne können Ärzte diejenigen identifizieren, deren Zustand sich verschlechtert, und gegebenenfalls eine Verlegung in ein Krankenhaus veranlassen. Umgekehrt können Patienten, deren Zustand stabil ist, weiterhin zu Hause betreut werden, wodurch ein **unnötiger Krankenhausaufenthalt** vermieden wird, der das Personal und andere Patienten einem Ansteckungsrisiko aussetzen könnte.

- **Verringerung des Risikos nosokomialer Übertragungen**: Durch die Einschränkung physischer Besuche im Krankenhaus verringert die Telemedizin das Risiko **nosokomialer Infektionen**, d. h. von Infektionen, die im Krankenhaus erworben werden, insbesondere in Abteilungen mit gefährdeten Patienten (Onkologie, Intensivstation, Pädiatrie). Dies ist entscheidend für den Schutz von immungeschwächten Personen oder Patienten mit Komorbiditäten, die besonders gefährdet sind, schwere Formen von Infektionen zu entwickeln.

3. Kontinuität der Versorgung von infektiösen chronischen Patienten

Patienten mit chronischen Infektionen wie **HIV**, **Hepatitis B** oder bestimmten **chronischen Lungeninfektionen** (z. B. resistente Tuberkulose) benötigen eine regelmäßige Nachsorge, um ihre Krankheit zu verwalten und die Wirksamkeit der Behandlung zu überwachen. Die Telemedizin ermöglicht es, diese **Kontinuität der** Versorgung aufrechtzuerhalten, ohne diese Patienten unnötigerweise Krankenhausumgebungen mit hohem Infektionsrisiko auszusetzen.

- **Überwachung der Behandlungen** : Patienten mit chronischen Infektionen müssen oft komplexe und langwierige Behandlungen durchführen. Mithilfe der Telemedizin können Ärzte sicherstellen, dass die Behandlungen ordnungsgemäß durchgeführt werden, die Dosis ggf. anpassen und auf mögliche Nebenwirkungen prüfen. Durch regelmäßige Fernkonsultationen können die Behandlungen in Echtzeit an den Krankheitsverlauf angepasst werden, während wiederholte Reisen ins medizinische Umfeld vermieden werden.

- **Überwachung von Komorbiditäten**: Chronisch infektiöse Patienten weisen häufig **Komorbiditäten** auf, wie z. B. Diabetes, Herz-Kreislauf-Erkrankungen oder Immunstörungen. Mithilfe der Telemedizin kann die Betreuung dieser Patienten zwischen den verschiedenen beteiligten Spezialisten koordiniert werden, wobei sichergestellt wird, dass alle medizinischen Zustände überwacht und integriert behandelt werden.

4. Psychologische Begleitung und Bekämpfung der Isolation

Die **psychologische Unterstützung** von ansteckenden Patienten zu Hause ist ein weiterer entscheidender Aspekt der Rolle der Telemedizin. Die Isolation, die ansteckenden Patienten auferlegt wird, kann in Verbindung mit der Angst um ihren Gesundheitszustand zu Gefühlen **der Einsamkeit, Angst und Stress** führen. Durch regelmäßige Präsenz und Begleitung trägt die Telemedizin dazu bei, diese psychologischen Auswirkungen zu mildern.

- **Aufrechterhaltung der Verbindung zu den Pflegekräften** : Regelmäßige Online- oder Telefonkonsultationen ermöglichen es den Patienten, mit ihrem Arzt oder Krankenpfleger in Kontakt zu bleiben, was besonders für diejenigen wichtig ist, die allein leben oder wenig Unterstützung durch die Familie haben. Diese **Verbindung zum** Pflegepersonal gibt den Patienten Sicherheit und ermöglicht es ihnen, Fragen zu ihrem

Zustand zu stellen, Ratschläge zu erhalten und sich in der Zeit der Isolation unterstützt zu fühlen.

- **Psychologische Unterstützung aus** der **Ferne**: Die Telemedizin ermöglicht auch die Organisation von **Psychotherapiesitzungen aus der Ferne** für Patienten, die diese benötigen. Mentale Unterstützung ist von entscheidender Bedeutung, insbesondere für Patienten mit COVID-19 oder anderen schweren Infektionen, die mit Todesangst, Ungewissheit über den Verlauf ihrer Krankheit oder dem Trauma eines längeren Krankenhausaufenthalts konfrontiert sein können.

5. Prävention und Aufklärung von infektiösen Patienten

Die Telemedizin erleichtert auch die **therapeutische Ausbildung** von infektiösen Patienten, indem sie ihnen Informationen über ihre Krankheit, die zu ergreifenden Präventionsmaßnahmen und die bewährten Verfahren zur Eindämmung der Übertragung liefert.

- **Hygienebewusstsein**: Infektiöse Patienten, die zu Hause **betreut** werden, müssen strenge **Hygienemaßnahmen** einhalten, **um** eine Übertragung der Infektion auf ihre Umgebung zu vermeiden. Die Telemedizin ermöglicht eine persönliche Beratung über die zu treffenden Vorsichtsmaßnahmen, wie die korrekte Verwendung von Masken, das Händewaschen und die Desinfektion von Oberflächen.

- **Aufklärung über den Umgang mit Symptomen**: Patienten können über die Telemedizin auch darin geschult werden, **ihre Symptome** zu Hause zu behandeln. Dazu gehören Ratschläge zur Überwachung ihrer Temperatur, zur Behandlung von Schmerzen oder Atemwegssymptomen und Empfehlungen zu

Warnzeichen, die einen dringenden Arztbesuch veranlassen sollten.

6. Verbesserung der Betreuung durch digitale Hilfsmittel

Die Telemedizin kann auch mit fortschrittlichen digitalen Werkzeugen kombiniert werden, um die **Qualität der Pflege** zu verbessern. Die Verwendung von gemeinsam genutzten **elektronischen** Patientenakten, **vernetzten Überwachungsgeräten** und **medizinischen Anwendungen** erleichtert das integrierte Management von infektiösen Patienten, da die verschiedenen Pflegekräfte in Echtzeit auf relevante Informationen zugreifen können.

- **Integrierte digitale Plattformen**: Mithilfe integrierter telemedizinischer Plattformen können Angehörige der Gesundheitsberufe die Krankengeschichte der Patienten einsehen, ihre Verschreibungen anpassen und die Behandlung mit anderen Spezialisten in Echtzeit koordinieren. Dies verbessert die Effizienz der Versorgung und stellt sicher, dass alle medizinischen Daten auf dem neuesten Stand und für alle Beteiligten zugänglich sind.

- **Telemonitoring**: Das **Telemonitoring von infektiösen Patienten** ermöglicht eine kontinuierliche Überwachung ihres Gesundheitszustands, ohne dass häufige physische Konsultationen erforderlich sind. Dies ist vor allem bei Patienten mit Komplikationsrisiko sinnvoll, z. B. bei Patienten mit viralen Lungenentzündungen oder chronischen Infektionskrankheiten, bei denen eine aktive Überwachung erforderlich ist, um eine Verschlechterung zu erkennen.

Kapitel 9

Die Prävention von nosokomialen Infektionen und die Schlüsselrolle der Pflegekräfte

- **Definition und Herausforderungen von nosokomialen Infektionen**
  - ○ Aktuelle Statistiken und Ursachen von im Krankenhaus erworbenen Infektionen

Nosokomiale Infektionen, auch als **therapieassoziierte Infektionen (CAI)** bezeichnet, sind Infektionen, die in einer Gesundheitseinrichtung wie einem Krankenhaus, einem Zentrum für Langzeitpflege oder einer Klinik erworben werden. Sie treten in der Regel bei Patienten auf, die aus anderen Gründen als der Infektion selbst ins Krankenhaus eingeliefert werden. Diese Infektionen stellen weltweit eine große Herausforderung für die Patientensicherheit und die Verwaltung der Gesundheitssysteme dar. **Aktuelle Statistiken** zeigen, dass ein erheblicher Anteil der Krankenhauspatienten von nosokomialen Infektionen betroffen ist, was zu schwerwiegenden Komplikationen, einer Verlängerung der Krankenhausaufenthaltsdauer und höheren Pflegekosten führt. Das Verständnis der zugrunde liegenden **Ursachen** ist entscheidend, um wirksame Präventionsstrategien zu entwickeln und die Qualität der Pflege zu verbessern.

1. Weltweite Statistiken zu nosokomialen Infektionen

Nosokomiale Infektionen sind ein universelles Problem der öffentlichen Gesundheit, das sowohl die Industrie- als auch die Entwicklungsländer betrifft. Laut der **Weltgesundheitsorganisation (WHO)** ziehen sich etwa **7 %** der Krankenhauspatienten in Ländern mit hohem Einkommen und **15 %** in Ländern mit niedrigem oder mittlerem Einkommen während ihres Krankenhausaufenthalts eine nosokomiale Infektion zu. In Europa treten jährlich schätzungsweise **4,5 Millionen** nosokomiale Infektionen auf, während in den USA jährlich etwa **1,7 Millionen** Fälle gemeldet werden, die zu fast **100.000 Todesfällen** führen.

Diese Infektionen können verschiedene Stellen des Körpers betreffen und in unterschiedlichen Formen auftreten, darunter :

- **Harnwegsinfektionen**: Sie werden häufig mit der längeren Verwendung von **Harnwegskathetern** in Verbindung gebracht und machen einen erheblichen Anteil der nosokomialen Infektionen aus, etwa **30-40 %** der Fälle.
- **Infektionen chirurgischer Wunden**: Sie machen etwa **20 %** der Krankenhausinfektionen **aus**. Diese Infektionen treten in der Regel nach einer Operation auf, gefährden die Wundheilung und verlängern den Krankenhausaufenthalt.
- **Nosokomiale Pneumonien**: Sie treten besonders häufig bei **beatmeten** Patienten auf **und** machen etwa **15-20 %** der Krankenhausinfektionen aus. **Beatmungsassoziierte Pneumonien** (VAP) sind oft schwerwiegend und können zu lebensbedrohlichen Komplikationen führen.
- **Katheterassoziierte Infektionen**: Etwa **10 %** der nosokomialen Infektionen werden mit zentralen oder peripheren Venenkathetern in Verbindung gebracht, die eine Eintrittspforte für Bakterien in den Blutkreislauf darstellen.

Besonders gefährdet sind Patienten mit chronischen Krankheiten, ältere Menschen, Neugeborene sowie Patienten, die immunsupprimiert sind oder sich einer invasiven Behandlung unterziehen müssen.

2. Hauptursachen für nosokomiale Infektionen

Die **Ursachen für nosokomiale Infektionen** sind multifaktoriell und hängen sowohl mit den Pflegepraktiken als auch mit den Eigenschaften der Patienten und der Krankenhausumgebung zusammen. Viele Faktoren tragen zu ihrer Entstehung bei, und obwohl einige Infektionen unvermeidbar sind, können viele durch geeignete Präventionsmaßnahmen vermieden werden.

a. Verwendung von invasiven Geräten

Invasive medizinische Verfahren wie das Legen von **Kathetern**, die Verwendung von **Harnwegskathetern** oder mechanischen Beatmungsgeräten erhöhen das Infektionsrisiko, indem sie

Eintrittspfade für Keime schaffen. Diese Geräte, insbesondere wenn sie über längere Zeiträume verwendet werden, begünstigen die bakterielle Besiedlung und die Bildung von Biofilmen, die die Krankheitserreger vor den Abwehrmechanismen des Körpers und vor Antibiotika schützen.

- **Katheter und Blutinfektionen**: Zentrale oder periphere **Venenkatheter**, die zur Verabreichung von Medikamenten oder intravenösen Lösungen verwendet werden, sind häufig mit **Blutinfektionen** verbunden. Bakterien können durch die Haut um die Einstichstelle oder durch den Katheter selbst eindringen.

- Harnwegskatheter **und Harnwegsinfektionen**: **Harnwegskatheter** sind häufig die Ursache für nosokomiale Harnwegsinfektionen, da sie es Bakterien ermöglichen, von außen in das Innere des Harntrakts zu wandern.

b. Unzureichende Hygiene

Die **Händehygiene** ist ein grundlegendes Element bei der Prävention von nosokomialen Infektionen. Eine schlechte Handhygiene bei Pflegekräften, Patienten oder Besuchern kann leicht zu einer **Kreuzübertragung** von Keimen von einem Patienten auf den anderen führen. Keime können von der Haut, von medizinischen Instrumenten oder von nicht desinfizierten Krankenhausoberflächen übertragen werden.

- **Kreuz-Übertragung durch Pflegepersonal** : Wenn sich das medizinische Personal zwischen zwei Patienten nicht richtig die Hände wäscht, können Krankheitserreger transportiert werden und einen anderen Patienten infizieren. Diese Übertragung kann antibiotikaresistente Bakterien wie den **Methicillin-resistenten Staphylococcus aureus (MRSA)** oder Enterobakterien betreffen, die **Extended Spectrum Beta-Lactamase (ESBL)** produzieren.

- **Mangelnde Flächendesinfektion**: Krankenhausoberflächen wie Türklinken, Betten oder nicht sterile medizinische Instrumente können ein Reservoir für Krankheitserreger sein. Eine unzureichende Desinfektion dieser Oberflächen oder medizinischer Geräte kann zur Übertragung von Infektionen auf Patienten führen, insbesondere auf solche, die sich auf der Intensivstation befinden oder ein geschwächtes Immunsystem haben.

c. Resistenz gegen Antibiotika

Das Auftreten von **Bakterien,** die gegen Antibiotika **multiresistent** sind, ist ein wichtiger erschwerender Faktor bei der Entstehung nosokomialer Infektionen. Diese Bakterien, wie **MRSA, Clostridium difficile** oder auch resistente **Pseudomonas**, sind schwer zu behandeln und verlängern die Dauer des Krankenhausaufenthalts der infizierten Patienten.

- **Antibiotischer Druck**: Der übermäßige oder unangemessene Einsatz von Antibiotika in Krankenhäusern hat zur **Auswahl resistenter Bakterien** beigetragen, die sich dann leicht von einem Patienten zum anderen verbreiten können. Der **Antibiotikadruck** fördert die Resistenz, indem er empfindliche Bakterien eliminiert und resistenten Stämmen Platz macht.

d. Umweltbedingungen und Ausrüstung

In der Krankenhausumgebung, insbesondere in Abteilungen mit hoher Pflegedichte wie **Intensivstationen (IMC)** oder **Intensivstationen**, können sich Keime gut vermehren. Feuchte Umgebungen wie gemeinsam genutzte Badezimmer oder Belüftungsvorrichtungen können das Wachstum von Krankheitserregern wie **Legionella** oder **Pseudomonas aeruginosa** fördern.

- **Belüftung und Feuchtigkeit**: Schlecht gewartete Belüftungssysteme oder Räume mit hoher Luftfeuchtigkeit können das Wachstum von Pilzen oder resistenten Bakterien begünstigen. Patienten, die in Zimmern hospitalisiert sind, in denen die Luft nicht richtig gefiltert oder ausgetauscht wird, können diesen luftübertragenen Krankheitserregern ausgesetzt sein.

e. Überfüllung und Überlastung von Krankenhäusern

In vielen Einrichtungen, insbesondere bei Gesundheitskrisen oder in Zeiten von Epidemien, erhöhen die **Überlastung der Krankenhausabteilungen** und die **Überbelegung** von Patienten auf engstem Raum das Risiko nosokomialer Infektionen. Eine überfüllte Umgebung erschwert die strikte Anwendung von Hygieneprotokollen, wie z. B. die Desinfektion von Oberflächen oder die Distanzierung der Patienten untereinander.

- **Gemeinsam genutzte Räume** : Wenn sich mehrere Patienten Zimmer oder medizinische Geräte teilen, erhöht dies das Risiko einer Kreuzübertragung. Das unter Druck stehende Pflegepersonal hat möglicherweise auch nicht die Zeit, die Präventionsmaßnahmen perfekt zu befolgen.

3. Strategien zur Vermeidung von nosokomialen Infektionen

Angesichts dieser vielfältigen Ursachen gibt es wirksame **Präventionsstrategien**, die die Rate der nosokomialen Infektionen erheblich senken können.

- **Verbesserung der Handhygiene**: Die Einführung **strenger Protokolle** für das Händewaschen mit hydroalkoholischen Lösungen, die an allen Stellen der Pflege verfügbar sind, bleibt eine grundlegende Maßnahme. Die kontinuierliche Schulung von Pflegekräften und Besuchern in der Händehygiene ist von entscheidender Bedeutung.

- **Antibiotikakontrolle**: Ein **rationaler Einsatz von Antibiotika** und die Umsetzung von **Programmen zur Verwaltung antimikrobieller** Mittel (Antibiotic Governance) sind notwendig, um den Selektionsdruck auf resistente Bakterien zu verringern. Dies bedeutet, dass die Antibiotikabehandlung an die mikrobiologischen Ergebnisse angepasst und unnötige Verschreibungen eingeschränkt werden müssen.

- **Desinfektion von Medizinprodukten und Oberflächen**: Die Verwendung von **Einwegmaterial**, die korrekte Sterilisation von wiederverwendbaren Instrumenten sowie die regelmäßige Desinfektion von Oberflächen in Krankenhäusern sind unerlässlich, um die Verbreitung von Keimen zu begrenzen.

- **Überwachung und Management von Infektionen** : Gesundheitseinrichtungen müssen **Programme zur Überwachung** nosokomialer **Infektionen** einrichten, um Infektionsausbrüche schnell zu erkennen und gezielt darauf reagieren zu können. Dazu gehören die Analyse von Infektionsdaten und die Umsetzung sofortiger Korrekturmaßnahmen.

  ○ Resistente Mikroorganismen : MRSA, C. difficile usw.

Resistente Mikroorganismen, wie der **methicillinresistente Staphylococcus aureus (MRSA), Clostridioides difficile (C. difficile)** und andere multiresistente Bakterien, stellen eine große Herausforderung für die öffentliche Gesundheit dar. Diese Krankheitserreger sind insbesondere in Krankenhäusern für schwere Infektionen verantwortlich, die aufgrund ihrer Resistenz gegen herkömmliche Antibiotika oft schwer zu behandeln sind. Die Ausbreitung dieser Mikroorganismen wird durch den übermäßigen oder unsachgemäßen Einsatz von Antibiotika sowie durch unzureichende Maßnahmen zur Infektionsprävention begünstigt. Infektionen mit diesen Bakterien können zu schweren Komplikationen führen, die Dauer von Krankenhausaufenthalten verlängern und die Sterblichkeit deutlich erhöhen, vor allem bei gebrechlichen oder immungeschwächten Patienten.

1. Methicillin-resistenter Staphylococcus aureus (MRSA)

MRSA ist eine der multiresistenten Bakterien, die in Gesundheitseinrichtungen am meisten Anlass zur Sorge geben. Dieser spezifische Stamm von **Staphylococcus aureus** ist gegen **Methicillin**, ein Antibiotikum, das früher gegen diese Art von Bakterien wirksam war, sowie gegen mehrere andere Klassen von Antibiotika resistent geworden.

- **Übertragungswege:** MRSA wird hauptsächlich durch **direkten Kontakt** mit infizierten oder kolonisierten Personen sowie durch Exposition gegenüber kontaminierten Oberflächen übertragen. In Krankenhäusern erfolgt die Übertragung häufig über die Hände des Pflegepersonals oder über gemeinsam genutzte medizinische Geräte. Besonders gefährdet sind Patienten, die Katheter tragen, Dialysepatienten und Patienten, die sich chirurgischen Eingriffen unterzogen haben.

- **Arten von Infektionen :** MRSA kann eine Reihe von Infektionen verursachen, von leichten **Hautinfektionen** (wie Furunkeln oder Abszessen) bis hin zu schwereren Infektionen wie **Lungenentzündungen**, **Blutinfektionen**(Sepsis) oder **Infektionen von Operationswunden**. Diese Infektionen sind oft schwer zu behandeln, da MRSA gegen die meisten häufig verwendeten Antibiotika, insbesondere Penicilline und Cephalosporine, resistent ist.

- **Behandlung :** MRSA-Infektionen erfordern häufig eine Behandlung mit Antibiotika der letzten Linie, wie

Vancomycin oder **Linezolid**. Das Auftreten von Resistenzen gegen Vancomycin (VISA und VRSA) gibt jedoch Anlass zu neuer Besorgnis. Die Prävention von MRSA-Infektionen beruht auf strengen Hygienemaßnahmen wie Händewaschen, Isolierung infizierter oder kolonisierter Patienten und der konsequenten Verwendung von persönlicher Schutzausrüstung (PSA) in den Krankenhausabteilungen.

2. Clostridioides difficile (C. difficile)

Clostridioides difficile, häufig abgekürzt als **C. difficile**, ist ein Bakterium, das **schwere Darminfektionen** verursacht, insbesondere bei Patienten, die im Krankenhaus liegen oder mit Antibiotika behandelt werden. Das Bakterium produziert **Toxine**, die die Darmwand schädigen, was zu schweren und potenziell lebensbedrohlichen Durchfällen führt.

- **Risikofaktoren**: Eine Infektion mit C. difficile wird häufig durch eine **längere** oder wiederholte **Antibiotikatherapie** ausgelöst, die das natürliche Gleichgewicht der Darmflora stört und es dem Bakterium ermöglicht, sich zu vermehren. Besonders gefährdet sind ältere Patienten, Personen, die für längere Zeit im Krankenhaus liegen, und solche, die mehrere Breitbandantibiotika erhalten haben.

- **Symptome und Komplikationen** : Infektionen mit C. difficile können zu **schwerem Durchfall**, Bauchschmerzen und in schweren Fällen zu Komplikationen wie **pseudomembranöser Kolitis** führen, einer akuten Entzündung des Dickdarms, die einen chirurgischen Eingriff erforderlich machen kann. Nach einer ersten Infektionsepisode kommt es häufig zu Rückfällen.

- **Behandlung und Prävention**: Die Behandlung beruht auf spezifischen Antibiotika wie **Metronidazol, Vancomycin** oder **Fidaxomicin**, die auf C. difficile abzielen und gleichzeitig die Darmmikrobiota so weit wie möglich erhalten. In manchen Fällen kann eine **Transplantation der fäkalen Mikrobiota** erforderlich sein, um ein gesundes mikrobielles Gleichgewicht im Darm wiederherzustellen. Um Infektionen mit C. difficile vorzubeugen, sind strenge Maßnahmen zur Reinigung und Desinfektion von Krankenhausoberflächen unerlässlich, da die Sporen des Bakteriums extrem resistent gegen herkömmliche Desinfektionsmittel sind und lange in der Umwelt überleben können.

3. Andere besorgniserregende multiresistente Bakterien

Neben MRSA und C. difficile stellen mehrere andere multiresistente Bakterien große Herausforderungen in Krankenhäusern dar. Unter ihnen sind **Carbapenem-resistente Enterobakterien (CRE)**, **Acinetobacter baumannii** und **Pseudomonas aeruginosa** besonders besorgniserregend.

- **Carbapenem-resistente Enterobakterien (CRE)**: Zu den CRE gehören Bakterien wie **Escherichia** coliet **Klebsiella pneumoniae**, die natürlicherweise im Darm vorkommen, aber schwere Infektionen verursachen können, wenn sie in den Blutkreislauf oder die Lunge eindringen. Diese Bakterien haben eine Resistenz gegen **Carbapeneme** entwickelt, eine Klasse von Antibiotika, die oft als letztes Mittel zur Behandlung schwerer Infektionen angesehen wird. ERC-Infektionen sind äußerst schwer zu behandeln und gehen mit hohen Sterblichkeitsraten einher, insbesondere bei immungeschwächten Patienten.

- **Pseudomonas aeruginosa**: Dieses Bakterium ist häufig an Lungen- und **Harnwegsinfektionen** bei Krankenhauspatienten beteiligt, insbesondere bei Patienten, die mechanisch beatmet werden oder Katheter tragen. Es ist gegen viele Antibiotika, einschließlich bestimmter Klassen von Beta-Laktam-Antibiotika, resistent und benötigt Kombinationsbehandlungen, um wirksam ausgerottet werden zu können.

- **Acinetobacter baumannii**: Acinetobacter ist ein opportunistisches Bakterium, das vor allem auf Intensivstationen schwere Infektionen verursacht. Das Bakterium ist hochgradig resistent gegen mehrere Antibiotika und kann lange auf Krankenhausoberflächen überleben, was seine Ausrottung schwierig macht.

4. Ursachen für die Ausbreitung resistenter Mikroorganismen

Die Ausbreitung multiresistenter Bakterien wie MRSA und C. difficile ist auf mehrere Faktoren zurückzuführen, die mit den Pflegepraktiken, der Krankenhausumgebung und dem unsachgemäßen Einsatz von Antibiotika zusammenhängen.

- **Übermäßiger Gebrauch von Antibiotika**: Der **übermäßige** und unangemessene Gebrauch von Antibiotika, sei es in Krankenhäusern oder in der ambulanten Medizin, ist einer der Hauptgründe für die Entstehung und Ausbreitung resistenter Bakterien. Jedes Mal, wenn ein Antibiotikum unnötigerweise verschrieben wird, übt es einen Selektionsdruck aus, der resistente Stämme begünstigt.

- **Unzureichende Krankenhaushygiene** : Schlechte Hygiene, insbesondere in Bezug auf das Händewaschen, die Desinfektion von Oberflächen und medizinischen Geräten, trägt zur Übertragung resistenter Mikroorganismen bei. Bakterien wie MRSA können durch die Hände des Pflegepersonals leicht von einem Patienten zum anderen übertragen werden, während Sporen von C. difficile lange auf schlecht desinfizierten Krankenhausausrüstungen überdauern können.

- **Günstige Krankenhausumgebung**: Gesundheitseinrichtungen, insbesondere Intensivstationen, sind Umgebungen, in denen Patienten oft geschwächt sind und sich invasiven Verfahren unterziehen müssen, was ihre Anfälligkeit für Infektionen erhöht. Gemeinsam genutzte Geräte wie Beatmungsgeräte oder Katheter und beengte Räume begünstigen ebenfalls die Übertragung dieser resistenten Erreger.

5. Strategien zur Bekämpfung multiresistenter Bakterien

Die Bekämpfung resistenter Bakterien wie MRSA, C. difficile und anderer multiresistenter Mikroorganismen beruht auf mehreren wichtigen Säulen, die von der Prävention bis zum Therapiemanagement reichen.

- **Überwachung und Isolierung von Patienten** : Es ist entscheidend, Patienten mit multiresistenten Bakterien durch Screeningprotokolle und Isolationsmaßnahmen schnell zu identifizieren. In Krankenhäusern müssen Patienten, die mit MRSA oder C. difficile infiziert oder kolonisiert sind, isoliert werden, um eine Übertragung auf andere Patienten zu verhindern.

- **Antibiotic Governance**: Die Umsetzung von Antibiotic **Governance-Programmen** ist entscheidend, um den übermäßigen Einsatz von Antibiotika einzudämmen und sicherzustellen, dass diese Medikamente nur dann verschrieben werden, wenn sie wirklich notwendig sind. Die Anpassung der Behandlung an die Ergebnisse von Antibiogrammen ermöglicht den gezielten Einsatz von Antibiotika und schränkt so die Auswahl resistenter Stämme ein.

- **Stärkung der Hygienepraktiken**: Die Einhaltung strenger Hygieneprotokolle, einschließlich des Händewaschens mit hydroalkoholischen Lösungen und der Desinfektion von Geräten, ist von grundlegender Bedeutung, um die Übertragung resistenter Bakterien zu verhindern. Eine verbesserte Flächendesinfektion und die Verwendung antimikrobieller Materialien in Krankenhäusern können das Überleben von Krankheitserregern in der Krankenhausumgebung ebenfalls verringern.

- **Alltägliche Praktiken zur Verringerung nosokomialer Infektionen**
    - Reinigung und Desinfektion von Oberflächen und medizinischen Materialien

Die **Reinigung und Desinfektion von Oberflächen und medizinischem Material** spielt eine entscheidende Rolle bei der Verhütung von Infektionen, insbesondere in Krankenhäusern. Diese Praktiken sind ein wesentlicher Bestandteil der Maßnahmen zur **Bekämpfung von nosokomialen Infektionen**, Infektionen, die sich Patienten während ihres Krankenhausaufenthalts zuziehen, häufig aufgrund von Mikroorganismen auf Oberflächen oder medizinischen Geräten. Ein striktes Reinigungsprotokoll und eine angemessene Desinfektion sind entscheidend für die Beseitigung von Krankheitserregern, die Verhinderung ihrer Übertragung und die Gewährleistung der Sicherheit von Patienten, Pflegepersonal und Krankenhausmitarbeitern.

1. Bedeutung von Reinigung und Desinfektion

Reinigung und **Desinfektion** sind unterschiedliche, aber komplementäre Prozesse im Hygienemanagement von Krankenhäusern. Bei der Reinigung werden sichtbarer Schmutz, Staub und organische Stoffe von Oberflächen entfernt, während die Desinfektion auf die Abtötung von Mikroorganismen abzielt, die Infektionen verursachen können. Beide Schritte sind entscheidend, um die Übertragung von Bakterien, Viren und Pilzen zu begrenzen, insbesondere von solchen, die gegen gängige Behandlungsmethoden resistent sind, wie z. B. **Methicillin-resistente Staphylococcus aureus (MRSA)** oder **Clostridioides difficile (C. difficile)**.

- **Reinigung**: Durch die mechanische Reinigung der Oberflächen werden sichtbare organische Stoffe und Verschmutzungen entfernt, die die Wirkung von Desinfektionsmitteln hemmen könnten. Ohne vorherige Reinigung ist die Desinfektion weniger wirksam, da sich Krankheitserreger unter den organischen Überresten verstecken können.

- **Desinfektion**: Nachdem die Oberflächen gereinigt wurden, wird die Desinfektion mithilfe von Chemikalien wie **Krankenhausdesinfektionsmitteln** durchgeführt, die vorhandene Mikroorganismen abtöten oder inaktivieren. Die Desinfektion verringert das Risiko der Übertragung von Infektionen erheblich, vor allem in kritischen Bereichen wie Zimmern von infizierten Patienten oder Operationssälen.

2. Oberflächen mit hohem Kontaminationsrisiko

In Gesundheitseinrichtungen sind bestimmte **häufig berührte Oberflächen** und **medizinische Geräte** potenzielle Vektoren für die Übertragung von Keimen. Diese Bereiche, die oft von mehreren Personen gehandhabt werden, können Krankheitserreger beherbergen und bedürfen besonderer Aufmerksamkeit.

- **Oberflächen mit häufigem Kontakt** : Türgriffe, Rampen, Fahrstuhlknöpfe, Lichtschalter, medizinische Wagen und gemeinsam genutzte Geräte wie Blutdruckmessgeräte werden regelmäßig angefasst und können als

Keimreservoir dienen. Diese Oberflächen müssen mehrmals täglich desinfiziert werden, um eine Kreuzkontamination zu vermeiden.

- **Oberflächen in Patientenzimmern** : Patientenbetten, Nachttische, Fernbedienungen, Telefone und medizinische Geräte in der Nähe von Patienten sind Bereiche, in denen sich multiresistente Bakterien leicht verbreiten können. Patientenzimmer, insbesondere solche, die wegen Infektionen wie **C. difficile** oder **MRSA** isoliert sind, erfordern verstärkte Desinfektionsprotokolle, um Krankheitserreger zu beseitigen und ihre Übertragung auf andere Patienten oder das Personal zu verhindern.

- Medizinische **Geräte**: Medizinische Geräte, einschließlich **Stethoskope**, **Beatmungsgeräte**, **Katheter**, **Blasenkatheter** und alle Geräte, die in der Intensivpflege verwendet werden, müssen zwischen jedem Gebrauch gründlich desinfiziert werden. Bei Patienten, die mit multiresistenten Bakterien infiziert sind, wird häufig die Verwendung von medizinischen Geräten für den Einmalgebrauch empfohlen, um eine nosokomiale Übertragung zu vermeiden.

3. Methoden zur Reinigung und Desinfektion

Die Wahl der Reinigungs- und **Desinfektionsmittel** hängt von der Art der Oberfläche, der Krankenhausumgebung und dem Infektionsrisiko ab. Es gibt verschiedene gängige Methoden, um in Gesundheitseinrichtungen für optimale Hygiene zu sorgen.

- Desinfektionsmittel: Zu den am häufigsten verwendeten Desinfektionsmitteln für **Krankenhäuser** gehören Lösungen auf der Basis von **Chlor**, **Wasserstoffperoxid** oder **Ammoniumquaternären**. Diese Mittel sind gegen eine Vielzahl von Mikroorganismen wirksam, darunter Bakterien, Viren und Pilze. Die Wahl des Desinfektionsmittels hängt von der Art der

Krankheitserreger ab, die beseitigt werden sollen. Beispielsweise erfordert **C. difficile**, dessen Sporen besonders widerstandsfähig sind, die Verwendung von Lösungen auf Chlorbasis oder anderen Produkten, die speziell zur Abtötung dieser Sporen entwickelt wurden.

- **Anwendungsprotokoll**: Um wirksam zu sein, müssen Desinfektionsmittel nach **strengen Protokollen** verwendet werden, mit einer ausreichenden Kontaktzeit, damit die Krankheitserreger abgetötet werden können. Um beispielsweise eine kontaminierte Oberfläche wirksam zu desinfizieren, ist es unerlässlich, die vom Hersteller empfohlenen Kontaktzeiten einzuhalten, die in der Regel einige Minuten betragen, damit das Desinfektionsmittel seine volle Wirkung entfalten kann.

- **Mechanische Reinigung und Abwischen**: Die Oberflächen sollten zunächst mit **Tüchern** oder **Wischtüchern**, die mit Desinfektionslösungen getränkt sind, oder mit speziellen Waschvorrichtungen gereinigt werden. Einwegtücher werden häufig bevorzugt, da sie das Risiko einer Kreuzkontamination verringern. In einigen Fällen ist ein **manuelles Abwaschen der** Oberflächen mit anschließender gründlicher Desinfektion erforderlich.

4. Reinigung der medizinischen Geräte

Wiederverwendbare medizinische Geräte wie **Endoskope**, **Stethoskope** oder **Beatmungsgeräte** erfordern spezielle Reinigungs- und Desinfektionsverfahren, um die Übertragung von Infektionserregern von einem Patienten auf den anderen zu verhindern.

- **Manuelle Reinigung und Desinfektion wiederverwendbarer Geräte**: Medizinische Geräte sollten nach jedem Gebrauch gründlich gereinigt werden, um organische und mikrobielle Rückstände zu entfernen.

Kritische Geräte wie Endoskope sollten anschließend mit hochwirksamen Desinfektionsmitteln desinfiziert oder im Autoklaven **sterilisiert** werden, um das Infektionsrisiko zu beseitigen.

- **Desinfektion von tragbaren Geräten**: Mobile Geräte wie Thermometer, Pulsoximeter und Blutdruckmessgeräte müssen zwischen den einzelnen Patienten desinfiziert werden. Auf Intensivstationen, wo Patienten häufig Träger multiresistenter Bakterien sind, ist dies ein entscheidender Schritt, um die Ausbreitung nosokomialer Infektionen einzudämmen.

5. Innovationen in der Krankenhausdesinfektion

Innovative Technologien werden zunehmend eingesetzt, um die Wirksamkeit herkömmlicher Desinfektionsmethoden zu erhöhen, insbesondere in **Umgebungen mit hohem Risiko** wie Operationssälen, Intensivstationen oder Isolierzimmern.

- **Desinfektion** mit **UV-C-Licht**: Die Desinfektion mit **ultraviolettem Licht (UV-C)** ist eine innovative Methode, mit der Krankheitserreger ohne direkten Kontakt abgetötet werden können. Tragbare UV-C-Geräte werden in Krankenhäusern eingesetzt, um nach der manuellen Reinigung ganze Räume, einschließlich Oberflächen und unbelebter Gegenstände, zu desinfizieren. Diese Methode ist besonders wirksam gegen resistente Bakterien und Sporen von C. difficile, die nach der herkömmlichen Reinigung auf den Oberflächen zurückbleiben können.

- **Wasserstoffperoxid-Dampfdesinfektion**: Bei dieser Methode wird **Wasserstoffperoxid** in Form von Dampf in den Patientenzimmern oder in Operationssälen verteilt. Wasserstoffperoxid in Form von Dampf oder Aerosol hat eine starke keimtötende Wirkung und beseitigt schnell Bakterien, Viren und Pilze auf Oberflächen und Geräten.

- **Antimikrobielle Materialien** : Einige Krankenhäuser verwenden **Oberflächen, die mit antimikrobiellen Materialien beschichtet** sind, z. B. Kupferlegierungen oder mit antimikrobiellen Wirkstoffen beschichtete Oberflächen. Diese Materialien hemmen das Wachstum von Bakterien und Pilzen auf Türklinken, Bettstangen und medizinischen Geräten und verringern so das Risiko einer Übertragung.

6. Schulung des Personals und Umsetzung der Protokolle

Eine der wichtigsten Säulen einer guten Krankenhaushygiene ist die **kontinuierliche Schulung** des Gesundheitspersonals in Reinigungs- und Desinfektionsprotokollen. Pflegepersonal, Oberflächentechniker und das gesamte Krankenhauspersonal müssen in den **besten Praktiken** geschult werden, um die Sicherheit der Patienten zu gewährleisten.

- **Standardisierte Protokolle**: Jede Gesundheitseinrichtung muss **standardisierte** Reinigungs- und Desinfektionsprotokolle erstellen, die auf die verschiedenen Abteilungen (Intensivstation, Chirurgie, Patientenzimmer) und die spezifischen Risiken (Patienten mit resistenten Bakterien, invasives Material) zugeschnitten sind. Diese Protokolle müssen regelmäßig entsprechend den Empfehlungen der Gesundheitsbehörden aktualisiert werden.

- **Überprüfung und Audit der Praktiken**: Es müssen regelmäßige Audits durchgeführt werden, um sicherzustellen, dass die Desinfektionsprotokolle eingehalten werden. Die Ergebnisse dieser Audits ermöglichen es, die Verfahren im Falle von Mängeln anzupassen und die Hygienepraktiken in den Abteilungen, in denen Nichtkonformitäten festgestellt wurden, zu verstärken.

○ Techniken für den Umgang mit Isolierzimmern und Risikopatienten

Die **Verwaltung von Isolierzimmern** und **Risikopatienten** ist ein entscheidender Bestandteil der Infektionsprävention in Gesundheitseinrichtungen. Diese Techniken werden eingesetzt, um sowohl gefährdete Patienten als auch das Pflegepersonal zu schützen und die Ausbreitung von Infektionserregern in der Krankenhausumgebung einzudämmen. Eine Isolierung ist vor allem bei Patienten mit ansteckenden Krankheiten oder **resistenten Mikroorganismen** wie dem **methicillinresistenten Staphylococcus aureus (MRSA)** oder Patienten mit **Clostridioides difficile (C. difficile)** erforderlich. Die effektive Verwaltung von Isolierzimmern erfordert die strikte Anwendung von Hygieneprotokollen, den angemessenen Einsatz von persönlicher Schutzausrüstung (PSA) und eine enge Koordination zwischen den verschiedenen Mitgliedern des Pflegeteams.

1. Ziele der Isolierung von Patienten

Mit der Isolierung von Patienten werden mehrere Ziele verfolgt: Begrenzung der **Übertragung von Infektionen**, Schutz anderer Patienten und des Personals sowie Kontrolle der Verbreitung resistenter Erreger. Je nach Art der Infektion kann die Isolierung für einen **ansteckenden Patienten** (Schutzisolierung) oder für einen **Patienten mit erhöhtem Infektionsrisiko** (umgekehrte Schutzisolierung), wie bei immunsupprimierten Patienten, durchgeführt werden.

- **Isolierung ansteckender Patienten**: Die Isolierung ist für Patienten mit Infektionskrankheiten, die über die Atemwege übertragen werden (wie **Tuberkulose** oder **COVID-19**) oder durch Kontakt übertragen werden (wie Infektionen mit **C. difficile**), von entscheidender Bedeutung. Ziel ist es, die direkte oder indirekte Übertragung von Krankheitserregern über die Hände des

Pflegepersonals, kontaminierte Oberflächen oder die Luft zu verhindern.

- **Schutzisolierung für Risikopatienten**: In manchen Fällen benötigen Patienten mit einem geschwächten Immunsystem (z. B. Menschen, die eine Chemotherapie erhalten oder transplantiert wurden) eine **Schutzisolierung, um** sie vor opportunistischen Infektionen in der Krankenhausumgebung zu schützen. Bei diesem Ansatz wird ihre Exposition gegenüber potenziellen Krankheitserregern minimiert, indem strenge Hygienevorschriften eingehalten und die Anzahl der Besucher begrenzt werden.

2. Arten der Isolierung in Abhängigkeit vom Risiko

Es gibt verschiedene Arten der Isolierung, die je nach Übertragungsweg der Infektion und dem Risiko, das der Patient für die Umwelt darstellt, festgelegt werden. Die Strategien unterscheiden sich je nach den beteiligten Krankheitserregern, beruhen aber alle auf **Standard-** und **zusätzlichen Vorsichtsmaßnahmen**, die auf den Übertragungsweg abgestimmt sind.

- **Kontaktisolierung**: Sie wird bei Infektionen angewendet, die durch direkten oder indirekten Kontakt übertragen werden, wie z. B. Infektionen mit **MRSA** oder **C. difficile**. Das Pflegepersonal sollte **Handschuhe** und **Kittel** tragen, um den Kontakt mit kontaminierten Oberflächen oder Materialien zu vermeiden. Materialien, die im Patientenzimmer verwendet werden, sollten desinfiziert werden oder vorzugsweise nur einmal verwendet werden.

- **Isolierung durch Tröpfcheninfektion** : Diese Art der Isolierung wird bei Infektionen eingeführt, die durch Tröpfcheninfektion der Atemwege übertragen werden, wie z . B . **G r i p p e , C O V I D - 1 9** o d e r Meningokokkeninfektionen. Das Pflegepersonal muss eine

chirurgische Maske tragen, um sich vor den Tröpfchenspritzern zu schützen, die der Patient beim Sprechen, Husten oder Niesen abgibt. Die Maske sollte vor dem Betreten des Zimmers angepasst und unmittelbar danach unter Einhaltung der Hygieneverfahren abgenommen werden.

- **Luftisolierung**: Patienten mit durch die Luft übertragbaren Infektionen wie **Tuberkulose** oder **Windpocken** benötigen eine Isolierung in einer **Unterdruckkammer**. Diese Kammer ist mit einem Luftfiltersystem (HEPA) ausgestattet, um zu verhindern, dass sich infektiöse Partikel außerhalb der Kammer verteilen. Das Pflegepersonal muss eine **N95-Maske** oder ein geeignetes Atemschutzgerät tragen.

3. Organisation des Isolationszimmers

Das Isolierzimmer ist so einzurichten, dass das Risiko einer Kreuzübertragung möglichst gering ist. Die **Ein- und Ausgangskreisläufe** müssen kontrolliert werden, um eine Kontamination der äußeren Umgebung zu vermeiden, und die im Zimmer verwendeten Materialien müssen sorgfältig verwaltet werden.

- **Zimmereinrichtung**: Die Isolierzimmer müssen mit allen notwendigen Materialien ausgestattet sein, um das Kommen und Gehen in den Risikobereichen einzuschränken. Jedes Zimmer verfügt über seine eigene medizinische Ausrüstung (Stethoskop, Blutdruckmessgerät), um die gemeinsame Nutzung durch Patienten zu begrenzen. Einweggegenstände werden bevorzugt, um das Risiko einer Kreuzkontamination zu verringern.

- **Verwendung von PSA (Persönliche Schutzausrüstungen)** : Das Pflegepersonal muss sich strikt an die PSA-Protokolle halten. **Handschuhe, Kittel,**

Masken und **Brillen** müssen vor dem Betreten des Zimmers angezogen und unmittelbar danach beim Verlassen des Isolationsbereichs abgelegt werden. Die **Entkleidungsprozeduren** müssen unbedingt eingehalten werden, um eine Kontamination durch Kontakt mit verunreinigter PSA zu vermeiden.

- **Umgang mit Abfällen** : Gebrauchtes Material sowie **infektiöse Abfälle aus Pflegetätigkeiten (DASRI)** müssen vorsichtig gehandhabt und nach strengen Protokollen entsorgt werden. Die Abfallbeutel werden im Zimmer aufgestellt und müssen vor der Entnahme versiegelt werden, um ein Auslaufen oder eine Kontamination des Pflegepersonals oder der Oberflächen zu verhindern.

4. Betreten und Verlassen des Isolationszimmers

Die Steuerung der **Ein- und Austrittsströme** in einem Isolationszimmer ist entscheidend, um das Risiko einer Ansteckung zu minimieren. Pflegepersonal, Besucher sowie medizinische Gegenstände und Geräte müssen nach strengen Regeln gehandhabt werden.

- **Eintritt von Pflegekräften** : Jeder Eintritt in das Zimmer muss begründet werden und mit der Einhaltung der Hygieneprotokolle einhergehen. Das Pflegepersonal muss die für die Art der Isolierung geeignete PSA anziehen, bevor es durch die Tür tritt. Das Händewaschen oder die Verwendung von hydroalkoholischen Lösungen ist vor und nach jedem Kontakt mit dem Patienten oder seiner Umgebung obligatorisch.

- **Einschränkung der Bewegungsfreiheit der Patienten** : Isolierte Patienten sollten nach Möglichkeit in ihrem Zimmer bleiben, um eine Ausbreitung der Infektion in andere Teile des Krankenhauses zu verhindern. Wenn Reisen notwendig sind (z. B. für Untersuchungen), sollten besondere Maßnahmen ergriffen werden, wie z. B. die Verwendung von Masken für Patienten mit Atemwegsinfektionen und die Begleitung durch einen geschulten Pfleger, um sicherzustellen, dass die PSA während der gesamten Reise ordnungsgemäß verwendet wird.

- **Umgang mit Besuchern**: Die Zahl der Besucher sollte begrenzt werden, insbesondere in Zimmern, in denen resistente oder luftübertragene Erreger vorhanden sind. Besucher sollten über die Protokolle informiert werden, die sie befolgen müssen, insbesondere in Bezug auf das Tragen von PSA, und sie sollten sich an die Hygienevorschriften halten, um den Patienten zu schützen und die Übertragung von Infektionen zu verhindern.

5. Reinigung und Desinfektion des Isolationszimmers

Die **Reinigung und Desinfektion** von Isolierzimmern ist entscheidend für die Beseitigung von Krankheitserregern, die auf den Oberflächen verbleiben können. Das Zimmer sollte regelmäßig mit geeigneten Mitteln gereinigt und desinfiziert werden, wobei die **spezifischen Protokolle** für jede Art von Infektion zu beachten sind.

- **Reinigungshäufigkeit**: Häufig berührte Oberflächen wie Türklinken, Lichtschalter und medizinische Geräte sollten mehrmals täglich desinfiziert werden. Weniger stark beanspruchte Flächen sollten mindestens einmal täglich mit Desinfektionsmitteln gereinigt werden, die für die Art der vorhandenen Krankheitserreger geeignet sind (z. B. chlorhaltige Lösungen für C. difficile).

- **Endreinigung**: Nachdem ein Patient in die Isolation entlassen wurde, muss eine gründliche **Endreinigung** des Zimmers durchgeführt werden. Diese Reinigung umfasst die Desinfektion der Oberflächen, die Entfernung von Einwegmaterialien und die Desinfektion von Nicht-

Einweggeräten. Der Einsatz **moderner Techniken** wie die Desinfektion mit **UV-C-Licht** oder **Wasserstoffperoxiddampf** kann in Betracht gezogen werden, um eine vollständige Desinfektion vor der Ankunft eines neuen Patienten zu gewährleisten.

6. Ausbildung und Nachverfolgung von Protokollen

Die ordnungsgemäße Verwaltung von Isolierzimmern hängt von der **kontinuierlichen Schulung** des Pflegepersonals und der strikten Einhaltung der Protokolle ab. Die Einhaltung der **besten Praktiken** ist entscheidend, um nosokomiale Infektionen zu verhindern und die Sicherheit aller Beteiligten zu gewährleisten.

- **Schulung des Pflegepersonals** : Das gesamte Krankenhauspersonal, von Ärzten über Pflegehelfer bis hin zu Oberflächentechnikern, muss in den Isolationsprotokollen und der korrekten Verwendung der PSA geschult werden. Regelmäßige Schulungen, die von Audits und Qualitätskontrollen begleitet werden, stellen sicher, dass die Verfahren korrekt angewendet werden.

- **Kontrolle von Infektionen** : Die Teams zur **Infektionsprävention** müssen die Isolationsmaßnahmen überwachen und sicherstellen, dass die Protokolle eingehalten werden. Sie sollten auch die Infektionsraten überwachen und die Präventionsstrategien anhand der Ergebnisse von Audits und möglichen Zwischenfällen anpassen.

Kapitel 10

Die Erfahrungen von Patienten und Familien: menschliche Perspektiven

- **Das Erleben von Patienten in längerer Isolation**
  - Die psychologischen Folgen der Isolation im Zimmer

Die **Isolierung in einem Zimmer** ist eine wesentliche Maßnahme zur Bewältigung übertragbarer Infektionen in Krankenhäusern, kann aber für die Patienten **erhebliche psychologische Folgen** haben. Sie ist zwar unerlässlich, um die Ausbreitung von Infektionen zu verhindern, führt aber häufig zu unerwünschten Auswirkungen auf das psychische Wohlbefinden der isolierten Personen. Patienten in Isolierzimmern, egal ob sie Träger von Infektionskrankheiten wie **COVID-19, Clostridioides difficile (C. difficile)** oder **Methicillin-resistentem Staphylococcus aureus (MRSA)** sind, machen eine besondere Erfahrung, die von **Einsamkeit**, **Angst** und einer **veränderten Wahrnehmung ihrer** Krankheit geprägt ist. Der Verzicht auf direkten menschlichen Kontakt, die Ungewissheit über ihren Gesundheitszustand und die Dauer der Isolation sind Faktoren, die den psychischen Stress verschärfen und Auswirkungen auf ihre allgemeine Genesung haben können.

1. Einsamkeit und soziale Isolation

Eine der unmittelbarsten psychologischen Auswirkungen der Isolation in einem Zimmer ist das **Gefühl der Einsamkeit**. Vom normalen sozialen Leben abgeschnitten zu sein, die physische Anwesenheit von Angehörigen zu vermissen und in der Interaktion mit dem Pflegepersonal eingeschränkt zu sein, kann zu einer **tiefen sozialen Isolation** führen. Besuche sind, wenn überhaupt, oft nur eingeschränkt möglich, und die Patienten können sich innerhalb des Krankenhauses nicht frei bewegen.

- **Fehlender Körperkontakt**: Der **Mangel an** echtem **menschlichen Kontakt**, sei es durch Berührungen, spontanen Austausch oder körperliche Unterstützung, kann das Gefühl des Abgekoppeltseins verstärken. Pflegekräfte sind zwar anwesend, werden aber aufgrund der Schutzausrüstung (Handschuhe, Masken, Kittel), die eine natürliche körperliche Interaktion verhindert, oft als distanziert wahrgenommen.

- **Begrenzte oder keine Besuche** : Das Ausbleiben von Besuchen von Familie oder Freunden kann das **Gefühl des Verlassenseins** verstärken. Isolierte Patienten können das Gefühl haben, von der Außenwelt abgeschnitten zu sein, was zu emotionaler Not führt. Das Gefühl, dass andere ihre Not nicht teilen, oder die Unfähigkeit, regelmäßig mit den Angehörigen zu kommunizieren, trägt zur psychischen Isolation bei.

2. Angst und Unsicherheit im Umgang mit der Krankheit

Psychischer Stress bei isolierten Patienten wird häufig durch **Unsicherheit über ihren Gesundheitszustand** und die Art ihrer Krankheit verstärkt. Die Isolierung aufgrund einer ansteckenden Infektion oder eines resistenten Krankheitserregers kann spezifische Ängste auslösen, die mit der Schwere der Krankheit und den potenziellen Gesundheitsrisiken zusammenhängen.

- **Angst vor Verschlimmerung der Krankheit**: Die Unfähigkeit, Pflegekräfte regelmäßig zu sehen oder die medizinische Situation vollständig zu verstehen, kann **Angst** erzeugen. Patienten können befürchten, dass sich ihr Zustand verschlechtert, oder sie haben nicht genügend Informationen über den Verlauf ihrer Krankheit. Diese Unsicherheit kann bei neuen oder komplexen Erkrankungen noch verstärkt werden, wie es bei **COVID-19-Patienten** der Fall war, deren Krankheitsverlauf nicht vorhersehbar war.

- **Angst vor Ansteckungsgefahr**: Das Bewusstsein, Träger einer übertragbaren oder sogar behandlungsresistenten Infektion zu sein, kann **Schuldgefühle** und **Angst davor** erzeugen**, andere anzustecken**. Patienten können befürchten, stigmatisiert zu werden oder ihren

Angehörigen oder Betreuern zu schaden. Diese Sorgen können sich zu **chronischen Ängsten** entwickeln, die sich negativ auf ihre Moral und ihre Genesung auswirken.

3. Auswirkungen auf die Selbstwahrnehmung und die Würde

Die Isolation in einem Zimmer kann auch das **Selbstbild** und die **Wahrnehmung der Würde** beeinträchtigen. Isolierte Patienten fühlen sich oft der Kontrolle über ihre Umgebung beraubt, und der Verlust von Freiheit und Autonomie kann sich destabilisierend auf ihren psychischen Zustand auswirken.

- **Kontrollverlust**: Das Eingesperrtsein in einem Zimmer, oft ohne die Möglichkeit, es zu verlassen, gibt den Patienten das Gefühl, in ihrer Krankheit **gefangen zu** sein. Die Unfähigkeit, an Entscheidungen über ihre Behandlung mitzuwirken oder freien Zugang zu bestimmten Informationen zu haben, kann das Gefühl der **Depersonalisierung** verstärken. Dies trägt zu einem Gefühl der **Verletzlichkeit** und manchmal auch zu einem **Identitätsverlust** bei, insbesondere bei Patienten, die für längere Zeit im Krankenhaus bleiben.

- **Beeinträchtigung der Würde**: Wiederholte medizinische Eingriffe in der Isolation (Pflege, Überwachung usw.) und die Verwendung von Schutzausrüstung durch das Pflegepersonal können bei Patienten manchmal den Eindruck erwecken, dass sie eher als "Risikoobjekte" denn als Individuen behandelt werden. Dieses **Gefühl der Entfremdung** kann ihr Selbstwertgefühl mindern und sie in einen Zustand der **Apathie** versetzen, insbesondere wenn sie sich aufgrund ihres Zustands beurteilt oder diskriminiert fühlen.

4. Risiko von Depressionen und Schlafstörungen

Eine längere Erfahrung der Isolation kann zu schwerwiegenderen Folgen führen, wie z. B. der Entwicklung von **Depressionen** und **Schlafstörungen**. Der Mangel an sozialer und körperlicher Stimulation bildet zusammen mit der krankheitsbedingten Angst den Nährboden für die Entstehung schwererer psychischer Störungen.

- **Depression**: Das Gefühl **längerer Einsamkeit** kann sich zu einer **Depression** entwickeln, insbesondere bei Patienten, die lange Zeit im Krankenhaus liegen oder mit schweren Krankheiten konfrontiert sind. Wenn man nicht in der Lage ist, mit anderen zu interagieren, nicht an normalen sozialen Aktivitäten teilzunehmen oder keinen menschlichen Kontakt zu haben, kann dies zu einem Zustand der **Hoffnungslosigkeit** führen. Diese Depression kann nicht nur den emotionalen Zustand der Patienten beeinträchtigen, sondern auch ihre Genesung verlangsamen, indem sie ihre Motivation, bei der Pflege zu kooperieren, verringert.

- **Schlafstörungen**: Die Isolation im Zimmer, die oft mit einer Veränderung des Tagesablaufs und regelmäßigen Unterbrechungen für die Pflege verbunden ist, kann den **Schlaf-Wach-Rhythmus** stören. Angstzustände, Depressionen und ein Mangel an körperlichen oder sozialen Reizen können Schlafstörungen wie **Schlaflosigkeit** oder häufiges Aufwachen verschlimmern und zu körperlicher und geistiger **Erschöpfung** führen, was die Wahrnehmung der Krankheit verschlechtern kann.

5. Strategien zur Abmilderung der psychologischen Auswirkungen

Es ist von entscheidender Bedeutung, **Unterstützungsstrategien** zu entwickeln, um die psychologischen Folgen der Isolation im

Zimmer abzumildern. Psychologische Betreuung und Initiativen zur Aufrechterhaltung **sozialer Bindungen** und zum Abbau von Ängsten der Patienten können sich positiv auf ihr Wohlbefinden auswirken.

- **Psychologische Unterstützung**: Es ist von entscheidender Bedeutung, dass Patienten in Isolation **psychologisch betreut** werden. Dies kann durch regelmäßige Konsultationen mit Psychologen oder Psychiatern geschehen, die persönlich oder per Telekonsultation stattfinden. Diese Interventionen helfen, Ängste zu reduzieren, mit krankheitsbedingtem Stress umzugehen und Depressionen vorzubeugen. Eine psychologische Betreuung hilft auch dabei, Anzeichen **emotionaler Not** frühzeitig zu erkennen und geeignete Therapien wie Entspannungstechniken oder ggf. eine medikamentöse Behandlung einzuleiten.

- **Aufrechterhaltung sozialer Bindungen aus der Ferne**: Mithilfe moderner Technologien ist es möglich, die soziale Isolation zu verringern, indem Patienten ermutigt **werden, mit ihren Angehörigen** über Telefon, Videokonferenzen oder andere digitale Medien **zu kommunizieren**. Der regelmäßige Kontakt mit Familie und Freunden, auch aus der Ferne, hilft, ein Gefühl der **sozialen Verbundenheit** aufrechtzuerhalten, verringert die Einsamkeit und unterstützt die Moral des Patienten.

- **Beruhigende Präsenz von Pflegekräften** : Auch wenn die physische Interaktion mit Pflegekräften begrenzt ist, können diese durch eine **wohlwollende** und einfühlsame **Kommunikation eine** Schlüsselrolle spielen. Regelmäßige Anwesenheit, klare Erklärungen über den Krankheitsverlauf und tröstende Gesten helfen, die Angst zu verringern. Pflegende können den Patienten auch dazu ermutigen, sich aktiv an Pflegeentscheidungen zu beteiligen, und so ihr Gefühl von Kontrolle und Würde stärken.

○ Strategien zur Aufrechterhaltung der sozialen und emotionalen Bindung von Patienten

Soziale und emotionale Bindungen sind für das Wohlbefinden von Patienten in Krankenhäusern von grundlegender Bedeutung, insbesondere in Situationen, in denen sie lange Zeit im Krankenhaus bleiben oder isoliert sind. Die Aufrechterhaltung dieser Bindungen spielt eine entscheidende Rolle bei ihrer **körperlichen** und **emotionalen Genesung**, da soziale Isolation und Einsamkeit sich negativ auf ihren psychischen Zustand auswirken und zu Angstzuständen, Depressionen und einer verminderten Moral führen können. Im Krankenhauskontext, sei es bei Patienten, die aufgrund von Infektionen, chronischen Krankheiten oder längeren Aufenthalten isoliert werden müssen, ist es von entscheidender Bedeutung, **wirksame Strategien** zu entwickeln, um die Beziehungen zu ihren Angehörigen und zum Pflegeteam zu erhalten und zu stärken. Dank technologischer Fortschritte und menschlicher Ansätze ist es möglich, diesen **sozialen Bruch** zu verringern, indem eine Pflegeumgebung gefördert wird, die die Interaktion auch über große Entfernungen hinweg fördert und den Menschen in den Mittelpunkt des Heilungsprozesses stellt.

1. Nutzung von Technologien zur Aufrechterhaltung des Kontakts auf Distanz

Mit der Entwicklung digitaler Hilfsmittel ist es für Patienten einfacher denn je, **mit ihren Angehörigen in Kontakt zu bleiben**, selbst wenn sie physisch isoliert sind. Die Technologien helfen dabei, **die Isolation zu durchbrechen**, indem sie einfache und zugängliche Kommunikationskanäle bieten und gleichzeitig die Protokolle zur Gesundheitssicherheit einhalten.

- **Videokonferenzen und Videoanrufe** : Videokonferenzplattformen wie **Zoom**, **Skype** oder **Facetime** ermöglichen es den Patienten, ihre Angehörigen in Echtzeit zu sehen und mit ihnen zu sprechen. Diese Tools schaffen wieder ein **Gefühl der Nähe** und ermöglichen soziale Interaktionen, die über den reinen Sprachaustausch hinausgehen. Der Blickkontakt ist entscheidend, um **Patienten zu trösten**, ihnen ein Gefühl der Normalität zu vermitteln und ihnen zu ermöglichen, Momente des täglichen Lebens mit ihren Angehörigen zu teilen.

- **Nachrichten und Telefonanrufe**: In Fällen, in denen die Patienten keinen Zugang zu den für Videoanrufe erforderlichen Geräten haben, bleibt das **Telefon** ein unverzichtbares Hilfsmittel. Regelmäßige Anrufe helfen, eine emotionale Bindung aufrechtzuerhalten, während **Textnachrichten** oder **E-Mails** eine einfache Möglichkeit bieten, Neuigkeiten und Ermutigungen auszutauschen.

- **Vom Krankenhaus bereitgestellte Tablets und Computer**: Für Patienten, die nicht über eigene digitale Geräte verfügen, stellen einige Gesundheitseinrichtungen **Tablets** oder **Laptops** zur Verfügung, um die Kommunikation mit ihren Familien zu erleichtern. Dies hilft, die technologische Kluft zu überbrücken und ermöglicht den Patienten einen einfachen Zugang zu Kommunikationsmitteln.

2. Wohlwollende Präsenz der Pflegenden und empathische Interaktionen

Pflegekräfte spielen eine Schlüsselrolle bei der Aufrechterhaltung der **sozialen** und emotionalen **Bindungen** von Patienten im Krankenhaus. Da Pfleger oft die einzigen Personen sind, die isolierte Patienten regelmäßig sehen, können sie den fehlenden Kontakt zu den Angehörigen bis zu einem gewissen Grad kompensieren. Eine **einfühlsame Beziehung** zu den Pflegern ist entscheidend, um das Gefühl der Isolation zu mildern.

- **Wohlwollende Kommunikation** : Über die medizinische Versorgung hinaus ist eine **einfühlsame Kommunikation** von entscheidender Bedeutung. Wenn man sich die Zeit nimmt, den Patienten zuzuhören und mit ihnen auf respektvolle und beruhigende Weise zu sprechen, kann man eine **starke menschliche Bindung** aufbauen. Selbst kleine Interaktionen können sich positiv auf den emotionalen Zustand des Patienten auswirken. Eine einfache freundliche Geste, wie die Frage nach dem Befinden des Patienten oder das Angebot, sich mit ihm zu unterhalten, kann helfen, die Einsamkeit zu durchbrechen.

- **Verstärkte menschliche Präsenz**: Wenn ein Patient isoliert ist, können selbst kurze Interaktionen mit dem Pflegepersonal zu wertvollen Momenten werden. Die Pflegekräfte sollten darauf achten, **ihre Handlungen menschlicher zu gestalten**, selbst hinter persönlicher Schutzausrüstung (PSA), indem sie Blickkontakt halten und jeden Schritt der Pflege erklären. Dies beruhigt den Patienten und gibt ihm das Gefühl, gesehen und verstanden zu werden, trotz der physischen Barrieren, die durch die Isolationsmaßnahmen auferlegt werden.

- **Rolle von Humor und Trost**: Humor kann, wenn er angemessen ist, auch eine wichtige Rolle dabei spielen, die Atmosphäre aufzulockern und den Patienten zu helfen, sich zu entspannen. Pflegekräfte, die einen leichteren Ansatz verfolgen, dabei aber professionell bleiben, können zusätzlichen **emotionalen Trost** bieten. Dies kann auch den Aufbau einer persönlicheren und weniger formellen Bindung zwischen dem Patienten und dem Pflegeteam fördern.

3. Psychologische Unterstützung und emotionale Begleitung

Patienten, die isoliert sind oder sich für längere Zeit im Krankenhaus befinden, können einen erhöhten Bedarf an **psychologischer Unterstützung** haben. Durch die Bereitstellung von psychosozialen Fachkräften wie **Psychologen** oder **Psychiatern** kann dieser Bedarf gedeckt werden, während die

Patienten gleichzeitig dabei unterstützt werden, ihre **Emotionen** zu bewältigen und die durch die Isolation **bedingten** psychologischen **Schwierigkeiten zu** überwinden.

- **Psychologische Fernberatung: Telekonsultationen** mit Psychologen werden im Rahmen der Krankenhausversorgung immer häufiger durchgeführt. Sie ermöglichen es den Patienten, ihre **Ängste**, **Befürchtungen** oder **Einsamkeit** mit einem Fachmann zu besprechen, ohne ihr Zimmer verlassen zu müssen. Diese Art der Unterstützung hilft bei der Bewältigung emotionaler Störungen und beugt der Entstehung schwerwiegenderer Störungen wie **Depressionen** vor.

- **Virtuelle Selbsthilfegruppen**: Die Teilnahme an **virtuellen Gesprächsgruppen** mit anderen Patienten, die ähnliche Erfahrungen machen, kann dazu beitragen, ein **Gefühl der Solidarität** und Zugehörigkeit zu schaffen. Die Patienten können ihre Gefühle mitteilen und Ratschläge erhalten, wie sie mit ihrer Isolation oder Angst umgehen können, und gleichzeitig spüren, dass sie mit ihrer Situation nicht allein sind.

- **Begleitung durch Freiwillige**: Einige Gesundheitseinrichtungen arbeiten mit Freiwilligen zusammen, die isolierte Patienten regelmäßig anrufen, um ihnen per Telefon oder online Gesellschaft zu leisten. Diese Freiwilligen können wertvolle **moralische Unterstützung** bieten, indem sie sich z. B. Zeit nehmen, um mit den Patienten über nichtmedizinische Themen wie Interessen, Hobbys oder alltägliche Ereignisse zu sprechen.

4. Aufrechterhaltung einer täglichen Routine und sozialer Aktivitäten

Die Schaffung und Aufrechterhaltung einer **täglichen Routine** ist ein hervorragendes Mittel, um Patienten zu helfen, sich auch im

Krankenhaus aktiver und engagierter zu fühlen. Dazu können soziale Aktivitäten gehören, die auf ihren Gesundheitszustand abgestimmt sind und die **geistige** und körperliche **Stimulation** fördern, wodurch Langeweile und Apathie verringert werden.

- **Programme** für **therapeutische Aktivitäten**: Krankenhäuser können **therapeutische Aktivitäten** anbieten, z. B. **Musiktherapie, Kunsttherapie** oder ehrenamtlich **betreutes Lesen**. Diese Aktivitäten ermöglichen es den Patienten, eine gewisse **Verbindung zur Außenwelt** aufrechtzuerhalten, während sie engagiert und geistig angeregt bleiben. Manuelle oder kreative Aktivitäten helfen den Patienten auch dabei, ihre Gefühle auf positive Weise auszudrücken.

- **Ermutigung zur Teilnahme**: Wenn sie körperlich dazu in der Lage sind, ist es von entscheidender Bedeutung, die Patienten zu ermutigen, sich aktiv an ihrem Tagesablauf **zu beteiligen**, auch in kleinen Dingen wie der Organisation ihres Zimmers oder der Teilnahme an einem leichten Übungsprogramm. Das Gefühl, an ihrer eigenen täglichen Routine beteiligt zu sein, stärkt das Gefühl von Kontrolle und Autonomie, was entscheidend ist, um den Auswirkungen der Isolation entgegenzuwirken.

- Zugang zu **Unterhaltung**: Die Bereitstellung eines Zugangs zu **digitaler Unterhaltung** wie Filmen, Fernsehsendungen, E-Books oder Podcasts hilft, die Patienten abzulenken und ihren Geist zu beschäftigen. Programme, die auf ihren Geschmack und ihre Interessen zugeschnitten sind, können eine Form der **virtuellen Verbindung** zur Außenwelt herstellen, indem sie die geistige Stimulation aufrechterhalten und ihnen Momente der Ablenkung bieten.

5. Interaktion mit den Angehörigen über kreative Wege

Um den Mangel an persönlichen Besuchen auszugleichen, können kreative und affektive Mittel eingesetzt werden, um eine **starke emotionale Bindung** zu den Angehörigen aufrechtzuerhalten, auch wenn diese weit entfernt sind.

- **Austausch von Briefen oder Videos**: Wenn Angehörige ermutigt werden, **Briefe**, **Zeichnungen** oder personalisierte **Videos** zu schicken, kann eine greifbare Verbindung zu den Patienten aufrechterhalten werden. Diese emotionalen Botschaften können im Zimmer des Patienten aufgehängt oder regelmäßig angesehen werden, um ihn an die Unterstützung durch seine Angehörigen zu erinnern. Dies trägt dazu bei, ihr **Zugehörigkeitsgefühl** und ihre emotionale Widerstandsfähigkeit zu stärken.

- **Digitales Fotoalbum**: Ein **digitales Fotoalbum** mit Bildern von Familie, Freunden oder wichtigen Ereignissen im Leben des Patienten kann eine ständige Quelle des Trostes sein. Diese Bilder zur Verfügung zu haben, ermöglicht es den Patienten, die **emotionale Präsenz** ihrer Angehörigen zu spüren, auch wenn kein physischer Kontakt besteht.

- **Die Rolle der Familien im Heilungsprozess**
  - Die Bedeutung der familiären Unterstützung bei der Betreuung von Patienten

Die **Unterstützung durch die Familie** spielt bei der **Betreuung von Patienten** eine grundlegende Rolle, sowohl in medizinischer als auch in psychologischer Hinsicht. Die Anwesenheit und Einbeziehung der Familie trägt wesentlich zum **Heilungsprozess** bei, indem sie eine wesentliche emotionale und soziale Dimension bietet, die durch medizinische Versorgung allein nicht erfüllt werden kann. Für einen Patienten bedeutet das Wissen, von wohlwollenden Angehörigen umgeben zu sein, ein Gefühl der Sicherheit, des Trostes und der Motivation, die alle für eine optimale Genesung unerlässlich sind. Die Unterstützung durch die Familie wirkt sich auch positiv auf die Fähigkeit des Patienten aus, mit der Krankheit umzugehen, die Behandlungen zu befolgen und eine **positive Stimmung** aufrechtzuerhalten - Faktoren, die oft entscheidend für die Prognose bei schweren oder chronischen Krankheiten sind.

1. Die affektive und emotionale Rolle der familiären Unterstützung

Die **Anwesenheit von Angehörigen** stellt einen **emotionalen Anker** für Patienten im Krankenhaus dar, die oft mit der Ungewissheit über ihren Gesundheitszustand, mit Schmerzen oder Isolation konfrontiert sind. Durch die emotionale Unterstützung der Familie fühlt sich der Patient geliebt, verstanden und wertgeschätzt, was sich positiv auf seine Moral und sein seelisches Wohlbefinden auswirkt.

* **Rückversicherung und Trost**: Indem die Familie an der Seite des Patienten ist, hilft sie, den mit der Krankheit verbundenen **Stress** und die **Angst** zu verringern. Die Angst vor dem Unbekannten, vor aufdringlichen Behandlungen und die Einsamkeit, die man im Krankenhaus empfindet, können durch die bloße Anwesenheit der Angehörigen gemildert werden. Ein freundliches Wort, ein Lächeln oder ein herzliches Gespräch kann den emotionalen Zustand eines Patienten verändern und ihm angesichts seiner Ängste **sofort Trost spenden**.

* **Motivation und Ermutigung** : Die Unterstützung durch die Familie wirkt ebenfalls als **starker Motivationsfaktor**. Patienten neigen dazu, sich besser an ihre Behandlungen zu halten und eine größere Widerstandsfähigkeit gegenüber der Krankheit zu zeigen,

wenn sie von ihren Angehörigen umgeben sind. Indem die Familie sie in schwachen Momenten ermutigt und unterstützt, erinnert sie sie daran, dass sie in ihrem Kampf nicht allein sind, und stärkt so ihre Entschlossenheit, wieder gesund zu werden.

- **Aufrechterhaltung der Verbindung zum täglichen** Leben: Für einen Patienten, der im Krankenhaus liegt, vor allem über einen längeren Zeitraum, kann die Krankheit manchmal so wirken, als sei er vom täglichen Leben abgekoppelt. Indem die Familie ihn mit Nachrichten von außen versorgt, Familienereignisse mit ihm teilt oder tägliche Rituale (wie gemeinsame Mahlzeiten oder regelmäßige Telefonanrufe) **aufrechterhält, kann die Verbindung zum normalen Leben aufrechterhalten** werden, wodurch dem Gefühl der Isolation und Depersonalisierung vorgebeugt wird.

2. Beteiligung an der medizinischen Versorgung und an therapeutischen Entscheidungen

Die Unterstützung durch die Familie beschränkt sich nicht auf emotionalen Trost. In vielen Fällen spielen die Angehörigen eine aktive Rolle bei der **medizinischen Entscheidungsfindung** und der täglichen Pflege, insbesondere wenn der Patient nicht in der Lage ist, dies selbst zu tun. Ihre Einbeziehung ermöglicht eine **bessere Koordination der Pflege** und fördert eine Betreuung, die besser auf die Bedürfnisse des Patienten abgestimmt ist.

- **Austausch von medizinischen Informationen**: Angehörige sind oft **wichtige Vermittler** zwischen dem Behandlungsteam und dem Patienten. Sie können im Namen des Patienten Fragen stellen, um Aufklärung über die Behandlung bitten und sich vergewissern, dass der Patient die medizinischen Anweisungen richtig verstanden hat. Die Familie trägt somit zu einer besseren **Kommunikation** zwischen den verschiedenen

Pflegekräften bei und hilft, Behandlungsentscheidungen zu klären.

- **Gemeinsame Entscheidungen** : In komplexen Situationen, in denen schwierige Therapieentscheidungen getroffen werden müssen, spielt die Familie eine entscheidende Rolle, indem sie den Patienten bei seinen Entscheidungen unterstützt oder in seinem Namen Entscheidungen trifft, wenn der Patient nicht in der Lage ist, diese zu treffen. Durch **gemeinsame Entscheidungen** von Ärzten, Patienten und ihren Familien wird sichergestellt, dass die Therapieentscheidungen die Werte, Überzeugungen und Vorlieben des Patienten respektieren und gleichzeitig die bestmögliche Versorgung gewährleisten.

- **Begleitung bei der täglichen Pflege** : Die Familie trägt oft aktiv zur Grundpflege bei, indem sie dem Patienten beim Essen, bei der Fortbewegung oder beim Umgang mit Medikamenten hilft. Diese tägliche Begleitung ist besonders wichtig für ältere Patienten, Patienten mit chronischen Krankheiten oder Patienten, die sich nach einer Operation rehabilitieren. Angehörige können auch dabei helfen, auf **Symptome** zu achten oder subtile Veränderungen im Zustand des Patienten zu bemerken, und das Pflegeteam bei Bedarf alarmieren.

3. Langfristige Unterstützung für Patienten mit chronischen oder schweren Krankheiten

Für Patienten, die an **chronischen**, degenerativen oder terminalen **Krankheiten** leiden, wird die Rolle der Familie noch entscheidender. Diese Patienten stehen vor langfristigen Herausforderungen, die regelmäßige Unterstützung erfordern, um die Krankheit über einen längeren Zeitraum hinweg zu bewältigen. Die Familie wird so zu einer tragenden Säule der Betreuung zu Hause oder in der Palliativpflege.

- **Häusliche** Pflege: Wenn ein Patient aus dem Krankenhaus entlassen und zu Hause gepflegt wird, wird die Familie oft zur **Hauptpflegeperson**. Sie muss sich an medikalisierte (Verabreichung von Medikamenten, Wundversorgung usw.) und emotionale Aufgaben anpassen. Diese Rolle ist zwar anspruchsvoll, aber grundlegend für die Kontinuität der Pflege und dafür, dass der Patient in seiner vertrauten Umgebung bleiben kann, was häufig zu einer besseren Lebensqualität beiträgt.

- **Begleitung in der Palliativpflege** : In den fortgeschrittenen Stadien bestimmter Krankheiten wie Krebs oder neurodegenerativen Erkrankungen spielt die Familie eine entscheidende Rolle in der Palliativmedizin. **Emotionale Unterstützung** und **Begleitung** in schwierigen Momenten helfen, die Würde des Patienten zu wahren, sein Leiden zu lindern und seinen Willen in Bezug auf das Lebensende zu respektieren. Die Anwesenheit der Angehörigen in diesen intimen Momenten stärkt die menschliche Bindung und hilft dem Patienten, psychologische Beruhigung zu finden.

4. Positive Auswirkungen der familiären Unterstützung auf die Erholung und das Wohlbefinden

Studien zeigen, dass sich Patienten mit starker familiärer Unterstützung schneller **erholen und** besser mit krankheitsbedingten Komplikationen umgehen können. Die Familie trägt durch ihre kontinuierliche Unterstützung dazu bei, ein Umfeld zu schaffen, das die Genesung fördert.

- **Auswirkungen auf die Moral und das psychische Wohlbefinden**: Ein Patient, der von seiner Familie umgeben ist, hat in der Regel eine **höhere Moral**, was sich in einer besseren Therapietreue, weniger Stress und einer besseren Fähigkeit, mit Schmerzen oder Unwohlsein umzugehen, widerspiegelt. Emotionale Unterstützung hat spürbare Auswirkungen auf die psychische Gesundheit und fördert eine positive Einstellung gegenüber der Krankheit.

- **Verringerung von Komplikationen** : Patienten, die von fürsorglichen Angehörigen umgeben sind, können auch **Komplikationen** oder Rückfällen besser vorbeugen. Die Familie übernimmt eine aktive Überwachungsfunktion, sodass Anzeichen für eine Verschlechterung oder eine Nichteinhaltung der Behandlung frühzeitig erkannt werden können. Außerdem kann die von den Angehörigen bereitgestellte Motivation die Patienten dazu ermutigen, sich an die medizinischen Anweisungen zu halten, **Rehabilitationsdiäten** zu befolgen oder Rehabilitationsübungen durchzuführen.

5. Der Bedarf an Unterstützung für die Familien der Patienten

Es ist auch wesentlich, anzuerkennen, dass die Familien als Pflegende **emotionale und praktische Unterstützung** benötigen. Die Pflege eines kranken Angehörigen kann körperlich und emotional anstrengend sein. Die Familien müssen daher in ihrer Rolle unterstützt werden, sowohl von den Pflegern als auch von externen Diensten.

- **Emotionale Unterstützung für pflegende Angehörige** : Familienmitglieder, vor allem diejenigen, die sich um schwer kranke oder chronisch kranke Patienten kümmern, können unter **starkem Stress** leiden und sogar **ausgebrannt** sein. Es ist entscheidend, ihnen **psychologische Betreuung** anzubieten, damit sie über ihre Schwierigkeiten sprechen, ihre Ängste teilen und einen **Burnout** vermeiden können. Selbsthilfegruppen, Psychologen oder Sozialarbeiter können ihnen helfen, diese Herausforderungen zu bewältigen.

- **Schulung und logistische Hilfe**: Damit Familien ihre Unterstützungsfunktion wirksam wahrnehmen können, benötigen sie häufig **Schulungen** zur medizinischen Versorgung zu Hause (z. B. zum Umgang mit Medikamenten, zur Wundversorgung oder zur Verwendung von medizinischen Geräten). Krankenhäuser und häusliche Pflegedienste müssen sie mit **geeigneten Ressourcen**, praktischen Ratschlägen und manchmal auch mit einer vorübergehenden **Entlastung** unterstützen, indem sie alternative Pflegemöglichkeiten anbieten, damit sie sich erholen können.

  ○ Wie die Pflegekraft den Austausch und die Besuche erleichtern kann

Die **Pflegekraft** spielt eine grundlegende Rolle im Alltag der Patienten, indem sie nicht nur die körperliche Pflege sicherstellt, sondern auch den **sozialen und emotionalen Austausch** mit den Angehörigen fördert. Im Krankenhaus sind Besuche und Kontakte mit der Familie für das psychische Wohlbefinden der Patienten von entscheidender Bedeutung. Verschiedene Faktoren wie gesundheitliche Einschränkungen, Isolation aufgrund ansteckender Infektionen oder die Schwere der Krankheit können diesen Austausch jedoch erschweren. Der Pflegekraft kommt als **Vermittler** zwischen Patienten, Familien und dem Pflegeteam eine Schlüsselrolle dabei zu, diese Interaktionen möglich und förderlich zu machen.

1. Rolle des Pflegers bei der Organisation von Besuchen

Der Krankenpflegehelfer ist oft die erste Anlaufstelle für Familien, wenn sie ihre Angehörigen im Krankenhaus besuchen wollen. Er spielt eine zentrale Rolle bei der Organisation und Erleichterung der Besuche, indem er dafür sorgt, dass diese unter den besten Bedingungen für das Wohlbefinden des Patienten stattfinden und gleichzeitig die Regeln und Protokolle der Einrichtung eingehalten werden.

- **Verwaltung der Besuchszeiten**: Der Pfleger informiert die Familien über die Besuchszeiten, leitet sie zu den besten Zeiten an, um ihre Angehörigen zu besuchen, und achtet darauf, dass die Besuche nicht die medizinische Versorgung beeinträchtigen. In Stationen, in denen Besuche nur eingeschränkt möglich sind oder je nach Gesundheitszustand des Patienten organisiert werden müssen (wie auf der Intensivstation oder in der Isolierstation), koordiniert der Pfleger die Besuche mit den Familien, um eine **reibungslose und harmonische Abwicklung** der Besuche zu gewährleisten.

- **Vorbereitung des Patienten** : Vor der Ankunft der Besucher stellt der Pflegehelfer sicher, dass der Patient **physisch** und emotional auf den Besuch **vorbereitet** ist. Dazu gehört die Hilfe bei der Körperpflege, beim Anziehen und manchmal auch die Begleitung, damit er sich wohler fühlt und für die Interaktion empfänglich ist. Die Pflegekraft sorgt auch dafür, dass der Patient über die Besuchszeit informiert wird, um Überraschungen oder Störungen zu vermeiden.

- **Einhaltung von Hygieneregeln und Protokollen**: In Abteilungen, in denen Isolationsmaßnahmen erforderlich sind, leitet der Pflegehelfer die Familien über die einzuhaltenden **Hygieneprotokolle** an, wie das Tragen von Masken, Handschuhen oder Kitteln, sowie über die Vorsichtsmaßnahmen, die vor und nach dem Besuch zu treffen sind. Er stellt sicher, dass die Regeln verstanden und befolgt werden, und beruhigt die Familien in Bezug auf ihre Sicherheit und die des Patienten.

2. Erleichterung des Austauschs bei Besuchsbeschränkungen

Bestimmte Situationen, wie Pandemiezeiten (COVID-19) oder Krankenhausaufenthalte auf Intensivstationen, schränken manchmal die Möglichkeiten für persönliche Besuche ein. In diesem Zusammenhang wird der Pfleger zu einer **wichtigen Brücke,** um die Familienbande aufrechtzuerhalten, indem er andere Wege des Austauschs fördert und den Patienten **emotionalen Beistand** leistet.

- **Organisation von Video- und Telefonanrufen**: Der Pflegehelfer kann Patienten helfen, über **Video-** oder **Telefonanrufe** mit ihren Angehörigen in Kontakt zu bleiben. Bei Patienten, die weniger selbstständig sind oder keinen Zugang zu Technologie haben, kann er die erforderlichen Geräte wie Tablets oder Mobiltelefone installieren und verwalten, damit die Patienten mit ihren Familien kommunizieren können. Dies ist besonders wichtig für ältere oder isolierte Patienten, die vielleicht nicht wissen, wie sie diese Technologien ohne Unterstützung nutzen können.

- **Überbringen von persönlichen Nachrichten** : Wenn ein direkter oder virtueller Kontakt nicht möglich ist, kann der Pfleger als **Vermittler** fungieren, indem er persönliche Nachrichten, Briefe oder Gegenstände zwischen Familien und Patienten überbringt. Beispielsweise kann ein einfaches geschriebenes Wort oder eine Zeichnung eines Angehörigen dem Patienten enormen Trost spenden, und der Pfleger spielt eine entscheidende Rolle dabei, diesen Austausch zu ermöglichen.

- **Regelmäßige** Information **der Familien**: Neben der Pflege steht der Pflegehelfer oft an vorderster Front, wenn es darum geht, Fragen der Familien zum Gesundheitszustand ihres Angehörigen zu beantworten, wenn Ärzte nicht sofort zur Verfügung stehen. Er kann regelmäßig Neuigkeiten über die Entwicklung des Patienten mitteilen, wobei er den gesetzlichen Rahmen der ärztlichen Schweigepflicht einhalten muss. Diese Transparenz und regelmäßige Kommunikation tragen dazu bei, die Angst der Familien zu verringern.

3. Emotionale Begleitung während des Besuchs

Über den logistischen Aspekt hinaus spielt der Pflegehelfer eine grundlegende Rolle als Begleiter bei den Besuchen, indem er hilft, eine **beruhigende** und für den emotionalen Austausch günstige **Umgebung** zu schaffen. Seine Anwesenheit ermöglicht es den Patienten und ihren Familien, sich auf die Beziehung zueinander zu konzentrieren, und bietet gleichzeitig die notwendige **emotionale Unterstützung** in manchmal schwierigen Momenten.

- **Eine beruhigende Präsenz mitbringen** : Während der Besuche sorgt der Pflegehelfer dafür, dass die Umgebung für Gespräche günstig ist. Er kann die Position des Patienten im Bett anpassen, damit es bequemer und zugänglicher ist, oder dafür sorgen, dass der Raum ruhig und angenehm ist. Die beruhigende Präsenz des Pflegers, selbst wenn sie diskret ist, hilft oft, die Atmosphäre zu entspannen, besonders wenn der Besuch einen Patienten in ernstem Zustand betrifft.

- **Familien in schwierigen Zeiten unterstützen**: Wenn Patienten schwer krank sind oder sich in kritischen Phasen befinden, können die Familien von intensiven Emotionen überwältigt werden. Der Pfleger ist durch seine tägliche Nähe zu den Patienten in einer guten Position, um **einfühlsame Unterstützung** zu bieten. Er kann einfache Erklärungen zur Situation des Patienten abgeben, sich die Ängste der Angehörigen anhören und sie während schwieriger Momente wie einer Verschlechterung des Gesundheitszustands oder des Lebensendes begleiten.

- **Interaktionen für Patienten am Lebensende erleichtern**: In der Palliativmedizin, in der Besuchszeiten eine noch größere Bedeutung haben, kann der Pflegehelfer den Familien helfen, **diese** Momente bestmöglich **zu nutzen**. Er sorgt dafür, dass der Patient optimale Bedingungen vorfindet, um seine Angehörigen zu empfangen, erleichtert den Austausch und respektiert die Wünsche des Patienten in Bezug auf Komfort und Intimsphäre. Er kann auch Momente organisieren, in denen die Angehörigen Erinnerungen austauschen, Abschiedsworte sprechen oder einfach nur anwesend sein können - mit all dem Feingefühl, das diese Momente erfordern.

4. Schaffung eines günstigen Umfelds für den Austausch

Die physische Umgebung, in der ein Besuch stattfindet, spielt eine große Rolle für die Qualität der Interaktion. Die Aufgabe der Pflegekraft ist es, diesen Raum einladend zu gestalten und dabei die medizinischen Vorgaben und die Bedürfnisse des Patienten zu beachten.

- **Raumgestaltung**: Wenn es möglich ist, kann die Pflegekraft das Zimmer des Patienten anpassen, um den Raum **wärmer und freundlicher** zu gestalten. Die Beleuchtung anzupassen, einen Stuhl für den Besucher aufzustellen oder dem Patienten zu ermöglichen, sich bequem hinzusetzen, kann die Atmosphäre des Besuchs verändern. Darüber hinaus richten einige Krankenhäuser Gemeinschaftsräume oder Lounges für Besuche ein, und die Pflegekraft kann die Patienten je nach ihrem Gesundheitszustand dorthin begleiten.

- **Qualitätsmomente fördern**: Die Pflegekraft kann **einfache Aktivitäten** vorschlagen, um die Besuche interaktiver und angenehmer zu gestalten, z. B. vorschlagen, Familienfotos anzuschauen, Musik zu hören oder über Themen zu sprechen, die den Patienten interessieren. Indem er positive Interaktionen ermöglicht, trägt er dazu bei, dass die Besuchszeiten zu einer **Qualitätszeit** werden, die für die Moral des Patienten wichtig ist.

5. Ermutigung der Familien, sich an der Pflege zu beteiligen

Wenn Angehörige in die **tägliche Pflege** des Patienten einbezogen werden, wird die emotionale Bindung gestärkt und gleichzeitig eine Zusammenarbeit zwischen der Familie und dem Pflegeteam aufgebaut. Die Pflegekraft kann die Familien anleiten, damit sie sich nützlich fühlen und in die Pflege einbezogen werden.

- **Beteiligung an der Grundpflege**: In manchen Fällen können sich die Angehörigen an einfachen Aufgaben beteiligen, z. B. **dem Patienten beim Essen helfen, ihm** beim Händewaschen **helfen** oder ihn im Bett neu positionieren. Diese kleinen Gesten geben den Angehörigen das Gefühl, in den Pflegeprozess **eingebunden** zu sein, und helfen, die Bindung zum Patienten zu stärken.

- **Sensibilisierung und Erziehung**: Der Pflegehelfer kann auch die Familien darüber aufklären, wie sie den Patienten unterstützen können, sei es bei der Schmerzbehandlung, der Kommunikation mit nicht ansprechbaren Patienten oder der moralischen Begleitung. Indem er sie in die Pflege einbezieht, fördert er ein **besseres Verständnis für** den Gesundheitszustand des Patienten und dafür, was sie tun können, um ihm zu helfen.

- **Die Erfahrung der pflegenden Angehörigen bei der häuslichen Betreuung**
  - ○ Erzieherische Rolle der Pflegekraft bei der Weitergabe der Pflege an Angehörige

Die **erzieherische Rolle der Pflegekraft** ist bei der Weitergabe der Pflege an die Angehörigen von entscheidender Bedeutung, insbesondere wenn die Patienten zu Hause betreut werden müssen oder eine langfristige Betreuung benötigen. Als wichtiges Mitglied des **Pflegeteams** steht der Pflegehelfer den Patienten und ihren Familien oftmals sehr nahe und übernimmt eine **leitende, lehrende und unterstützende** Funktion. Er trägt dazu bei, praktisches Wissen zu vermitteln, die Familien zu beruhigen und sie in grundlegenden Handgriffen zu schulen, damit sie sich aktiv und sicher an der Pflege ihres kranken Angehörigen beteiligen können. Diese **Weitergabe der Pflege** ist entscheidend, um eine qualitativ hochwertige Pflegekontinuität zu Hause zu gewährleisten, das Risiko von Komplikationen zu verringern und das allgemeine Wohlbefinden des Patienten zu verbessern.

1. Vermittlung der grundlegenden Handgriffe für die tägliche Pflege

Die **tägliche Pflege** ist von grundlegender Bedeutung für den Komfort und die Gesundheit von Patienten, insbesondere von Patienten, die an chronischen Krankheiten leiden, sich in der Rekonvaleszenz befinden oder ihre Selbstständigkeit verloren haben. Die Pflegekraft spielt eine wesentliche Rolle bei der **Aufklärung der Familien** über die sichere Durchführung dieser Maßnahmen.

- **Hygiene und Körperpflege** : Der **Pflegehelfer** zeigt den Angehörigen, wie sie die **grundlegende Hygienepflege** durchführen, wie z. B. das Waschen der Toilette, das Händewaschen und das Wechseln der Kleidung. Er bringt ihnen gute Praktiken bei, um die Würde des Patienten zu wahren und gleichzeitig Infektionen oder Hautreizungen zu vermeiden. Beispielsweise kann er erklären, wie wichtig es ist, Hautfalten gründlich zu trocknen oder den Zustand der Haut zu überprüfen, um Druckgeschwüren vorzubeugen.

- **Hilfe bei der Nahrungsaufnahme**: Wenn der Patient nicht in der Lage ist, sich selbst zu ernähren, lehrt der **Pflegende** die Angehörigen, wie sie **bei der Nahrungsaufnahme helfen** können, indem sie die besonderen Bedürfnisse des Patienten beachten, wie z. B. die Beschaffenheit der Nahrung oder Vorsichtsmaßnahmen gegen das Verschlucken. Er erklärt ihnen, wie sie den Patienten beim Essen in eine bequeme Position bringen, auf Anzeichen von Schluckbeschwerden achten und den Appetit anregen, wenn der Patient wenig Interesse am Essen zeigt.

- **Hilfe bei der Mobilität**: Der Krankenpflegehelfer schult die Familien auch in Techniken zur **Mobilisierung der Patienten**, sei es beim Aufstehen, beim Gehen oder beim Positionswechsel im Bett. Er zeigt ihnen die richtigen Handgriffe, um Stürze und Verletzungen zu vermeiden, und erklärt, wie wichtig es ist, eine gewisse körperliche Aktivität aufrechtzuerhalten, um die Blutzirkulation und den Muskeltonus zu erhalten.

2. Vermittlung von Techniken zur Vermeidung von Komplikationen

Eines der Hauptziele der Pflegekraft ist die **Vermeidung** von **Komplikationen**, die durch Immobilisierung, Unterernährung oder chronische Krankheiten entstehen. Indem er die Angehörigen in guten Praktiken schult, hilft er ihnen, häufige Probleme wie Druckgeschwüre, Infektionen oder eine Verschlechterung des Allgemeinzustands des Patienten zu verhindern.

- **Vorbeugung von** Druckgeschwüren: Die Pflegekraft erklärt den Angehörigen, wie wichtig es ist, **die Position des Patienten regelmäßig zu verändern**, um das

Auftreten von Druckgeschwüren zu verhindern, das sind Wunden, die durch längeren Druck auf bestimmte Körperteile entstehen. Er zeigt ihnen, wie sie spezielle Kissen oder Matratzen verwenden und wie sie auf gefährdete Bereiche wie Fersen, Kreuzbein oder Ellbogen achten können.

- -Hydratations **und Ernährungsmanagement**: Er sensibilisiert die Familien auch dafür, wie wichtig es ist, **die Hydratation** des Patienten zu **überwachen** und sicherzustellen, dass er ausreichend trinkt, um eine Dehydrierung zu vermeiden, die den allgemeinen Gesundheitszustand verschlechtern kann. Er kann ihnen auch beibringen, wie man Anzeichen von Unterernährung erkennt oder die Ernährung an die Fähigkeiten des Patienten anpasst, indem er ihnen die besonderen Ernährungsbedürfnisse bei bestimmten Erkrankungen erklärt.

- **Überwachung von Infektionszeichen**: Die Pflegekraft bringt den Angehörigen bei, auf frühe Anzeichen von **Infektionen** zu achten, wie z. B. Veränderungen der Körpertemperatur, Rötungen um Wunden oder Atemwegssymptome. Indem er dieses Wissen weitergibt, hilft er ihnen, bei Komplikationen schnell zu reagieren, was vermeidbare Krankenhausaufenthalte verhindern kann.

3. Emotionale Unterstützung und Stressbewältigung für pflegende Angehörige

Die Pflege eines kranken Familienmitglieds kann für die pflegenden Angehörigen eine Quelle von **Stress** und **Müdigkeit** sein. Die Pflegekraft spielt nicht nur bei der Vermittlung der technischen Pflege eine wichtige Rolle, sondern auch bei der **emotionalen Unterstützung** der Familien, indem sie sie bei dieser neuen Verantwortung begleitet.

- **Stärkung des Vertrauens der Angehörigen**: Häufig haben Familien Angst, Fehler zu machen oder der notwendigen Pflege nicht gewachsen zu sein. Der Pfleger beruhigt sie, indem er ihnen erklärt, dass sie mit schrittweisem Lernen und Unterstützung in der Lage sein werden, **ihren Angehörigen** sicher zu **pflegen**. Er zeigt ihnen die Handgriffe bei Bedarf mehrmals, bietet ihnen an, unter seiner Aufsicht zu üben, und ermutigt sie, indem er ihre Erfolge hervorhebt.

- **Umgang mit Stress und Müdigkeit**: Der Pfleger achtet auch auf die **emotionale Belastung**, die die Rolle des pflegenden Angehörigen mit sich bringt. Er kann mit den Familien besprechen, ob es notwendig ist, sich eine Auszeit zu nehmen, Überbrückungen mit anderen Familienmitgliedern zu organisieren oder bei Bedarf externe Hilfe in Anspruch zu nehmen. Indem er die Angehörigen für den Umgang mit ihrer eigenen **psychischen** und physischen **Gesundheit** sensibilisiert, hilft er ihnen, Erschöpfung zu vermeiden und eine gleichbleibende Qualität der Pflege aufrechtzuerhalten.

- **Aktives Zuhören und Verfügbarkeit**: Neben der technischen Unterstützung nimmt der Pflegende eine Haltung des **aktiven Zuhörens** ein, beantwortet Fragen, zerstreut Sorgen und bietet den Angehörigen einen Raum, in dem sie ihre Ängste äußern können. Er fungiert somit als **Berater** und verweist die Familien auf die Ressourcen, die sie möglicherweise benötigen (Selbsthilfegruppen, psychologische Betreuung usw.).

4. Schulung im Umgang mit medizinischen Geräten

In manchen Fällen müssen die Familien lernen, wie man **medizinische Geräte** benutzt, um die häusliche Pflege aufrechtzuerhalten, sei es bei Patienten, die Infusionen erhalten, mit Sonden ausgestattet sind oder Sauerstoff benötigen. Die

Pflegekraft übernimmt die Aufgabe, die Angehörigen im sicheren Umgang mit diesen Geräten zu schulen.

- **Umgang mit medizinischen** Geräten: Der die/Krankenpflegehelfer Krankenpflegehelferin lehrt die Familien den **richtigen Umgang** mit medizinischen Geräten wie Blasenkathetern, Infusionspumpen oder Geräten für die Sauerstofftherapie. Er erklärt ihnen, welche Vorsichtsmaßnahmen zu treffen sind, wie z. B. die Sterilisation der Geräte oder die Anzeichen für mögliche Fehlfunktionen, die ein ärztliches Eingreifen erfordern würden.

- **Sichere Pflegeumgebung**: Er hilft ihnen auch dabei, die **häusliche Umgebung** für die Aufnahme dieser Geräte **anzupassen** und dafür zu sorgen, dass der Raum sauber, sicher und funktional ist. Dies kann die Organisation des Pflegebereichs, die Aufstellung der Geräte in zugänglichen Bereichen und die Einführung von Routinen für die ordnungsgemäße Wartung der Geräte umfassen.

- **Umgang mit Zwischenfällen** : Schließlich bereitet der Pfleger die Familien darauf vor, wie sie im Falle eines Zwischenfalls reagieren sollen, z. B. wenn ein Katheter verlegt oder eine Infusion abgeklemmt wird. Er erklärt ihnen, wann und wie sie eingreifen müssen und wann sie sich an medizinisches Fachpersonal wenden können, um Hilfe zu erhalten.

5. Anpassung der Pflege an die Entwicklung des Patienten

Der Gesundheitszustand eines Patienten kann sich ändern, sodass die häusliche Pflege angepasst werden muss. Die Pflegekraft spielt eine Schlüsselrolle dabei, die **Familien** bei diesen Veränderungen zu **begleiten** und sie in den neuen Anforderungen der häuslichen Pflege zu schulen.

- **Entwicklung der Bedürfnisse des Patienten** : Im Laufe der Zeit kann ein Patient mehr Selbstständigkeit verlieren oder eine komplexere Pflege benötigen. Der Pfleger beurteilt die Fähigkeiten des Patienten regelmäßig gemeinsam mit den Familien und schult sie in neuen Handgriffen oder Techniken, z. B. in der Sondenernährung oder der Unterstützung bei der Palliativpflege.

- **Unterstützung bei der Pflege chronischer** Krankheiten: Bei fortschreitenden Krankheiten wie Alzheimer oder neuromuskulären Erkrankungen schult die Pflegekraft die Angehörigen darin, die Pflege an den **allmählichen Rückgang** der Fähigkeiten des Patienten anzupassen, und gibt ihnen gleichzeitig Ratschläge zum Umgang mit Schmerzen oder Verhaltenssymptomen.

- **Ermutigung des Patienten zur Selbstständigkeit** : Die Pflegekraft zeigt den Familien auch, wie sie den Patienten dazu ermutigen können, seine **Selbstständigkeit** - auch wenn sie nur teilweise vorhanden ist - zu erhalten, indem sie ihn in einfache Aufgaben einbeziehen, die seinen Fähigkeiten entsprechen. Dies kann sein Selbstwertgefühl fördern und den Verlust der Selbstständigkeit verlangsamen.

6. Bedeutung der Kommunikation und Zusammenarbeit mit dem Pflegeteam

Schließlich spielt der Pflegehelfer eine zentrale Rolle bei der **Koordination** zwischen den Familien und den anderen Mitgliedern des medizinischen Teams. Indem er die Informationen und Empfehlungen des Pflegeteams an die Familien weitergibt, gewährleistet er die **Kontinuität der Pflege** und eine bessere Kommunikation zwischen den verschiedenen beteiligten Akteuren.

- **Weitergabe medizinischer Informationen**: Der Pflegehelfer informiert die Familien regelmäßig über die

Entwicklung des Patienten und wahrt dabei die ärztliche Schweigepflicht. Er hilft ihnen, Pflegeprotokolle und neue Anweisungen zu verstehen und stellt sicher, dass die häusliche Pflege mit der im Krankenhaus erhaltenen Pflege übereinstimmt.

- **Zusammenarbeit mit anderen Gesundheitsfachkräften**: Als Mitglied des Pflegeteams fördert der Pflegehelfer die **Zusammenarbeit** zwischen den verschiedenen an der Pflege des Patienten beteiligten Fachkräften wie Krankenpflegern, Ärzten oder Physiotherapeuten. Er stellt sicher, dass die Familien die Rolle jedes Einzelnen verstehen, und ermutigt sie, Fragen zu stellen und sich aktiv an Pflegeentscheidungen zu beteiligen.

   ◦ Vorbereitung auf die Entlassung infektiöser Patienten aus dem Krankenhaus

Die **Vorbereitung infektiöser Patienten** auf **die Entlassung aus dem Krankenhaus** ist eine entscheidende Phase, die sorgfältig geplant werden muss, um die Kontinuität der Versorgung zu gewährleisten und die Ausbreitung der Infektion in der Gemeinde oder zu Hause zu verhindern. Diese Übergangsphase erfordert eine **enge Koordination** zwischen den Pflegekräften, dem Patienten und seiner Familie. Es soll sichergestellt werden, dass alle notwendigen Maßnahmen ergriffen werden, damit der Patient seine Genesung in einer sicheren und angemessenen Umgebung fortsetzen kann, wobei die Protokolle zur Infektionsprävention eingehalten werden müssen. Als Schlüsselfigur in dieser Vorbereitung spielt die Pflegekraft eine entscheidende Rolle, indem sie **den Patienten** und seine Angehörigen **aufklärt**, **die häusliche Pflege sicherstellt** und dafür sorgt, dass der Patient bereit ist, seinen Gesundheitszustand selbstständig oder mit Hilfe seiner Angehörigen **zu** bewältigen.

1. Beurteilung des Gesundheitszustands des Patienten vor der Entlassung

Der erste Schritt der Entlassungsvorbereitung besteht darin, den **allgemeinen Gesundheitszustand** des Patienten zu beurteilen, um sicherzustellen, dass er in der Lage ist, das Krankenhaus sicher zu verlassen. Dazu gehört auch zu prüfen, ob die Infektion unter Kontrolle ist, ob der Patient genügend Kraft gesammelt hat und ob er in der Lage ist, seine Behandlung außerhalb des Krankenhauses zu bewältigen.

- **Stabilität der Infektion**: Ärzte und Pflegepersonal stellen sicher, dass der Patient keine akuten Symptome oder unmittelbaren Risiken für Komplikationen mehr aufweist. Die Überwachung der **biologischen Tests** (wie Bakterienkulturen oder Viruslevel) bestätigt, dass die Infektion ausreichend unter Kontrolle ist, um eine Rückkehr nach Hause in Betracht zu ziehen.

- **Fähigkeit, die Pflege zu verwalten**: Es ist auch wichtig festzustellen, ob der Patient **selbstständig genug** ist**, um** bestimmte Aspekte seiner Behandlung zu verwalten, z. B. die Einnahme von Medikamenten, die Wundversorgung oder die Verwendung von medizinischen Geräten zu Hause. Wenn dies nicht der Fall ist, sollte eine Einschätzung des Bedarfs an **häuslicher Pflege** oder Unterstützung durch Angehörige vorgenommen werden.

- **Bewertung des Übertragungsrisikos**: Je nach Art der Infektion (bakteriell, viral, pilzartig) ist es entscheidend, das **Ansteckungsrisiko** für die Umgebung zu bewerten. Beispielsweise kann ein Patient, der **Clostridioides difficile** hatte, auch nach seiner Genesung noch Sporen ausscheiden, während ein Patient mit **methicillinresistentem Staphylococcus aureus (MRSA)** asymptomatischer Träger bleiben kann. Diese Faktoren beeinflussen die Art und Weise, wie die Vorsichtsmaßnahmen zu Hause umgesetzt werden sollten.

2. Aufklärung des Patienten und seiner Familie über das Infektionsmanagement zu Hause

Eine der wichtigsten Aufgaben der Pflegekraft bei der Entlassungsvorbereitung besteht darin, **den Patienten** und seine Angehörigen in **Hygiene-** und Pflegepraktiken zu **schulen**, die nach der Rückkehr in die häusliche Umgebung angewendet werden sollen. Dies ist wichtig, um einen Rückfall oder eine Übertragung der Infektion auf andere Haushaltsmitglieder zu vermeiden.

- **Persönliche und häusliche Hygiene**: Die Pflegekraft erklärt dem Patienten und seiner Familie die wichtigsten Hygienemaßnahmen, die sie befolgen sollten, wie regelmäßiges **Händewaschen** mit Wasser und Seife, die Verwendung von **hydroalkoholischen Lösungen** und die regelmäßige Desinfektion von Kontaktflächen (Türklinken, Toiletten usw.). Er erinnert daran, wie wichtig diese Maßnahmen sind, um **die Ausbreitung** der Infektion einzudämmen.

- **Umgang mit medizinischen Abfällen**: Wenn der Patient zu Hause noch Pflege benötigt, z. B. **Verbände** oder **Infusionen**, erklärt die **Pflegekraft,** wie mit **infektiösen Abfällen aus Pflegetätigkeiten (DASRI) umzugehen** ist. Dazu gehört auch die Verwendung spezieller Beutel zur Entsorgung von Nadeln, verschmutzten Verbänden oder anderem medizinischen Material und die Anleitung zur sicheren Entsorgung.

- **Ermutigung zum Tragen** von **Schutzausrüstung**: Je nach Infektion und Ansteckungsgefahr kann die Pflegekraft empfehlen, dass der Patient oder seine Angehörigen **Masken, Handschuhe** oder **Kittel** tragen, wenn sie direkt mit infektiösen Wunden oder Sekreten in Berührung kommen. Diese **persönlichen Schutzmaßnahmen** sind von entscheidender Bedeutung, insbesondere bei Infektionen, die durch Kontakt oder über die Luft übertragen werden.

3. Koordination der häuslichen Pflege und der medizinischen Nachsorge

Die Entlassung eines infektiösen Patienten aus dem Krankenhaus muss mit einer angemessenen medizinischen und pflegerischen Nachsorge zu Hause einhergehen. Die Pflegekraft ist an der Koordination dieser Pflege beteiligt, um sicherzustellen, dass der Patient auch nach seiner Entlassung weiterhin eine angemessene Behandlung erhält.

- **Häusliche Krankenpflege**: Für den Fall, dass der Patient **regelmäßige Pflege** benötigt (Verbandswechsel, Verabreichung von intravenösen Medikamenten, Überwachung der Vitalwerte), stellt der Pflegehelfer sicher, dass die Organisation einer **häuslichen Krankenpflege** vorhanden ist. Er arbeitet mit den Teams der häuslichen Krankenpflege zusammen, um die notwendigen Informationen über den Zustand des Patienten, die laufenden Behandlungen und die besonderen Vorsichtsmaßnahmen, die beachtet werden müssen, bereitzustellen.

- **Übernahme der Behandlung** : Es kann sein, dass der Patient seine Antibiotika- oder antivirale Behandlung zu Hause fortsetzen muss. Der Pfleger überprüft, ob der Patient oder seine Familie die **Einnahmemodalitäten der Medikamente** (Uhrzeiten, Dosis, mögliche Nebenwirkungen) versteht, und berät sie, wie sie **die Verschreibungen befolgen** können. Er kann sie auch darüber aufklären, wie wichtig es ist, **die Behandlung zu beenden**, um Rückfälle oder die Entstehung bakterieller Resistenzen zu vermeiden.

- **Organisation der medizinischen Nachsorge**: Nach der Entlassung aus dem Krankenhaus ist häufig eine regelmäßige medizinische Nachsorge erforderlich, sei es, um sicherzustellen, dass die Infektion vollständig ausgeheilt ist, oder um die Nebenwirkungen der Behandlungen zu überwachen. Der Pflegehelfer hilft dem Patienten bei der Organisation der Nachsorgetermine (mit dem Hausarzt, einem Facharzt oder für Laboruntersuchungen) und stellt sicher, dass die Termine und notwendigen Untersuchungen notiert werden.

4. Anpassung der häuslichen Umgebung und Umgang mit kontaminierten Flächen

Bei infektiösen Patienten erfordert die Rückkehr nach Hause manchmal eine **räumliche Umgestaltung**, um das Risiko einer Infektionsübertragung zu minimieren und eine sichere Umgebung zu gewährleisten.

- **Gestaltung der Wohnbereiche**: Die Pflegekraft kann die Familien beraten, wie **die Räume** zwischen dem Patienten und den anderen Haushaltsmitgliedern **getrennt werden** können, vor allem in Fällen, in denen die Infektion ein Übertragungsrisiko darstellt. Dazu kann gehören, einen eigenen Raum für den Patienten einzurichten, die gemeinsame Nutzung der Toilette nach Möglichkeit zu vermeiden oder spezielle Reinigungsroutinen für Durchgangsbereiche (Badezimmer, Küche) vorzusehen.

- **Desinfektion von Gegenständen und Oberflächen**: Es ist von entscheidender Bedeutung, dass Gegenstände, die der Patient häufig berührt (Telefone, Fernbedienungen, Griffe), **regelmäßig** mit Produkten desinfiziert werden, die gegen den Erreger wirksam sind. Die Pflegekraft kann Empfehlungen für geeignete Produkte geben, z. B. Lösungen auf Chlorbasis für Infektionen mit C. difficile oder spezielle Desinfektionsmittel gegen Viren oder resistente Bakterien.

- **Wäsche und Abfall** : Die Kleidung, Bettwäsche und Handtücher des Patienten sollten vorsichtig gehandhabt und bei hohen Temperaturen gewaschen werden, um Krankheitserreger abzutöten. Die Pflegekraft kann Anweisungen zum Umgang mit Wäsche und **Abfall** geben, um eine Kreuzkontamination mit dem Rest der Familie zu vermeiden.

5. Psychologische Unterstützung und emotionale Vorbereitung auf die Entlassung

Die **Rückkehr** nach **Hause** nach einem Krankenhausaufenthalt, insbesondere bei einer schweren oder ansteckenden Infektion, kann für den Patienten und seine Angehörigen mit **Ängsten** verbunden sein. Die Pflegekraft spielt eine entscheidende Rolle, indem sie **emotionale Unterstützung** bietet **und** hilft, die Ängste zu überwinden, die mit dem Umgang mit der Infektion zu Hause verbunden sind.

- **Beruhigung in Bezug auf das** Pflegemanagement: Viele Patienten oder Familien fühlen sich möglicherweise überfordert, eine Infektion zu Hause zu bewältigen. Die Pflegekraft beruhigt sie, indem sie jeden Schritt der Pflege klar erklärt und ihnen konkrete Lösungen für eventuell auftretende Probleme anbietet.

- **Vorbereitung auf die Selbstständigkeit**: In Fällen, in denen der Patient in der Lage ist, einen Teil seiner täglichen Routine wieder aufzunehmen, fördert der Pflegende die **allmähliche Selbstständigkeit** des Patienten. Er leitet ihn an, wie er bestimmte Aktivitäten wieder aufnehmen kann, wobei er Vorsichtsmaßnahmen ergreift, und begleitet ihn dabei, seinen Gesundheitszustand und die vorübergehenden oder dauerhaften Einschränkungen, denen er möglicherweise begegnet, zu akzeptieren.

- **Umgang mit** Übertragungsängsten: Der Patient und seine Angehörigen können Angst davor haben, die Infektion auf andere Familienmitglieder oder außerhalb der Familie zu übertragen. Der Pflegende hilft ihnen, **mit diesen Ängsten umzugehen**, indem er ihnen klare Informationen über **Präventionsmaßnahmen** gibt und die Bedeutung von Barrieregesten in ihrem Alltag hervorhebt.

6. Nachsorge und Neubewertung nach der Entlassung

Auch nach der Entlassung aus dem Krankenhaus ist eine **regelmäßige Nachsorge** unerlässlich, um sicherzustellen, dass sich der Patient weiterhin gut erholt und die Infektion nicht wieder auftritt. Der Pfleger kann Teil dieser Nachsorge sein, indem er den Kontakt mit dem Patienten und seiner Familie aufrechterhält oder bei der Organisation von Hausbesuchen durch Krankenschwestern oder Pflegehelfer hilft.

- **Beurteilung des Verlaufs**: Der Patient oder seine Angehörigen müssen in der Lage sein, **auf Anzeichen** eines Rückfalls oder von Komplikationen **zu achten,** wie z. B. anhaltendes Fieber, ungewöhnliche Schmerzen oder Symptome, die sich nicht bessern. Die Betreuungsperson bringt ihnen bei, diese Anzeichen zu erkennen und schnell zu reagieren, indem sie ihren Arzt kontaktieren.

- **Neuanpassung der Pflege**: Wenn sich der Zustand des Patienten positiv oder negativ verändert, kann es sein, dass die häusliche Pflege angepasst werden muss. Die Pflegekraft kann eng mit Krankenpflegern und Ärzten zusammenarbeiten, um Behandlungen oder Pflegeroutinen an die neuen **medizinischen Bedürfnisse** des Patienten anzupassen.

Schlussfolgerung

- **Überlegungen zum Engagement des Pflegeberufs**
  - Die Bedeutung von Berufung und Dienstbereitschaft

Die **Bedeutung von Berufung** und **Dienstbereitschaft** in Pflegeberufen, insbesondere im Beruf des Pflegers, kann nicht unterschätzt werden. Diese Qualitäten stehen im Mittelpunkt des Engagements derjenigen, die ihr Leben der Pflege anderer widmen, oftmals in einem Umfeld von Leid, Verletzlichkeit und Abhängigkeit. Die **Berufung** geht weit über einen einfachen Beruf hinaus: Sie stellt einen tiefen **Ruf zum** Dienen dar, den Wunsch, **andere zu unterstützen**, ihre Lebensqualität zu verbessern und Patienten in den schwierigsten Momenten ihres Lebens zu begleiten. Der **Sinn des** Dienens wiederum verkörpert die Fähigkeit, den anderen in den Mittelpunkt zu stellen und auf seine Bedürfnisse mit **Einfühlungsvermögen**, **Hingabe** und **Menschlichkeit einzugehen**. In einem Beruf, der ständig neue Herausforderungen mit sich bringt, sind diese Qualitäten nicht nur Trümpfe, sondern unerlässlich, um eine **qualitativ hochwertige Pflege** zu leisten und ein **persönliches Gleichgewicht** in einem oftmals anspruchsvollen und anstrengenden Umfeld zu finden.

1. Die Berufung: ein Ruf, sich um andere zu kümmern

Die **Berufung** zum Pfleger ist eine innere Kraft, die einen dazu bringt, sich dem Wohlergehen anderer zu widmen. Sie stellt eine Lebensentscheidung dar, die von einem echten Willen motiviert ist, kranken oder gebrechlichen Menschen zu helfen, sie zu unterstützen und zu begleiten. Dieses tiefe Pflichtbewusstsein verleiht dem Beruf des Pflegers eine besondere Dimension, denn es geht nicht nur darum, Verfahren zu befolgen oder technische Handgriffe auszuführen, sondern auf authentische Weise für den anderen da zu sein.

- **Eine tiefe Verpflichtung**: Für diejenigen, die diese Berufung ergreifen, ist der Beruf des Pflegehelfers kein gewöhnlicher Job, sondern eine **Mission**. Jeden Tag sind sie mit Situationen körperlicher oder emotionaler Not konfrontiert, und es ist ihre Berufung, die sie dazu bringt, über die bloße Aufgabe hinauszugehen. Sie verstehen, dass hinter jedem Patienten ein Mensch mit Geschichten, Ängsten und Hoffnungen steht, und sie bemühen sich, diesen Bedürfnissen mit Mitgefühl und Hingabe gerecht zu werden.

- Die **Entscheidung, der Menschheit zu dienen**: Die Berufung zum Pfleger ist tief in einer humanistischen Vision der Gesellschaft verwurzelt. Sie setzt ein **natürliches Einfühlungsvermögen**, eine Neigung zur Linderung von Leiden und den Willen voraus, den **Menschen in den Mittelpunkt zu stellen**. Für viele Pflegekräfte stellt diese Arbeit eine Möglichkeit dar, ihren Sinn für Solidarität und Brüderlichkeit zum Ausdruck zu bringen, indem sie ihre Zeit und Energie dafür einsetzen, das Leben derer zu verbessern, die sich in Schwierigkeiten befinden.

- **Ein Motor angesichts von Herausforderungen** : Die Arbeitsbedingungen können manchmal schwierig sein, sei es die **emotionale Belastung**, der **körperliche Stress** oder die intensiven Arbeitszeiten. Die Berufung ist das, was es einem ermöglicht, diese Herausforderungen zu überwinden und weiterhin mit Leidenschaft und Energie zu arbeiten. Es ist diese innere Stärke, die die Fähigkeit verleiht, mit Müdigkeit, Entmutigung und sogar mit Momenten des Zweifels umzugehen, da sie ständig daran erinnert, wie wichtig das ist, was sie tun: sich **um andere zu kümmern**.

2. Der Sinn des Dienens: im Zentrum der Pflegebeziehung

Serviceorientierung ist eine intrinsische Eigenschaft der Berufe im Gesundheitswesen und insbesondere des Pflegepersonals. Es handelt sich dabei um die Fähigkeit, die eigenen Bedürfnisse zurückzustellen, um sich voll und ganz auf die Bedürfnisse der gepflegten Person zu konzentrieren. Es ist eine Qualität, die sich in jeder Interaktion mit dem Patienten, in jeder Pflegehandlung und in jedem aufmerksamen Zuhören äußert. Serviceorientierung geht über die Ausführung der technischen Pflege hinaus: Sie beinhaltet volle **Verfügbarkeit**, **aktives Zuhören** und **ständige Aufmerksamkeit** für das Wohlbefinden des anderen.

- **Zuhören und auf Bedürfnisse eingehen**: Serviceorientierung beginnt damit, dass man den Patienten aufmerksam zuhört. Das bedeutet, dass man in der Lage ist, **ihre Bedürfnisse zu erkennen,** auch wenn sie nicht klar ausgedrückt werden, und angemessen auf sie einzugehen. Ein Patient kann z. B. ängstlich sein oder Schmerzen haben, die er sich nicht zu erwähnen traut. Eine dienstleistungsorientierte Pflegekraft wird diese Anzeichen erkennen und angemessene Unterstützung anbieten, sei es durch tröstende Worte, eine Anpassung der Position im Bett oder eine einfache Geste, die zeigt, dass der Patient beachtet wird.

- **Eine Haltung des Respekts und der Demut**: Der Sinn des Dienens ist auch von großer **Demut** geprägt. Anderen zu dienen bedeutet, zu akzeptieren, sich selbst zurückzunehmen, Hilfsbereitschaft zu zeigen und immer im Interesse des Patienten zu handeln, auch wenn dies zusätzliche Anstrengungen erfordert. Ein Pflegehelfer mit einem starken Sinn für Dienst ist sich bewusst, dass jeder Mensch es verdient, mit Würde und Respekt behandelt zu werden, unabhängig von seiner Vorgeschichte, seinem Gesundheitszustand oder seinen Schwierigkeiten.

- **Verfügbarkeit und Anpassungsfähigkeit**: Im Pflegekontext bringt jeder Tag unvorhergesehene Herausforderungen mit sich. Serviceorientierung zeigt sich in der Fähigkeit, sich an die wechselnden Bedürfnisse der Patienten anzupassen und jederzeit **verfügbar** zu sein, um die notwendige Unterstützung zu bieten. Das kann bedeuten, ein Gespräch mit einem besorgten Patienten zu verlängern oder schnell auf einen dringenden Bedarf zu reagieren, auch wenn die Arbeitsbelastung hoch ist. Der Servicegedanke beruht auf der Vorstellung, dass das Wohlbefinden des Patienten oberste Priorität hat und dass jeder Handgriff zählt, wenn es um das Wohlbefinden und die Genesung des Patienten geht.

3. Berufung und Sinn für Dienst: Säulen einer humanisierten Pflegebeziehung

Die Kombination aus **Berufung** und **Dienstbereitschaft** ermöglicht es Pflegekräften, eine **humanisierte Pflegebeziehung** aufzubauen, in der die gepflegte Person mit der Aufmerksamkeit, der Würde und dem Mitgefühl behandelt wird, die sie verdient. Diese Pflegebeziehung geht über die bloße medizinische Versorgung hinaus: Sie beruht auf der Verpflichtung, sich um den anderen als Menschen mit seinen Schwächen und emotionalen Bedürfnissen zu kümmern.

- **Bindung und Vertrauen schaffen**: Berufung und Dienstleistungsorientierung fördern den Aufbau einer **vertrauensvollen Beziehung** zum Patienten. Eine Pflegekraft, die zuhört, sich anpasst und sich voll und ganz in ihrer Rolle engagiert, vermittelt dem Patienten ein Gefühl der Sicherheit und des Komforts. Dieses Vertrauen ist von entscheidender Bedeutung, da es dem Patienten ermöglicht, sich begleitet und respektiert zu fühlen und die Pflege, die er erhält, besser zu akzeptieren, selbst in Momenten großer Verletzlichkeit.

- **Eine menschliche Dimension in die technische Pflege einbringen**: In einem Gesundheitssystem, in dem die Pflege manchmal sehr technisch und protokollarisch werden kann, ermöglichen Berufung und Serviceorientierung, **einen menschlichen Ansatz beizubehalten**. Jede Pflege, ob es sich nun um eine Pflegemaßnahme oder einen komplexeren Eingriff handelt, wird zu einer Gelegenheit, zu interagieren, zu kommunizieren und eine wohlwollende Präsenz anzubieten. Dies bringt eine emotionale und relationale Dimension in Handlungen, die sonst rein technisch erscheinen könnten, und erinnert daran, dass Pflege in erster Linie eine **menschliche Begegnung** ist.

- **Unterstützung in Zeiten** des **Leidens**: Der Krankenpflegehelfer ist häufig mit **Leiden** konfrontiert, sei es körperlicher oder emotionaler Art. Berufung und Hilfsbereitschaft ermöglichen es ihm, sich den Patienten in diesen schwierigen Momenten zu nähern, indem er **Trost** spendet, **moralische Unterstützung leistet** oder einfach nur eine beruhigende Präsenz zeigt. Diese Qualitäten ermöglichen es dem Pflegehelfer, auch im Angesicht von Schmerzen oder Krankheit präsent zu bleiben und den Erwartungen und Bedürfnissen der Patienten gerecht zu werden.

4. Die Rolle des Dienstleistungsgedankens für die persönliche und berufliche Zufriedenheit

Serviceorientierung ist nicht nur für die Patienten von Vorteil, sondern auch für die Pflegekräfte eine Quelle **persönlicher und beruflicher Zufriedenheit.** Das Gefühl, einen Unterschied zu machen, zum Wohlbefinden anderer beizutragen und das Leben der Bedürftigen zu verbessern, vermittelt ein tiefes **Gefühl der Erfüllung**.

- **Ein Gefühl von Stolz und Wert**: Wenn eine Pflegekraft feststellt, dass ihre Bemühungen die Lebensqualität eines Patienten verbessern, dass sie Komfort oder Trost spendet, empfindet sie ein **Gefühl des Stolzes**. Der Sinn für Dienstleistung verleiht jeder noch so einfachen Aufgabe einen besonderen Wert. Dies hilft den Pflegern, sich nützlich zu fühlen und die direkten Auswirkungen ihrer Arbeit auf andere zu sehen.

- **Eine Quelle der Motivation**: Der Sinn für Service wirkt wie ein Motor, um auch in schwierigen Situationen weiterhin qualitativ hochwertige Pflege zu leisten. Das Wissen, dass man zum **Wohlergehen anderer** beiträgt, verleiht den täglichen Anstrengungen einen Sinn. Dieser tiefe Sinn für Dienstleistung hilft, Hindernisse zu überwinden und eine positive Einstellung zu bewahren, selbst angesichts von Müdigkeit oder den emotionalen Herausforderungen des Berufs.

  ◦ Die kontinuierliche Weiterentwicklung der Rolle in einer sich ständig verändernden medizinischen Welt

Die Rolle der Pflegekraft hat sich im Laufe der Jahrzehnte als Reaktion auf die **Veränderungen in der medizinischen Welt** und die ständig wachsenden Herausforderungen der Gesundheitssysteme **stetig weiterentwickelt**. Heute durchläuft der medizinische Sektor mehr denn je eine Zeit **tiefgreifender Umwälzungen**, die mit technologischen Fortschritten, dem Auftreten neuer Krankheiten, weltweiten Gesundheitskrisen und veränderten Erwartungen an die Pflege verbunden sind. Diese Veränderungen schwächen die Stellung der Pflegekraft keineswegs, sondern stärken ihre Bedeutung und erweitern ihre Verantwortlichkeiten. Diese **kontinuierliche Entwicklung** beschränkt sich nicht auf den Erwerb neuer technischer Fähigkeiten, sondern berührt auch die **menschliche Dimension** der Pflege, die sich an die emotionalen und psychologischen Bedürfnisse der Patienten in einem zunehmend komplexen medizinischen Umfeld anpassen muss.

1. Anpassung an den technologischen und medizinischen Fortschritt

Die rasante Entwicklung **neuer** medizinischer **Technologien** hat die Art und Weise, wie Pflege geleistet wird, grundlegend verändert, und Pflegekräfte müssen sich ständig an diese Innovationen anpassen, um in ihrer Rolle effektiv zu bleiben. Dieser technologische Wandel betrifft nicht nur die Pflegegeräte, sondern auch die Art und Weise, wie die Kommunikation, die Verwaltung medizinischer Daten und die Überwachung der Patienten erfolgt.

- **Einsatz digitaler Hilfsmittel**: Die Gesundheitsfürsorge wird zunehmend digitalisiert und Pflegekräfte müssen lernen, diese **digitalen Hilfsmittel** zu beherrschen, um eine optimale Patientenbetreuung zu gewährleisten. Ob elektronische Patientenakten (EPA), Anwendungen für das Pflegemanagement oder vernetzte Geräte zur Überwachung von Vitalzeichen - diese Werkzeuge ermöglichen eine **bessere Koordination** der Pflege und eine präzisere Informationsübermittlung. Die Fähigkeit, diese Technologien zu nutzen, wird für die Gewährleistung einer reibungslosen und qualitativ hochwertigen Versorgung von entscheidender Bedeutung.

- **Erwerb technischer Fertigkeiten**: Der medizinische Fortschritt, insbesondere in der Intensivpflege, bei komplexen Operationen oder chronischen Krankheiten, hat zu einem verstärkten Einsatz fortschrittlicher Technologien wie **Infusionspumpen**, **Atemhilfsgeräten** oder **Überwachungssystemen** geführt. Pflegekräfte müssen sich ständig im Umgang mit diesen Geräten fortbilden, um Krankenschwestern und Ärzte effektiv unterstützen zu können und gleichzeitig die Sicherheit der Patienten zu gewährleisten.

- **Telemedizin und Fernpflege**: Mit der zunehmenden Bedeutung der **Telemedizin**, die durch Gesundheitskrisen wie die COVID-19-Pandemie noch verstärkt wird, müssen sich auch Pflegekräfte an neue Betreuungsmodalitäten anpassen, bei denen die Fernpflege und die Betreuung zu Hause einen zentraleren Platz einnehmen. Die Fähigkeit, Patienten bei der Nutzung der Technologie zu begleiten, sie zu beruhigen und trotz der Entfernung eine menschliche Verbindung aufrechtzuerhalten, wird somit zu einer Schlüsselkompetenz in einer sich ständig verändernden medizinischen Welt.

2. Umgang mit neuen Krankheitsbildern und Gesundheitskrisen

Die Entwicklung der medizinischen Welt ist auch durch das **Auftreten neuer Krankheitsbilder** und die Verschärfung **globaler Gesundheitskrisen** gekennzeichnet. Diese Phänomene erfordern eine hohe Flexibilität der Pflegekräfte, die sich schnell in neue Pflegepraktiken einarbeiten und spezielle Fähigkeiten entwickeln müssen, um diesen Herausforderungen gerecht zu werden.

- **Umgang mit Infektionskrankheiten**: Mit Gesundheitskrisen wie der COVID-19-Pandemie, Ebola oder der H1N1-Grippe hat sich die Rolle des Pflegehelfers dahingehend entwickelt, dass er mehr Fachwissen über den **Umgang mit Infektionskrankheiten mitbringt**. Dazu gehört nicht nur die Beherrschung **von Isolationsprotokollen** und **persönlichen Schutzmaßnahmen**, sondern auch die Begleitung von Patienten mit diesen Krankheiten, die oft von Angstzuständen oder sozialer Isolation geplagt sind. Die Pflegekraft muss in der Lage sein, Pflege zu leisten und gleichzeitig eine Sicherheitsdistanz einzuhalten, was erhöhte Beziehungsfähigkeiten erfordert, um die physische Barriere durch die Schutzausrüstung zu kompensieren.

- **Begleitung chronischer Patienten**: Die steigende **Prävalenz chronischer Krankheiten** (Diabetes, Niereninsuffizienz, chronische Atemwegserkrankungen) erfordert eine ständige Anpassung der Rolle des Pflegehelfers. Sie wird zunehmend aufgefordert, sich am täglichen Management dieser Krankheiten zu beteiligen, sei es, indem sie den Patienten bei der häuslichen Pflege begleitet oder ihm hilft, seine Behandlung besser zu verstehen. In diesem Zusammenhang wird der Pflegehelfer zu einem **Hauptakteur in der** Therapieerziehung, eine Rolle, die mit der zunehmenden Bedeutung der ambulanten und häuslichen Pflege an Bedeutung gewonnen hat.

- **Versorgung älterer Menschen** : Die **Alterung der Bevölkerung** ist eine weitere große Herausforderung, mit der das Gesundheitssystem konfrontiert ist. Pflegekräfte stehen bei der Betreuung älterer Menschen an vorderster Front, insbesondere wenn sie an Mehrfacherkrankungen oder kognitiven Störungen wie der Alzheimer-Krankheit leiden. Diese veränderte Rolle erfordert eine **größere Sensibilität** für die besonderen physischen und psychischen Bedürfnisse älterer Menschen sowie eine ständige Weiterbildung, um der komplexen Pflege, die sie benötigen, gerecht zu werden.

3. Erweiterung der Verantwortlichkeiten und Kompetenzen

Die Entwicklung des Gesundheitssystems mit einem immer stärkeren Fokus auf **Multidisziplinarität** und **Teamarbeit** hat auch zu einer **Erweiterung der Verantwortlichkeiten** des Pflegehelfers geführt. Dieser ist nicht mehr nur ein Assistent bei den grundlegenden Aufgaben, sondern eine echte **Säule** des Pflegeverlaufs, die eine aktive Rolle bei der Koordination der Pflege, der emotionalen Begleitung der Patienten und der Aufklärung ihrer Familien spielt.

- **Interprofessionelle Zusammenarbeit**: Die Entwicklung multidisziplinärer Teams, zu denen Ärzte, Krankenpfleger, Physiotherapeuten, Psychologen und andere Gesundheitsfachkräfte gehören, verlangt von der Pflegekraft, dass sie sich voll und ganz in diese **kollaborative Dynamik einfügt**. Er muss mit all diesen

Akteuren effektiv kommunizieren, die wichtigsten Informationen über den Zustand des Patienten weitergeben und sich aktiv an Diskussionen über die Anpassung der Pflege beteiligen. Diese Zusammenarbeit erfordert nicht nur technische Fertigkeiten, sondern auch die Fähigkeit, im **Team** zu arbeiten und bei bestimmten Aspekten der Pflege **Führungsqualitäten** zu zeigen.

- **Psychologische und soziale Begleitung**: Die Pflege beschränkt sich nicht mehr nur auf den Körper, sondern umfasst zunehmend auch die **psychologische** und **soziale Dimension** des Wohlbefindens. Pflegekräfte sind oft die ersten, die Anzeichen emotionaler Not bei Patienten erkennen, seien es Ängste, Depressionen oder Verzweiflung. Sie müssen in der Lage sein, moralische Unterstützung zu leisten, und gleichzeitig die Patienten bei Bedarf an psychologische Ressourcen verweisen können. Die Rolle der Pflegekraft erweitert sich somit zu einer **psychosozialen Unterstützung**, die ein aktives Zuhören anbietet und den Patienten hilft, die mit dem Krankenhausaufenthalt oder der Krankheit verbundenen Belastungen zu bewältigen.

4. Entwicklung hin zu einer erzieherischen und präventiven Rolle

Mit der zunehmenden Bedeutung von **Prävention** und **Gesundheitserziehung** umfasst die Rolle der Pflegekraft nun auch die **Aufklärung von Patienten und ihren Familien**. Die Herausforderungen der Krankheitsprävention, der Einführung eines gesunden Lebensstils und der häuslichen Behandlung chronischer Krankheiten gehören zu den Prioritäten der heutigen Gesundheitssysteme, und die Pflegekraft wird zu einem wesentlichen Träger dieser Transformation.

- **Aufklärung von Patienten** : Die Pflegekraft steht oft an vorderster Front, wenn es darum geht, **die Patienten** über praktische Aspekte ihrer Behandlung **aufzuklären**: die

Bedeutung der regelmäßigen Einnahme von Medikamenten, Hygienemaßnahmen, den Umgang mit medizinischen Geräten zu Hause oder auch Übungen zur Erhaltung ihrer Selbstständigkeit. Durch den täglichen Kontakt mit den Patienten wird die Pflegekraft zu einem **Pädagogen**, der medizinische Anweisungen einfach und verständlich erklären kann und so die Therapietreue der Patienten stärkt.

- **Vorbeugung von Komplikationen** : Der Pflegehelfer spielt eine wesentliche Rolle bei der **Vorbeugung von Komplikationen**, die durch die Krankheit oder Immobilisierung entstehen, indem er die Patienten für Handlungen sensibilisiert, mit denen sich Druckgeschwüre, Infektionen oder Stürze vermeiden lassen. Er sorgt auch dafür, dass die Patienten und ihre Familien sich der Warnsignale für medizinische Komplikationen bewusst sind, wie z. B. anhaltendes Fieber oder eine Veränderung des Bewusstseinszustands, damit sie im Bedarfsfall schnell reagieren können.

5. Humanisierung der Pflege in einer sich verändernden Welt

Trotz all dieser technologischen und medizinischen Entwicklungen bleibt die **Humanisierung der Pflege** eine zentrale Dimension der Rolle des Pflegehelfers. Die Entwicklung der medizinischen Welt mit ihrer Fülle an Komplexität und Innovation darf nicht die Bedeutung der **menschlichen Beziehung** zwischen Pfleger und Patient verdecken. In einem Umfeld, in dem die Pflege manchmal unpersönlich werden kann, spielt die Pflegekraft eine Schlüsselrolle bei der Aufrechterhaltung eines **menschlichen und einfühlsamen Ansatzes**.

- **Aufrechterhaltung der menschlichen Bindung**: Angesichts der zunehmenden Technisierung der Pflege erinnert die Pflegekraft daran, dass die Pflege nicht nur eine medizinische Handlung ist, sondern eine **Begegnung zwischen zwei Individuen**. Er verkörpert die beruhigende und wohlwollende Präsenz bei den Patienten, schafft Bindung und Vertrauen und bietet ein aufmerksames Zuhören. Diese menschliche Dimension wird in Krankenhausumgebungen, in denen die Technologie immer mehr Raum einnimmt, umso wichtiger.

- **Sterbebegleitung**: In der Palliativpflege oder bei Patienten am Lebensende spielt der Pflegehelfer eine grundlegende Rolle, indem er die Menschen in ihren letzten Momenten begleitet. Diese **Begleitung** erfordert ein hohes Maß an Sensibilität und die Fähigkeit, sowohl körperliche als auch emotionale Unterstützung zu bieten und dabei die Würde und den Willen des Patienten zu respektieren. Die Entwicklung der Rolle der Pflegekraft unterstreicht nur die Bedeutung dieser menschlichen Fähigkeiten, die weiterhin im Mittelpunkt der Pflegebeziehung stehen.

  ◦ Tipps, um in diesem wichtigen Beruf motiviert und engagiert zu bleiben

Es ist eine große Herausforderung, **motiviert** und **engagiert** im Beruf des Krankenpflegehelfers zu bleiben, einer wesentlichen, aber oftmals anspruchsvollen Berufung. Dieser Beruf, der im Mittelpunkt der Patientenversorgung steht, bringt eine große **Verantwortung** mit sich, sowohl in physischer als auch in emotionaler Hinsicht. Pflegekräfte sind mit stressigen Situationen, manchmal schwierigen Arbeitsbedingungen und einer intensiven emotionalen Belastung durch den direkten Kontakt mit Krankheit, Leiden und manchmal auch dem Tod konfrontiert. Dennoch ist es von entscheidender Bedeutung, eine starke Motivation aufrechtzuerhalten, um weiterhin eine qualitativ hochwertige

Pflege zu leisten, indem man sich voll und ganz auf diese Aufgabe der Patientenbetreuung einlässt. Hier sind einige **Tipps**, wie Sie diese Motivation kultivieren, Ihr Engagement aufrechterhalten und ein Gleichgewicht zwischen **persönlicher Erfüllung** und **beruflicher Hingabe** finden können.

1. Sich immer wieder an den tieferen Sinn der eigenen Arbeit erinnern

Im manchmal anstrengenden Pflegealltag kann es leicht passieren, dass man die tatsächliche Wirkung seiner Arbeit aus den Augen verliert. Einer der Schlüssel, um motiviert zu bleiben, ist, sich immer wieder **den Sinn** und den **Wert** dessen, was man tut, vor Augen zu führen.

- **Über technische Aufgaben hinausblicken**: Jede noch so routinemäßige Pflege trägt dazu bei, die Lebensqualität der Patienten zu verbessern, sei es durch Schmerzlinderung, Trost oder moralische Unterstützung. Sich daran zu erinnern, dass jede Geste und jedes Wort einen direkten Einfluss auf das **Wohlbefinden** und die **Würde** einer verletzlichen Person hat, ist eine starke Motivationsquelle. Indem Sie einem Patienten dabei helfen, ein Stück Komfort oder Autonomie zurückzugewinnen, machen Sie einen **konkreten Unterschied** in seinem Leben.

- **Anerkennung spüren**: Patienten und ihre Familien drücken oft ihre **Dankbarkeit** aus, auch durch kleine Gesten oder einfache Worte. Wenn Sie diese Anerkennung schätzen und willkommen heißen, können Sie die Bedeutung Ihrer Arbeit spüren und **eine** persönliche **Zufriedenheit nähren**. Es ist hilfreich, sich daran zu erinnern, dass die Pflegekraft, auch wenn manche Tage schwieriger sind, eine unverzichtbare Rolle im Pflegeverlauf spielt.

2. Sich um seine geistige und körperliche Gesundheit kümmern

Einer der Hauptgründe für **Entmutigung** in Pflegeberufen ist Erschöpfung, sei sie **körperlich** oder **emotional**. Die Arbeit in einem Umfeld, in dem die Bedürfnisse anderer oft an erster Stelle stehen, kann zu Erschöpfung führen, sowohl körperlich als auch psychisch. Daher ist es wichtig, auf **sich selbst zu achten**, um die Motivation langfristig aufrechtzuerhalten.

* **Wahrung des Gleichgewichts zwischen Arbeit und Erholung**: Der Beruf des Pflegehelfers erfordert oft lange Arbeitszeiten mit versetzten oder unregelmäßigen Arbeitszeiten. Es ist von entscheidender Bedeutung, dass Sie sich auch außerhalb der Arbeitszeit **Zeit für Ruhe** und Entspannung nehmen. Regelmäßige Pausen helfen, die Batterien aufzuladen und mit mehr Energie zurückzukommen. **Guter Schlaf** und entspannende Aktivitäten (z. B. Sport, Lesen, Meditation) helfen, das wichtige **Gleichgewicht zu bewahren**.

* **Stressbewältigungsmechanismen entwickeln**: Angesichts intensiver Stresssituationen ist es wichtig zu lernen, wie man **mit seinen Emotionen umgeht**. Das Praktizieren von Meditation, Tiefenatmung oder Entspannungstechniken hilft, **den** täglichen **Stress zu kanalisieren**. Die Teilnahme an Gesprächsgruppen oder Unterstützungssitzungen unter Kollegen kann ebenfalls einen Raum bieten, um **Erfahrungen auszutauschen**, sich verstanden zu fühlen und gemeinsame Lösungen für auftretende Schwierigkeiten zu finden.

* **Auf die eigenen Bedürfnisse hören**: In einem Beruf, in dem man ständig auf andere ausgerichtet ist, ist es leicht, die eigene Gesundheit zu vernachlässigen. Dennoch ist es von entscheidender Bedeutung, **seine Grenzen zu erkennen** und zu wissen, wie man um Hilfe oder Unterstützung bittet, wenn man sich müde oder entmutigt

345

fühlt. Wer auf sich selbst achtet, kann langfristig mehr für andere verfügbar sein.

3. Sich weiterbilden und lernen

Die **persönliche und berufliche Weiterentwicklung** ist eine weitere Möglichkeit, im Beruf des Pflegehelfers engagiert zu bleiben. Ständiges Lernen nährt die Neugier und den Wunsch, sich weiterzuentwickeln, und eröffnet gleichzeitig die Aussicht auf **neue Herausforderungen**.

- **Sich über medizinische Entwicklungen auf dem Laufenden halten**: Die Medizin entwickelt sich ständig weiter und es werden regelmäßig neue Pflegetechniken, therapeutische Ansätze oder technologische Innovationen entwickelt. Durch die Teilnahme an **Fortbildungen**, Konferenzen oder Workshops können Sie Ihre Kompetenz auf einem hohen Niveau halten und **sich intellektuell weiterentwickeln**. Es kann auch der Arbeit einen neuen Sinn verleihen, indem man neue Praktiken entdeckt oder innovative Methoden in seinen Alltag integriert.

- **Entwicklung von Fachkenntnissen**: Die Spezialisierung auf ein bestimmtes Fachgebiet, z. B. Palliativpflege, Geriatrie oder Notfallpflege, kann der Karriere **neue Impulse** verleihen. Durch die Vertiefung ihrer Kenntnisse in einem Spezialgebiet können Pflegehelferinnen und Pflegehelfer ihren Arbeitsbereich erweitern und **neues Interesse** an bestimmten Aspekten der Pflege finden. Dies ermöglicht es auch, dem Pflegeteam einzigartige Fachkenntnisse zur Verfügung zu stellen und eine aktivere Rolle in komplexen Pflegefällen zu spielen.

4. Pflegen Sie positive Beziehungen zu Kollegen

Der Beruf des Krankenpflegehelfers kann manchmal einsam erscheinen, vor allem in Zeiten der Müdigkeit oder Anspannung. Es ist jedoch von entscheidender Bedeutung, **starke** Bindungen zu seinen Kollegen **aufzubauen**, da die gegenseitige Unterstützung eine der besten Möglichkeiten ist, um dauerhaft motiviert und engagiert zu bleiben.

- **Teamarbeit fördern**: Eng mit Kollegen zusammenzuarbeiten, Ratschläge auszutauschen und sich gegenseitig in schwierigen Zeiten zu unterstützen, stärkt den **Zusammenhalt** und verbessert das Arbeitsklima. In einem eingespielten Team lassen sich die täglichen Herausforderungen besser bewältigen und **Erfolge teilen**. Die Zusammenarbeit zwischen Pflegekräften fördert auch das **gegenseitige Lernen**, bei dem jeder seine Erfahrungen einbringen und von den anderen lernen kann.

- **Moralische Unterstützung und Erfahrungsaustausch**: Wenn man mit seinen Kollegen über schwierige Momente oder Emotionen spricht, kann man **Druck ablassen** und sich verstanden fühlen. Ein einfacher Austausch nach einem schwierigen Tag kann einen großen Unterschied machen, indem er hilft, die Dinge zu relativieren und Lösungen zu finden, um bestimmte Situationen zu verbessern. Diese moralische Unterstützung, die auf einem gemeinsamen Verständnis der Realitäten des Berufs beruht, ist ein Schlüsselelement für die Aufrechterhaltung der eigenen Motivation und des Wohlbefindens.

5. Trotz Schwierigkeiten eine positive Sichtweise bewahren

Der Alltag von Pflegekräften ist oft von großen Herausforderungen geprägt, sei es die **Arbeitsbelastung**, die **materiellen Bedingungen** oder **emotional belastende Situationen**. Angesichts dessen ist es wichtig, eine **positive Einstellung** zu kultivieren, um sich nicht von den Schwierigkeiten überwältigen zu lassen.

- **Kleine Siege schätzen**: Jeden Tag gibt es im Pflegealltag **Erfolgsmomente**: ein Lächeln, das man einem Patienten entlockt, ein gelinderter Schmerz, ein beruhigendes Gespräch. Wenn man **diese kleinen Siege erkennen** und feiern kann, erinnert man sich daran, warum man diesen Beruf ausübt. Wenn man sich der positiven Auswirkungen bewusst wird, die man auf das Leben der Patienten hat, steigert dies die eigene **Motivation** und das **Gefühl der Zufriedenheit**.

- **Sich von Misserfolgen nicht entmutigen lassen**: Misserfolge oder schwierige Momente sind in einem so anspruchsvollen Beruf wie dem der Krankenpflegehelferin oder des Krankenpflegehelfers unvermeidlich. Es ist wichtig, diese Situationen zu **relativieren** und sie als Gelegenheiten zum Lernen und zur Verbesserung zu sehen, anstatt sich entmutigen zu lassen. Wenn man diese Perspektive einnimmt, wird jede Schwierigkeit zu einer Chance für die **persönliche Entwicklung** und nicht zu einem unüberwindbaren Hindernis.

6. Finden Sie ein Gleichgewicht zwischen Berufs- und Privatleben

Die Aufrechterhaltung eines **ausgewogenen** Verhältnisses zwischen Berufs- und Privatleben ist entscheidend, um langfristig motiviert zu bleiben. Sich voll in die Arbeit zu investieren ist wichtig, aber auch außerhalb der Arbeit **abschalten** zu können, ist ebenso entscheidend, um nicht auszubrennen.

- **Sich Entspannungsmomente gönnen** : Aktivitäten **außerhalb der Arbeit** helfen Ihnen, neue Energie zu tanken und sich persönlich weiterzuentwickeln. Ob Sport, Musik, Lesen oder einfach nur Zeit mit seinen Lieben verbringen - diese Momente bieten eine wohltuende Pause von den Anforderungen des Arbeitsalltags.

- **Persönliche Zeit schützen**: Es ist wichtig, **Grenzen** zwischen Arbeit und Privatleben **zu ziehen**, insbesondere indem man lernt, nein zu sagen, wenn es nötig ist. Wenn man sich Zeit für sich selbst lässt, kann man mit Spannungen besser umgehen und bleibt langfristig motiviert. Ein Krankenpflegehelfer, der diese beiden Bereiche ins Gleichgewicht bringen kann, wird in seiner Arbeit leistungsfähiger und erfüllter sein.